U0335471

实用临床检验医学
与各科护理

曹绣花　等/主编

吉林科学技术出版社

图书在版编目（ＣＩＰ）数据

实用临床检验医学与各科护理 / 曹绣花等主编. --
长春 ： 吉林科学技术出版社，2022.4
　　ISBN 978-7-5578-9254-8

　　Ⅰ．①实… Ⅱ．①曹… Ⅲ．①临床医学－医学检验②
护理学 Ⅳ．①R446.1②R47

中国版本图书馆 CIP 数据核字(2022)第 091574 号

实用临床检验医学与各科护理

主　　编　曹绣花等
出 版 人　宛　霞
责任编辑　张　凌
封面设计　济南皓麒信息技术有限公司
制　　版　济南皓麒信息技术有限公司
幅面尺寸　185mm×260mm
字　　数　298 千字
印　　张　12.75
印　　数　1-1500 册
版　　次　2022年4月第1版
印　　次　2023年3月第1次印刷

出　　版　吉林科学技术出版社
发　　行　吉林科学技术出版社
地　　址　长春市福祉大路5788号
邮　　编　130118
发行部电话/传真　0431-81629529 81629530 81629531
　　　　　　　　　81629532 81629533 81629534
储运部电话　0431-86059116
编辑部电话　0431-81629518
印　　刷　三河市嵩川印刷有限公司

书　　号　ISBN 978-7-5578-9254-8
定　　价　98.00元

编　委　会

主　编　曹绣花（山东省泰山医院）

袁　涛（枣庄矿业集团中心医院）

彭利锋（滕州市精神卫生中心）

郝　峰（德州市庆云县人民医院）

赵　静（青岛市第八人民医院）

孙群书（阳光融和医院）

目　　录

第一章　临床常用检验技术

第一节　细菌学检验技术

一、细菌的形态结构与生理特征

在一定条件下,细菌具有相对恒定的形态和结构,了解细菌的形态与结构,对鉴别细菌、防治细菌感染及研究细菌的生物学特性、致病机制、免疫特征等具有重要意义。

(一)细菌的基本形态

通常用微米(μm)作为测量细菌大小的计量单位。不同种细菌大小不一,同种细菌也可因菌龄和环境因素的影响,大小有所差异。

细菌基本形态有球菌、杆菌和螺形菌。球菌大体上为球形细胞。按其分裂繁殖时细胞分裂的平面不同,菌体的分离是否完全以及分裂后菌体之间相互黏附的松紧程度不同,可形成不同的排列方式,此特点可用于细菌鉴定。杆菌多数为直杆状,亦可呈棒状;多数分散排列,亦可呈链状、栅栏状等。螺形菌菌体弯曲,呈弧菌、螺菌和螺旋体。

(二)细菌的基本结构

细菌的基本结构包括细胞壁、细胞膜、细胞质及核质等。

1.细胞壁

它是细菌最外层结构,与细胞膜紧密相连。主要功能是维持菌体固有的形态,免疫低渗环境。革兰阳性细菌细胞壁较厚,其主要成分为肽聚糖、磷壁酸和少量蛋白质;革兰阴性细菌细胞壁较薄,肽聚糖含量少,肽聚糖外层还含有由脂蛋白、磷脂和脂多糖组成的多层结构。两者结构的不同导致在染色性、抗原性、致病性及对药物的敏感性等方面有很大差异。

细菌 L 型是细菌细胞壁的肽聚糖结构受到理化或生物因素的直接破坏或合成被抑制,在高渗环境下仍可存活者。细菌 L 型在体内、外,人工诱导或自然情况下均可形成,呈高度多形性,染色不均,多被染成革兰阴性菌。在高渗低琼脂含血清的培养基中培养后形成荷包蛋样、颗粒状或丝状菌落。去除诱发因素后,有些 L 型细菌仍可回复为原菌。

2.细胞膜

它位于细胞壁内侧,基本结构是脂质双层。细胞膜含有多种酶类,参与细胞结构的合成。其中与肽聚糖合成有关的酶类,也是青霉素作用的主要靶位,称其为青霉素结合蛋白,与细菌的耐药性形成有关。

3.细胞质

它为细胞膜包裹的溶胶状物质,由水、蛋白质、脂类、核酸及少数糖和无机盐组成,其中含有许多重要结构如核糖体、质粒、胞质颗粒等。

4.核质

它是细菌的遗传物质,集中于胞质的某一区域,多在菌体中央,也称为细菌的染色体。

(三)细菌的特殊结构

主要包括荚膜、鞭毛、菌毛、芽孢等。

细菌的荚膜是某些细菌在细胞壁外包绕的一层黏液性物质,结合牢固,成分主要为多糖或多肽,去除后并不影响菌细胞的生命活动。为细菌血清学分型的基础。荚膜具有抗吞噬、黏附、抗有害物质损伤等作用,是细菌重要的毒力因子。

鞭毛是细菌的运动器官。根据鞭毛的数量和部位,可分成4类:单鞭毛菌、双毛菌、丛毛菌和周毛菌。鞭毛具有高度抗原性,称鞭毛抗原。有些细菌的鞭毛与致病性有关,如霍乱弧菌。根据细菌能否运动,鞭毛的数量、部位和特异的抗原性,可用于鉴定细菌和进行细菌分类。

菌毛是细菌菌体表面存在的一种丝状物,比鞭毛细、短。分为普通菌毛和性菌毛两大类。与细菌的致病性、毒力和耐药性质粒的传递相关。

芽孢是革兰阳性细菌,在特定环境下,胞质脱水浓缩,菌体内部形成一个圆形或卵圆形小体,是细菌的休眠形式。芽孢对热、干燥、辐射、化学消毒剂等理化因素具有很强的免疫力,杀灭芽孢最可靠的方法是高压蒸汽灭菌。

(四)细菌的生理特征

1.细菌的化学组成

它包括水、无机盐、蛋白质、糖类、脂质和核酸等。水分是菌细胞主要的组成部分,占细胞总重量的75%～90%。菌细胞去除水分后,主要成分为有机物,还有少数的无机离子。细菌尚含有一些原核细胞型微生物所特有的化学组成,如肽聚糖、胞壁酸等。

2.细菌的物理性状

它包括光学性质、带电现象、半透性和渗透性等。

(1)光学性质:细菌为半透明体,当光线照射至细菌时,部分光线被吸收,而另一部分光线被折射,因此,多数细菌悬液呈浑浊状态,菌数越多则浊度越大,可通过比浊法粗略地估计菌量。同时,由于细菌具有多种光学性质,可使用相差显微镜观察形态和结构。

(2)表面积:细菌体积微小,相对表面积大,有利于同外界进行物质交换。

(3)带电现象:细菌的带电现象与细菌的染色反应、凝集反应,抑菌和杀菌作用等都有密切关系。

(4)半透性和渗透性:细菌的细胞壁和细胞膜都具有半透性,允许水和部分小分子物质通过,有利于吸收营养和排出代谢产物。细菌所处环境相对低渗,若处于比菌体内渗透压更高的环境中,则菌体内水分溢出,胞质浓缩,细菌不能继续生长繁殖。

3.细菌的营养与生长繁殖

细菌分为自养菌和异养菌两大营养类型。自养菌以简单的无机物为原料,异养菌以多种有机物为原料。营养物质包括水、碳源、氮源、无机盐和生长因子等。细菌摄取营养物质的机制:水和水溶性物质通过半透膜性质的细胞壁和细胞膜进入细胞内,蛋白质、多糖等大分子营养物,经细菌分泌的胞外酶作用,分解成为小分子物质才能被吸收。营养物质进入菌体内的方式有被动扩散和主动转运。①被动扩散:细菌依靠菌体表面细胞壁和细胞膜的半透性调节各种营养物质的摄取;②主动吸收:细菌将许多营养物质以高于细胞外浓度积累在细胞内的过程称为主动吸收;③基因移位:是一种耗能的运输营养方式,它是靠胞外酶将糖类等物质与一种耐热蛋白(HPr)和磷酸结合,使糖类等发生磷酸化而被运送到菌体内并与HPr解离。

4.影响细菌生长的环境因素

它主要包括营养物质、氢离子浓度、温度、气体等。只有处于合适的环境条件下,细菌才能进行正常的代谢繁殖。

5.细菌的生长繁殖

单个细菌一般以简单的二分裂方式进行无性繁殖。细菌分裂数量倍增所需要的时间称为代时,多数细菌为20~30分钟。个别细菌繁殖速度较慢,如结核分枝杆菌的代时长达18~20小时。

细菌群体的生长繁殖:一般细菌约20分钟分裂1次。群体生长繁殖可分为4期:①迟缓期:是细菌进入新环境后的适应阶段;②对数期:此期细菌以几何级数增长,形态、染色性、生理活性较典型,对外界环境因素的作用较为敏感;③稳定期:随着环境中营养物质的消耗,毒性产物积聚,pH下降使繁殖速度渐趋下降,死菌数逐渐上升,此期细菌繁殖数与死亡数大致平衡;④衰亡期:细菌繁殖逐渐减慢,死亡逐渐增多,死亡数超过活菌数。

6.细菌的新陈代谢和能量转换

细菌能量代谢活动主要涉及ATP形式的化学能。细菌有机物分解或无机物氧化过程中释放的能量通过底物磷酸化或氧化磷酸化合成ATP。

病原菌合成细胞组分和获得能量的基质(生物氧化的底物)主要为糖类,通过糖的氧化或酵解释放能量,并以高能磷酸键的形式(ADP、ATP)储存能量。

各种细菌所具有的酶不完全相同,对营养物质的分解能力亦不一致,因而,细菌的代谢产物各不相同,此特点可用于鉴别细菌。

二、细菌的感染与免疫

细菌感染是指当细菌侵入宿主体内后,在生长繁殖的过程中释放毒性产物,与宿主细胞之间发生相互作用,导致宿主出现病理变化的过程。导致人体感染的细菌称为致病菌。当致病菌入侵后,机体免疫系统必然会产生抗感染的免疫应答,以抑制或清除其破坏作用。致病菌的毒力、侵入的门户和侵入数量的多少以及宿主抗感染免疫应答能力的强弱,决定了感染的发展和转归。细菌感染类型主要包括隐性感染、显性感染和带菌状态。

正常菌群是存在于体表和同外界相通的腔道黏膜上不同种类和数量的微生物。通常这些正常菌群和宿主以及周围环境共同处于一个微生态平衡中,对人体无害,有些属于互利共生关系。但是当这种生态平衡在某些特定情况下被打破时(如寄居部位改变、宿主免疫功能低下、菌群失调等),这些正常菌群也有可能成为机会致病菌导致感染。

细菌的致病性主要取决于 3 个方面：细菌的毒力、侵入的数量及侵入的途径。毒力是表示细菌致病性的强弱程度，构成病原菌毒力的物质基础，主要有侵袭力和毒素 2 个方面。影响侵袭力的因素主要为黏附素、荚膜、侵袭素、侵袭性酶类和细菌生物被膜等；毒素包括外毒素和内毒素两类。细菌致病除必须具有一定的毒力物质外，还需要有足够的感染菌量。引起感染所需的菌量多少，主要与毒力强弱和宿主免疫力的强弱有关。具有毒力及足够数量的致病菌，还必须通过合适的途径才能引起感染。

致病菌入侵机体，首先激起机体的非特异性免疫，这种免疫方式是人类在长期的种系发育和进化过程中，逐渐建立起来的。参与非特异性免疫的主要有皮肤黏膜上皮细胞、吞噬细胞、NK 细胞以及正常体液和组织的免疫成分等。其特点是作用范围广泛，应答迅速。随着感染时间的延长，机体产生特异性免疫应答；特异性免疫在发挥效应的同时，又可显著增强非特异性免疫功能。特异性免疫主要包括体液免疫和细胞免疫两大类，分别由 B 淋巴细胞和 T 淋巴细胞介导。

细菌感染可分为胞外菌感染和胞内菌感染两类。抗胞外菌免疫主要以中性粒细胞的调理吞噬以及抗体和补体的溶菌作用为主，如抗金黄色葡萄球菌感染；抗胞内菌免疫主要依靠细胞免疫，如抗结核分枝杆菌感染；此外某些特殊细菌感染，如破伤风、气性坏疽等以外毒素致病为主，尚存在抗毒素免疫（以抗体为主的免疫反应）。

三、经典临床细菌学检验技术

目前，临床微生物检验均采用成熟、性能稳定的常规技术，主要采用形态学检查、细菌分离培养和鉴定以及细菌的非培养检测方法为患者进行诊断。

（一）细菌形态学检查

细菌的形态学检查是初步的检验，主要的依据是菌落特征、生化反应、血清学实验。通过对临床标本进行染色或不染色，观察细菌的形态、大小、排列方式、动力等情况，为临床早期诊断提供依据。常用的染色方法有革兰氏染色、抗酸染色、荧光染色、鞭毛染色和荚膜染色。常用的不经染色的直接镜检方法有压滴法和悬滴法，主要观察生活状态下细菌的动力及运动情况。

（二）细菌的分离培养和鉴定

当临床标本含有一种或多种细菌时，对其中一种或多种细菌分别予以鉴定时，需要选用不同用途的培养基对标本进行细菌分离培养和鉴定。常用的培养基有基础培养基、营养培养基、选择培养基、鉴别培养基和特殊培养基。例如，接种疑似有奈瑟菌的标本，可选用巧克力培养基；疑似有沙门氏菌的标本，可选用 SS 琼脂培养基。根据标本来源可选用需氧培养法、二氧化碳培养法和厌氧培养法。获得纯的培养物后，下一步就可以进行生化反应，主要包括碳水化合物的代谢试验、蛋白质和氨基酸的代谢试验、碳源和氮源利用试验、各种酶类试验以及抑菌试验。常见细菌培养物通过以上方法，结合一定的免疫学方法和抗生素敏感性试验即可进行鉴定分析。

（三）细菌的非培养检测方法

通过形态和生化反应结果，结合一定的免疫学和耐药性检测方法，可以对可培养细菌进行鉴定;对于难以培养或不可培养细菌,则可以通过非培养的检测方法进行鉴定。常用的方法有免疫学检测方法、分子生物学检测方法、细菌毒素检测方法及动物实验方法。

从 20 世纪末人类消灭天花病毒开始,人类在与由病原体引起的疾病的对抗中不断取得新的进展。但人类消灭病原菌的速度远远跟不上新型病原体出现的速度,与此同时,一些过去本已得到控制的疾病,如结核、霍乱等,在世界一些地方又接连暴发疫情。近年来,新型快速诊断方法及分子生物学技术飞速发展,为临床微生物学检验提供了有力的技术支持。

四、临床细菌学检验新技术及其应用

本节将系统、详细地介绍目前用于临床微生物学检测的各种新技术,包括基于生化反应的商品化微生物鉴定系统、基于 PCR 和 DNA 测序技术的微生物鉴定方法、抗原检测技术、抗体检测技术、基质辅助激光解吸电离飞行时间质谱(MALDI-TOF MS)技术、电喷雾电离(ESI)-MS 技术、流式细胞技术和非 PCR 靶核酸扩增技术等先进技术的原理、方法和特点,为这些新技术在临床微生物学中的应用提供坚实的技术基础。

(一)基于生化反应的商品化微生物鉴定系统

生化试验是细菌鉴定实验中的重要组成部分,其主要分为传统的微生物鉴定系统和商品化微生物鉴定系统。下面重点介绍商品化微生物鉴定系统。

1.API 鉴定系统

API 鉴定系统是基于细菌碳源发酵试验或酶活力检测结果进行细菌鉴定的方法。使用者只需根据细菌种类选择适合的 API 试纸条,通过观察细菌是否生长即可进行判断,具有操作简单、准确率高的特点。其主要分为革兰氏阴性菌 API 鉴定系统、革兰氏阳性菌 API 鉴定系统和厌氧菌 API 鉴定系统。常用的有 API 20 系列,如 API 20E 是肠杆菌科和其他革兰氏阴性非发酵杆菌的标准鉴定系统,24 小时内出鉴定结果。API 20Strep 是链球菌和肠球菌鉴定系统,可在 4 小时或 24 小时内出结果。API 20A 是厌氧菌鉴定系统,可在 24 小时内出结果。

2.VITEK 全自动细菌鉴定及药敏分析仪

以每种细菌的微量生化反应为基础对细菌进行鉴定,不同种类的鉴定卡或药敏卡含有多种生化反应孔,根据卡上各生化反应孔中的生长变化情况,由读数器按光学扫描原理,定时测定各生化介质中指示剂的显色,通过与数据库进行比较,得到鉴定结果。VITEK 已被许多国家定为细菌最终鉴定设备,并获美国食品药品管理局(FDA)认可。

3.Biolog 微生物鉴定系统

利用微生物对不同种类碳源进行呼吸代谢的差异,针对每一类微生物筛选出 95 种不同种类碳源或其他化学敏感物,配合四唑类显色物质(如 TTC、TV),固定于 96 孔板上(A1 孔为阴性对照),接种菌悬液后培养一定时间,通过检测微生物细胞利用不同种类碳源进行呼吸代谢过程中产生的氧化还原物质与显色物质发生反应而导致的颜色变化(吸光度)以及由于微生物生长造成的浊度差进行微生物种类区分,95 种碳源利用情况的差异结果组成特殊的"指纹图谱",通过与好氧细菌数据库、厌氧细菌数据库、酵母菌数据库和丝状真菌数据库进行比对,得到最终鉴定结果。目前数据库涵盖近 1700 种细菌和近 1000 种真菌。

4.BBL Phoenix 全自动微生物鉴定/药敏系统

此系统是设计应用于临床微生物实验室进行快速细菌鉴定和药物敏感试验的全自动设备。其药敏试验结果以最低抑菌浓度(MIC)的形式表示,分为敏感、中介或耐药三种程度。

5.BBL™ Crystal™ AutoReader 自动微生物鉴定系统

这是一款专门为中小型微生物实验室以及科研机构设计的经济型鉴定系统。它将传统的酶、底物生化反应与先进的荧光增强技术结合,使检测速度明显提高,可在 4 小时内完成大多数致病菌的鉴定实验。该系统具备快速、准确、灵敏的特点。

6.Sensititre ARIS 2X 全自动微生物鉴定及药敏分析系统

这是一个集培养和判读于一体的自动化的鉴定和药敏试验系统。其药敏试验结果可以报告实测 MIC 值,能够有效地为临床医生合理使用抗生素提供依据。

7.MIDI Sherlock 全自动微生物脂肪酸分析鉴定系统

这是一种基于细菌脂肪酸的气相色谱分析方法,该系统主要应用于罕见细菌的鉴定,如对生物武器和生物恐怖细菌的筛选和区分。

(二)基于 PCR 和 DNA 测序技术的微生物鉴定方法

PCR 是一种体外核酸复制或扩增技术,因其具有极高的灵敏度,已成为细菌检测、分型的"金标准"之一。下面主要介绍几种在临床微生物实验室既实用又有应用前景的方法。

1.实时荧光定量 PCR

实时荧光定量 PCR 可分为非特异性检测和特异性检测两类。前者使用以 SYBR green 为代表的荧光染料定量或定性检测扩增产物;后者使用以 Taqman 探针、分子信标探针和罗氏探针为代表的探针对样品进行定量或定性检测。在一些食源性细菌污染事件中,如沙门氏菌、李斯特氏菌、弧菌等的检测中,实时荧光定量 PCR 检测已经可以做到准确、快速和定量的多重检测。

2.细菌 16S rRNA 基因测序鉴定技术

PCR 和 DNA 测序技术的发展已广泛用于系统发育研究,被认为是细菌鉴定和分类的新标准。目前 16S rRNA 基因数据库已初具规模,细菌基因组计划的实施已证实 16S rRNA 基因对全基因研究的代表性。在对传统表型检测难以区分的厌氧革兰氏阳性杆菌如放线菌和非放线菌的鉴定中,因为临床通常需要数周乃至数月时间的抗生素治疗,以预防放线疾病的恶化或复发,这使得 16S rRNA 基因测序在快速明确诊断或排除放线菌病上具有非常重要的临床意义。实验室会时不时碰到一些不常见菌以及表型的情况,此时 16S rRNA 基因测序可以有效规避对细菌的错误鉴定。如临床上 Francisella tularensis subsp.novicida 经常被错误地鉴定为脑膜炎奈瑟氏菌或放线菌。而在生长缓慢细菌及不可培养细菌的鉴定中,16S rRNA 基因测序的作用更加明显。例如,在临床方面要确诊是由不可培养细菌麻风分枝杆菌引起的麻风病是非常困难的,16S rRNA 基因测序鉴定技术的出现为其提供了一种可行的诊断方法。尽管越来越多的实验室开始使用 16S rRNA 基因测序鉴定技术,但至今还缺乏一个被广泛认可的 16S rRNA 基因测序鉴定和序列数据解释的应用指南。临床及实验室标准化协会于 2008 年刊发了一份受到广泛认可的共识文件,以指导 DNA 靶向测序技术在属和种的水平鉴定微生物。除此之外,尽可能应用 16S rRNA 基因全序列测序会比只对一个或几个保守区域(如

V3/V4 区)进行测序得到的结果更准确。针对部分区域测序的技术如 MicroSeq 等,则更加依赖全面和更新的数据库。针对特定微生物种群的鉴定工作,可以参照除 16S rRNA 基因之外的其他靶基因,如 dnaJ 基因被发现有助于肠杆菌科的系统发育研究和种水平鉴定,与 16S rRNA 基因相比,具有更多的单源进化群和更大的差异度;rpoB、sodA 和 recA 基因被证明是区分缓症链球菌群、肠球菌种更为有力的靶基因;Hsp65 基因可用于分枝杆菌菌种的鉴定;以膜脂蛋白、TmpA 和 4D 基因、tp47 基因等为基础开发的梅毒螺旋体 PCR 检测已经成为梅毒诊断和快速鉴定的可靠的替代方法。此外,以重复序列为基础的 PCR 技术,如梅里埃公司的细菌条码检测系统已经在临床上用于快速微生物菌株分型和亚型鉴定。

3.多重 PCR(mPCR)

mPCR 一次反应可以从一份样品中检测到多个靶目标分子,尤其适合感染性疾病的诊断。由于多数感染性疾病的临床表现往往不够特异,很难直接从症状上对感染的病原体做出明确的诊断,为了及时和更好地进行诊断和治疗,基于 mPCR 的分子鉴别诊断(MDD)技术被越来越多地应用到与感染相关的致病菌鉴定中。例如,在 2003 年暴发 SARS 疫情时,科学家们应用 MDD 技术迅速排除了一些引起相似临床症状的病原体,并将注意力放在了轮状病毒上,并确定了感染的病原体为冠状病毒。

4.高通量测序技术(HTS)

HTS 又称"下一代测序技术"(NGS),NAS 和微列阵技术的发展与应用使细菌菌株分子分型的目标成为现实。目前已经广泛应用的平台有 IlluminaSolexa 测序平台、Thermo Fisher Ion Torrent 平台和 Pacific Biosciences PacBio RS 平台,平台具体情况见本书其他章节详细介绍。相较传统的病原菌鉴定方法,NGS 具有快速、不受表型因素干扰等优势,能够对因病原菌引起的传染病进行快速溯源分析。2011 年,北京基因组研究所的团队与德国明斯特大学的团队同时采用新的 Ion Torrent 基因组测序仪对德国暴发的 O104:H4 大肠埃希菌株的全基因组进行测序,帮助研究者在短短数月内分离鉴定出新出现和重组的大肠埃希氏菌,进而判断暴发株的类型,为制订适宜的治疗方案提供了帮助。NGS 还催生了"宏基因组学"的研究,有研究者通过检测特发性腹泻发生时和发生后患者粪便 DNA,发现只有患者样本检出空肠弯曲杆菌 DNA 序列,进而完成了疾病的诊断。

美国食品药品管理局于 2016 年 5 月 13 日发布了基于 NGS 的传染病诊断设备的指南草案《基于 NGS 的传染病诊断设备:微生物鉴定及耐药性和毒力标志物的检测》,目的是为相关从业者提供设计验证研究的建议,以确定 NGS 诊断设备的分析及临床性能,并帮助选择微生物感染的诊断方法和合适疗法。可以确定的是,此类设备今后的应用需要满足及时、稳定和准确的要求,因为与人类基因组测序诊断设备相比,传染病测序诊断更需要及时和可靠的结果。

目前 NGS 技术在肠道微生物研究方面的应用较多。不同人群的消化系统和呼吸系统的微生物菌群结构是不一样的,并且与人体自身的免疫性、疾病的发生有直接联系,通过 NGS 技术的大数据挖掘分析,可以把它作为诊断或辅助诊断的工具来使用。如近年来研究与应用热门的粪菌移植领域,筛选与患者肠道匹配的粪菌来源,再通过适当的途径,如胃镜、肠镜、鼻-空肠管、造瘘口、灌肠等,将菌群植入患者肠道内,帮助患者重建肠道菌群,进而治疗相关肠道疾病。目前,国内多家医院已经开展多例粪菌移植临床手术。

（三）非 PCR 介导的靶核酸扩增技术

自 PCR 技术应用于临床诊断领域之日起，寻求能与 PCR 匹敌的方法就在不断涌现，其中有几项用于微生物检测的非 PCR 介导的靶核酸扩增技术得到了较广泛应用。菲 PCR 介导的靶核酸扩增技术基于等温扩增，下面主要介绍几种已经商品化的非 PCR 扩增技术。

1.环介导的等温扩增技术（LAMP）

LAMP 是于 2000 年开发出来的，因其反应结果的变化可视，所以其检测并不需要特殊额外的仪器，对于普及此项技术有着极大的促进作用。Meridian Biosciences 研制的 illumigene 可以用于艰难梭状芽孢杆菌的临床诊断，且已通过了 FDA 认证。目前，研究人员正在利用此平台对其他微生物进行检测和评估，如 B 族链球菌。LAMP 技术也有其自身缺陷，如不能进行多重扩增、容易受到假阳性结果的干扰等。

2.链置换扩增术（SDA）

SDA 依赖于限制性核酸内切酶和无外切酶活性的 DNA 聚合酶来等温扩增靶 DNA。2001 年，BD 研发 BD Probe Tec ET 系列产品对泌尿生殖系统样本中沙眼衣原体和淋病奈瑟菌（CT/GC）的检测已经通过 FDA 认可，且对于高通量的实验室，通过运用标本全程处理的 BD Viper 系统，可以实现全自动化检测。Probe Tec ETCT/GC 产品的优势在于，它是目前唯一获得 FDA 认可，针对用于细胞学筛查的子宫颈样本可进行微生物的靶向扩增检测。

转录依赖的等温扩增包含几种不同商品名称的扩增系统，如转录介导扩增（TMA）和核酸序列依赖扩增（NASBA）。GeN-Probe 研制的细菌检测试剂盒是基于 TMA 的扩增技术，由于 TMA 技术是针对 RNA 的检测方法，可以测定细菌的 rRNA，所以 TMA 在细菌检测方面极具优势。BioMerieux 推出 NucliSEN 系列产品是基于 NASBA 技术的试剂盒，可以用于耐甲氧西林金黄色葡萄球菌（MRSA）的检测。

（四）抗原检测技术

微生物抗原的免疫分析法是目前诊断和治疗感染性疾病的重要技术手段。

抗原检测无须扩增靶标，故检测时间短，常用于检测难培养或高危险的感染源，尤其是用于临床快速诊断，但相较那些扩增方法的灵敏度低。利用一步法可在 15 分钟内得到结果，帮助临床医生做出及时的诊断。及时的标本收集和恰当的处理方式是抗原检测获得最佳结果的前提。下面主要介绍一些高敏感性、特异性和自动化的检测方法和仪器。

1.酶免疫分析法（EIA）

EIA 是许多酶联免疫分析方法的通用术语，其中酶联免疫吸附试验（ELISA）是一个特殊的类别。该方法中的抗体被预先吸附或交联在固相载体上，固相载体可以是微孔板、试管或微珠/磁珠。目前，ELISA 的各步骤可以通过喷膜仪、洗板机、酶标仪或读磁仪以及更复杂的 ELISA 自动化系统来完成。该方法具有特异性强、灵敏度高、快捷的优点，但也会受到钩状效应和干扰物质（如类风湿因子）的干扰。使用 EIA 检测尿液中的抗原是诊断军团菌感染的主要手段。使用 EIA 检测粪便中幽门螺旋杆菌抗原是作为除尿素呼吸试验、血清学检测和内镜观察之外的一种诊断选择，特异性可达 94%。目前，针对艰难梭菌毒素引起的小肠结肠炎的诊断尚无统一的标准方法，故各种诊断技术均在使用，EIA 因为技术要求适中、可快速获得结果而应用最广，目前有多种检测试剂盒在售。

2.免疫荧光法(IF)

IF 是使用荧光显微镜观察和分析以荧光染料标记的特异性抗体,从而检测、定位或定量载玻片上样品中的微生物表达的蛋白的技术,可分为直接免疫荧光法和间接免疫荧光法。IF可以使用多重荧光染料同时检测多种微生物,也可以通过背景荧光观察标本的质量,从而有机会重新采集量不足和质量差的样本,其灵敏度可以满足检测个位数的微生物的需求。使用 IF检测呼吸道样本中的抗原是诊断军团菌感染的主要手段。

(五)抗体检测技术

抗体免疫检测法广泛应用在诊断常见或新发现感染性疾病病原体中,尤其是 HIV 等病毒。抗体免疫检测具有高敏感性和高特异性。高敏感性指可以检测到低浓度抗体,高特异性则是指不会与类似抗原发生交叉反应而导致假阳性。抗体免疫检测根据检测系统不同可分为比色法、放射法、化学发光法和荧光法,其中,放射免疫法因为存在辐射安全问题,已很少使用。下面主要介绍临床领域广泛使用、有应用前景的化学发光免疫分析方法。

化学发光免疫分析(CLIA)易于操作,灵敏度极高,且适合自动化,在临床微生物检验领域应用广泛,也是应用自动化分析模式最成熟的技术之一。大部分的化学发光反应的分析模式是以标记物为化学发光物,并采用化学发光底物。商品化的免疫分析方法多采用这种模式。例如,Beckman UniCel Dxl 800 全自动化学发光免疫分析仪可同时进行 24 个项目的检测,每小时可进行 400 个试验,而且可以实现 24 小时待机,确保急诊检测 10～20 分钟出结果。多重分析技术(xMAP)采用不同颜色对微球进行编码,微球表面具有结合特异性,覆盖了可与目标抗体结合的捕获抗原。诊断感染性疾病通常需要检测多个标志物,相较于传统的 ELISA 和其他免疫分析每次只能检测一种特异性抗体,xMAP 多重技术可在单孔中同时检测多种抗体,快速、灵敏、特异、定量和定性地分析多个靶标,因此自动化 xMAP 技术已被用于筛查献血人员和检测疾病。

(六)质谱技术

质谱技术(MS)是一种新兴分析技术,通过与不同电离技术的结合,可以产生多种质谱分析方法,并被广泛应用于复杂样品中生物分子的分析检测,其中,应用于微生物鉴定领域最多的是基质辅助激光解吸电离技术(MALDI)与飞行时间质谱(TOFMS)结合的 MALDI-TOFMS,以及电喷雾电离技术(ESI)结合质谱的 ESI-MS。

MALDI-TOF MS 的基本原理为:在 MALDI 离子源部分,基质与样本(任何物质乃至整个微生物)形成共晶体后,从激光中吸收能量使样本解吸,基质与样本间发生电荷转移使得样本分子电离;在 TOF MS 分析器部分,离子在电场作用下加速飞过飞行管道,飞行时间与离子的质荷比成正比,根据到达检测器的飞行时间可测出质荷比,通过软件处理就能得到微生物特征性的指纹图谱。因为蛋白质约占细菌干重的 50%,其表达受外界环境影响较小,并且具有多样性、丰富性、易于提取和分离且不需要扩增的特点,因此成为目前 MALDI-TOF MS 技术检测微生物的最主要生物标志物。通过分析检测样本菌株蛋白组成成分,获得特征性的模式峰后与数据库中细菌指纹图谱进行比较,从而鉴定细菌至属、种。当分辨的是同种属内微生物的保守蛋白峰时,通过区分较独特的蛋白峰可以鉴定至亚种的水平或进行细菌分型检测。随着技术的进步,在逐步解决了最初在临床微生物鉴定中存在的重复性和准确性问题之后,

MALDI-TOF MS 展示了其他微生物鉴定方法无法比拟的优势:从挑取单个菌落开始,仅需数分钟就能鉴定出一个未知菌种。这种优势使其非常适合应用于临床微生物鉴定工作中。目前大量的临床研究表明,绝大多数肠杆菌可以被鉴定到种水平,葡萄球菌、肠球菌菌种水平的鉴定准确率接近100%,棒状杆菌属、李斯特菌、乳酸球菌的鉴定结果也准确可靠。在一些菌种的鉴定中,如检测尿液中的腐生葡萄球菌,MALDI-TOF MS 鉴定方法的准确率甚至远高于传统生化鉴定系统,如 BBL Phoenix 系统和 Vitek 2 Compact 系统。

MALDI-TOF MS 虽然有了大幅发展,但其局限性也较为明显。首先,MALDI-TOF 数据库仍需不断完善,对于一些不常见菌种和亲缘关系较紧密的菌株的鉴定容易产生误差。其次,该技术目前仅应用于种属鉴定方面,虽然能够鉴定产碳青霉烯酶耐药菌株,但还不能有效应用于检测抗生素的耐药模式。再次,在检测一些复杂样品时,如在血培养阳性菌属时,由于血液中存在大量干扰物质,如血红蛋白、白蛋白,会干扰质谱信息,因此必须对样本进行预处理。最后,虽然不需要进行微生物纯培养,但 MALDI-TOF MS 技术对细菌的最低检测限为 $10^4 \sim 10^6$ CFU/mL,故仍要求预培养的步骤,以获得足够的材料进行质谱分析。

(七)ESI-MS 技术

与 MALDI 相反,ESI 在样品离子化,将样品溶解于挥发性的有机溶剂(如甲醇)中,利用气动辅助雾化装置将分析物与溶剂雾化,因为完整的细菌一般不能被有机溶剂充分溶解,所以 ESI 主要用于细胞内组分或其他可溶性分析物的分析,如基于 PCR 产物的细菌核酸分析(PCR/ESI-MS)。PCR/ESI-MS 检测通过采用广谱 PCR 引物,扩增目标微生物种群中存在差异的核酸序列,然后采用 ESI-MS 对 PCR 产物进行分析,计算机将处理获得的碱基对组成分特征性数据与数据库中的已知核酸序列进行比对,从而达到微生物鉴定的目的。广谱细菌学检测是 PCR/ESI-MS 技术应用最多的领域。其无须培养就能够鉴定几乎所有常见的细菌种类,也能检测和鉴定之前由于缺乏特异的检验方法而未能检测到的与特定疾病相关的细菌,以及鉴定新出现或尚未得到确认的细菌种类。目前,针对全血、脑脊液和组织样品中的细菌,PCR/ESI-MS 广谱细菌学检测法利用 16 对引物可以将其鉴定到种一级。

ESI-MS 技术也有一定的局限性。首先,多重 PCR 存在不同程度的竞争,尤其在检测浓度差异较大的相关微生物时,低浓度微生物可能无法被检测到。其次,通用检测方法不能有效地识别某些高度变异序列。

(八)流式细胞技术

随着 6 色、9 色或多色探针的应用,流式细胞仪的光路和电路部分得到了显著的改进,流式细胞仪在临床微生物耐药性检测中的应用也越来越多。使用一些荧光探针或荧光染料标记目标微生物,检测暴露于抗菌药物之后的细菌活力的变化,是微生物耐药检测的一个常用手段。通过细胞膜对荧光染料的渗透能力和免疫性的变化而区分活细胞和死细胞,显著提高了检测的灵敏度。例如,在常规细菌耐药性检测方法(纸片扩散法、e-test 和稀释法)作为比对方法的情况下,使用流式细胞技术检测粪肠球菌的万古霉素和青霉素耐药性,金黄色葡萄球菌的青霉素、耐甲氧西林和苯唑西林的耐药性,以及结核分枝杆菌的多重耐药性均已取得良好的效果。

近年来,在细胞活力检测中的一个重要进展是使用自身荧光显示蛋白,如绿色荧光蛋白作为标记物。此类标记物不仅可以多方面检测耐药情况,还可以避免使用外来的荧光染料时对待测抗生素产生的干扰作用。此外,使用导入荧光标记的靶向药物来检测耐药性的方法也取得了进展,如使用一种荧光标记青霉素检测粪肠球菌和金黄色葡萄球菌的耐药性。

流式细胞术较传统检测药物敏感试验方法耗时短,这是其明显优势,但其在耐药性研究中仍有很多不确定因素,如使用的探针、所有仪器及检测步骤都不甚统一。应用中涉及的菌株种类较少,缺少广泛应用到日常临床微生物检测中遇到的各种微生物上的实例。

第二节　病毒学检验技术

一、病毒的结构与增殖

(一)病毒的结构

病毒主要由核心和衣壳构成,核心和衣壳共同组成核衣壳,有些病毒的核衣壳外部还有包膜包裹。

1.病毒核心

病毒体核心成分主要为核酸,构成病毒基因组。病毒体核心除由一种核酸 DNA 或 RNA 组成外,还有少量的非结构、功能性蛋白质参与,如病毒自己编码的酶类。

2.病毒衣壳

包围在核酸外面的蛋白外壳称衣壳,其主要功能是保护核心内的核酸免受破坏,并能介导病毒核酸进入宿主细胞。衣壳具有抗原性,是病毒体的主要抗原成分。

3.病毒包膜

无包膜病毒体称裸露病毒。有些病毒在核衣壳外有包膜围绕,带有包膜的病毒体称为包膜病毒。包膜是病毒在成熟过程中,核衣壳穿过宿主细胞膜以出芽方式向细胞外释放时获得的。包膜含有宿主细胞的膜成分(脂类、蛋白质和多糖),包膜蛋白多由病毒基因组编码。包膜的性质和功能:①具有保护病毒的表面抗原,具有抗原性,可诱发机体免疫应答。②与病毒入侵细胞和感染性有关。③具有保护核衣壳的作用。④对干燥、热、酸和脂溶剂敏感。

此外,某些包膜病毒在核衣壳外层和包膜内层之间存在基质蛋白。

(二)病毒的增殖

病毒必须依赖宿主细胞,以特殊的自我复制方式进行增殖。病毒的增殖不是二分裂方式,而是以其基因组为模板,在 DNA 多聚酶或 RNA 多聚酶以及其他因素作用下,经过复杂的生化合成过程,复制病毒的基因组。在此过程中宿主细胞的生化合成受到抑制,病毒基因组则经过转录、翻译过程,产生大量病毒蛋白质,再经过装配,最终释放子代病毒。病毒这种以核酸分子为模板进行繁殖的方式称为自我复制。

复制周期:从病毒进入细胞开始,经基因组复制到子代病毒释出的全过程,称为 1 个复制周期。复制周期是个连续过程,可以人为划分为 3 个阶段:病毒感染进入宿主细胞、细胞内病毒大分子的生物合成与病毒衣壳的装配、病毒的成熟和从细胞中的释放。这 3 个阶段共经历吸附、穿入、脱壳、生物大分子合成、组装、成熟和释放等步骤。

二、病毒的感染与免疫

(一)病毒感染

病毒必须自外环境进入人体细胞才能产生感染。自然外环境并不适宜病毒生存,病毒需要克服环境压力(热、干燥和紫外线等),保证在宿主间的持续传播。

1.病毒感染的来源

引起机体感染的病毒来自外环境,传染源主要是患者、病毒携带者、患病及携带病毒的动物或中间宿主。医源性感染也是不能忽略的来源。在诊断、治疗或预防过程中,由于所用血液、血制品和器械等消毒不严格可造成病毒感染。

2.病毒感染途径

是指病毒接触机体并入侵宿主的部位(如经呼吸、消化道),由病毒固有的生物学特性所决定。不同病毒通过不同途径入侵机体,在相对适应的系统和靶器官内寄居、生长、繁殖并引起疾病。一种病毒可通过多种途径感染机体,而不同病毒可经同一途径侵入机体,但通常每种病毒都有相对固定的感染途径,这与病毒的生物学特性和侵入部位的微环境有关。

3.病毒感染传播方式

指病毒从来源(患者或动物宿主)到达机体的过程。流行病学将病毒传播分为水平传播和垂直传播两种方式。水平传播指病毒在人群中不同个体之间(呼吸,粪-口等)的传播和动物与人之间(媒介或直接接触)的传播。垂直传播指病毒从宿主的亲代向子代的传播。

4.病毒在体内的播散

侵入机体后,有些病毒只在入侵部位感染细胞、增殖并产生病变,称为局部感染或表面感染。当机体防御能力降低或病毒的毒力过强时,病毒可由入侵部位向全身播散。全身播散方式有:①直接接触播散,经过细胞间接触播散。②经血流播散,有些病毒从入侵部位直接进入血液,或通过接种、输血、注射、动物叮咬和外伤进入血液向全身播散。③经神经系统播散,病毒与局部神经元接触,发生感染并向远离入侵部位或全身播散。

5.病毒感染类型

病毒感染宿主活细胞后,不能够完成复制周期,没有感染性子代病毒产生,称为病毒的非增殖性感染(又称为顿挫感染),病毒顿挫感染有时可导致细胞转化。多数病毒感染机体后产生增殖性感染,造成机体损伤。依据病毒感染机体后有无临床表型,又分为显性感染和隐性感染。病毒进入机体后,不出现临床表现的感染称为隐性病毒感染;病毒进入机体,感染靶细胞后,大量增殖造成细胞结构和功能损伤,致使机体出现临床表现的感染称为显性感染。

(二)抗病毒免疫

机体抗病毒免疫应答可分为天然的非特异性免疫及获得的特异性免疫,在机体内这两方面不可分割并协同发挥作用。

1.非特异性免疫

机体非特异性抗病毒免疫除与其他微生物相同外,干扰素与自然杀伤细胞(NK 细胞)占有突出的地位。机体对病毒入侵细胞的最早应答是诱生干扰素以及出现对病毒感染细胞的杀伤作用。

干扰素是 1957 年 Isaac 等在深入研究灭活病毒可以干扰活病毒这一现象时,发现的一种由细胞产生的具有抗病毒活性的糖蛋白。干扰素抗病毒作用特点为:①具有广谱抗病毒活性,但只具有抑制病毒作用而无杀灭病毒的作用。②抗病毒作用有相对的种属特异性,一般在同种细胞中的活性最高。③不能直接抗病毒而必须经宿主细胞介导。由人类细胞诱生的干扰素,根据其抗原性可分为 α、β 和 γ 3 种,α/β 干扰素作用于细胞的干扰素受体,经信号传导等一系列生化过程,使细胞合成数种抗病毒蛋白。这些抗病毒蛋白通过降解 mRNA、抑制多肽链的延伸和抑制翻译等环节阻断病毒蛋白合成而发挥抗病毒作用。

NK 细胞最早是在研究肿瘤细胞被杀伤的实验中发现的,以后发现 NK 细胞也可杀伤病毒感染的细胞。NK 细胞作用特点为:①是一种不受主要组织相容性复合体(MHC)限制,也不依赖抗体的具有杀伤作用的免疫细胞。②非特异性的识别靶细胞,即对所有病毒感染的细胞均有杀细胞作用。NK 细胞受干扰素的激活在抗病毒免疫中意义重大。病毒感染细胞后,细胞膜发生变化,成为 NK 细胞识别的"靶",NK 细胞与靶细胞接触后,可自胞质中释放穿孔素而溶解被病毒感染的细胞。此外,NK 细胞还可被激活而释放肿瘤坏死因子(TNF-α、TNF-β),改变靶细胞溶酶体的稳定性,使多种水解酶外漏;还可活化靶细胞的核酸内切酶,降解细胞基因组 DNA,引起细胞凋亡。

通过干扰素的诱生与激活 NK 细胞,机体在病毒感染早期可抑制病毒复制。由于干扰素能扩散至邻近细胞使之产生抗病毒蛋白,因此除可阻断病毒在已感染的细胞中复制外,还可限制病毒在细胞间扩散。在干扰素的激活下,体内 NK 细胞被激活,发挥杀伤病毒感染细胞的作用,有利于清除病毒。若病毒感染不能被非特异性免疫所抑制,则伴随病毒的继续增殖,机体的特异性免疫将发挥抗病毒作用。

2.特异性免疫

感染过程中,病毒的结构蛋白(如衣壳蛋白、基质蛋白或包膜上的各种糖蛋白)以及少数 DNA 多聚酶,经抗原加工与递呈,活化 T 细胞及 B 细胞,分别在体内诱生体液及细胞免疫。

(1)病毒抗原的加工与递呈:一般将抗原加工与递呈分为 MHC Ⅰ类分子限制的抗原递呈与 MHC Ⅱ类分子限制的抗原递呈。MHC Ⅰ类分子限制的抗原递呈是指病毒感染细胞后,由病毒核酸指令在宿主细胞内合成病毒蛋白,合成的蛋白除装配病毒外,可经细胞器中的蛋白酶体降解成短肽,被 MHC Ⅰ类分子选择结合后,在细胞膜表面递呈,与 CD8+ T 细胞相互作用而诱生细胞毒性 T 细胞(CTL)应答,又称为内源性抗原递呈。MHC Ⅱ类分子限制的抗原递呈是指当病毒通过胞饮或被吞噬而进入细胞后,经吞噬体内酶水解为小片段的肽后,由 MHC Ⅱ类分子选择结合在细胞表面表达而与 CD4+ T 细胞相互作用,诱生 T 细胞释放 IFN-γ、TNF-α、IL-2 等细胞因子,并可辅助 B 细胞成熟为浆细胞及合成抗体,又称为外源性抗原递呈。现已发现在抗病毒免疫中这两种类型的抗原递呈随病毒种类不同而分别或同时存在。病毒在细胞内复制主要为内源性抗原递呈;当感染细胞被杀伤后,病毒体或病毒抗原被吞饮释放,以外源性抗原方式递呈。CD4$^+$T 细胞释放的细胞因子又可激活 CD8$^+$T 细胞,因此两种抗原递呈形成交叉,在抗病毒免疫中可以互补。

（2）体液免疫作用:病毒的抗体可自感染者血清中检出,因此较早被发现并进行了较深入的研究。病毒感染最先出现的是 IgM 类特异抗体,一般在感染后 2～3 天开始出现。以后出现 IgG 类抗体,持续时间因病毒种类而异。经黏膜感染并在黏膜上皮细胞中复制的病毒常在局部诱生 IgA 类抗体。

中和作用:中和抗体能与病毒结合,消除病毒感染,在杀灭细胞外游离病毒中起主要作用。作用机制是改变病毒表面构型或与吸附于易感细胞受体的病毒表位结合,阻止病毒吸附并侵入易感细胞和增殖。病毒与中和抗体形成的免疫复合物容易被巨噬细胞吞噬、清除或改变抗原递呈途径。有包膜的病毒表面抗原与中和抗体结合后,激活补体,可致病毒裂解。IgG、IgM、IgA 3 种类型免疫球蛋白的中和抗体具有不同的生物学特性。IgG 分子量小,可通过胎盘,新生儿因具有来自母体的中和抗体获得约 6 个月的被动免疫保护。IgM 分子量大,不能通过胎盘。如在新生儿血中测得特异性 IgM 抗体,可诊断为宫内感染。SIgA 抗体主要来源于黏膜固有层的浆细胞,存在于黏膜分泌液中,在局部免疫中起主要作用,常可阻止病毒的局部黏膜入侵。中和抗体的分子量大,不能进入病毒感染的细胞,故无清除细胞内病毒的作用。

非中和抗体针对有包膜病毒的基质或其中的核蛋白,或病毒表面具有细胞融合功能的酶、病毒复制酶等。因这些抗原与病毒入侵易感细胞不相关,故相应抗体无中和作用,但有时具有诊断价值。

抗体介导对靶细胞的作用:包膜的病毒感染细胞后,细胞膜可出现病毒编码的蛋白,能与相应抗体结合,在补体参与下裂解细胞;也可通过抗体依赖性细胞介导的细胞毒作用（ADCC）裂解与破坏病毒感染的细胞。

抗体介导促进作用:有些抗体与某些病毒结合后,可促进病毒在感染细胞中的复制,如登革病毒、呼吸道合胞病毒等。

（3）细胞免疫作用:对细胞内的病毒,机体主要通过细胞毒性 T 细胞(CTL)及 T 细胞释放的淋巴因子发挥抗病毒作用。细胞免疫主要在病毒感染的局部发挥作用,其作用方式为通过免疫细胞接触靶细胞后杀伤靶细胞或在局部释放细胞因子。因此,检测细胞免疫的技术较体液免疫为复杂。

细胞毒性 T 细胞(CTL):CTL 的杀伤性作用被认为是病毒感染恢复的主要机制。具有病毒特异性,一般出现于病毒感染后 7 天左右。CTL 接触病毒感染的细胞后,特异地识别与 MHC 分子结合靶细胞表面的病毒抗原特异肽段,激活并释放穿孔素及细胞毒素。穿孔素是一组酶的统称,其作用是导致靶细胞出现许多小孔。细胞毒素可激活靶细胞内的一些酶,致使细胞自身裂解或凋亡。在多数病毒感染中,CTL 杀伤靶细胞,清除或释放细胞内复制的病毒体,在抗体的配合下消除病毒。

辅助性 T(Th)细胞:Th 细胞可以促进 B 细胞生长与分化,并活化 CTL 及巨噬细胞。在小鼠中对可分泌 IL-2 和 IFN-γ 的 T 细胞称为 Th1 类型,对分泌 IL-4、IL-5 和 IL-10 的 T 细胞称为 Th2 类型。在人类亦有类似的分类,但不如鼠中明确。已发现,病毒感染患者的 Th 细胞出现上述类型的转换时,可以发生病程变化,但其机制及意义有待于进一步分析细胞因子在免疫网络中的作用。

细胞因子:对实验动物及病毒感染者研究发现,个别病毒感染后虽 CTL 有抗病毒作用,但未发生靶细胞死亡,这一现象在神经系统病毒感染以及乙型肝炎病毒持续感染中已被证实,由于释放 IFN-γ 等细胞因子所致。有人称这一现象为非溶细胞性 T 细胞的作用,即通过 $CD4^+$ T 细胞在感染病灶的聚集,受特异的病毒抗原所激活,分泌大量抗病毒因子(IFN,TNF)。这些细胞因子又可进一步激活 T 细胞(CTL,Th 细胞)、巨噬细胞甚至 NK 细胞,协同发挥作用以抑制病毒复制及清除靶细胞内的病毒。

(4)免疫病理作用:病毒诱生的免疫应答除引起免疫保护作用外,还可引起一定的免疫病理作用。如 CTL 在杀伤病毒感染的靶细胞同时,也造成了细胞损伤,并在感染局部引起炎症反应。抗病毒的抗体如因亲和力低或与抗原的比例不当,可在体内形成抗原抗体复合物沉积而引起Ⅲ型变态反应,有些病毒感染者可发生肾小球肾炎等就是这一免疫病理作用所致。当病毒感染细胞后,因改变了宿主细胞膜的抗原性或使"隐蔽抗原表位"暴露,诱发自身免疫病,例如,慢性肝炎患者中有部分患者存在针对肝细胞蛋白的自身抗原或细胞免疫。在麻疹病毒、腮腺炎病毒感染后期可发生脑炎,由于脑组织中未分离出病毒,说明发生脑炎的机制并非由病毒复制所造成,可能因病毒改变了脑组织抗原或因存在交叉抗原诱生免疫应答,造成脑组织损伤。

三、核酸检测技术

核酸检测技术具有灵敏度高、特异性好、可靠性强等优势,已成为很多种病毒学检测新的"金标准",在疾病的早期诊断及预防控制方面具有重大意义。PCR 技术可应用于病毒学的快速鉴定。目前,PCR 已成为分子生物学及其相关领域的经典实验方法,由 PCR 演变的相关核酸扩增技术也逐步在临床病毒学检验领域得以应用。目前常用的核酸扩增方法可分为三类:目标扩增、探针扩增和信号扩增。目标扩增包括 PCR、逆转录 PCR、套式 PCR、多重 PCR、随机引物 PCR、实时荧光定量 PCR、依赖核酸序列的扩增(NASBA)、环介导等温扩增(LAMP)、滚环扩增(RCA)、转录介导扩增(TMA)、链替换扩增(SDA)等;探针扩增包括连接酶链反应(LCR)和多重链接依赖探针扩增(MLPA);信号扩增包括分支 DNA(bDNA)和杂交捕获试验等。其中,NASBA、LAMP、RCA、TMA、SDA 等属于核酸等温扩增技术,其检测的灵敏度和特异性都有很大提高。

(一)内标多重荧光 RT-PCR

实时荧光定量 PCR 采用特异性标记的探针实时监控扩增产物,该检测方法已经被广泛地应用于各种病原体的检测中。研究表明,临床标本如血清、全血、痰液或分泌物等中含有大量的杂质,一些标本中可能含有抑制 PCR 扩增的物质,核酸抽提过程中残留的一些试剂也可能抑制 PCR 的扩增,从而出现假阴性结果或定量值偏低。采用 TaqMan 探针可建立含有监控内标(IC)同时检测病毒的多重荧光 RT-PCR 检测方法,内标同步参与样品核酸的提取,不仅能够有效地监控样本中的抑制物,还能避免操作误差所造成的假阴性。例如,肖性龙等对手足口病(HFMD)的检测研究表明,肠道病毒 71 型(EV71)和柯萨奇病毒 A16 型(CA16)是引起人类手足口病的两种主要病原。RT-PCR 能同时对 EV71 和 CA16 进行快速检测,并且灵敏度高,特异性好,由于加入了内标,能有效地监控假阴性的出现,适用于手足口病的临床检测。

(二)环介导等温扩增

环介导等温扩增(LAMP)是众多核苷酸扩增技术中的一种。自日本学者 Notomi 等于2000 年公布该技术以来,已被广泛地应用于生命科学领域中各个角落的 DNA 或 RNA 的特异高效扩增,其中就包括对病毒的检测。LAMP 反应用一套 4 条高特异引物与靶基因的不同区域退火杂交,在具有链置换功能的 DNA 聚合酶作用下实现等温条件下对 DNA 分子的核酸扩增。

LAMP 有比较高的特异性和抗干扰能力,只有当 2 对引物与目的片段的 6 个区域都匹配上时才能进行扩增。LAMP 的反应体系比较稳定可靠,在室温下放置 2 周后仍然稳定并且对样品中原有或污染的无关、干扰片段仍然不敏感,而其他核苷酸扩增技术则无法做到这一点。同时,LAMP 的敏感性也比较高,能够以单拷贝的基因为模板进行扩增。LAMP 反应的过程简单、快速且高效,能够在 1 小时内将单拷贝的基因模板扩增到 109 个拷贝,这一过程是在60～70℃的恒温下进行的。Nie 等于 2011 年建立了基于该技术的 EV71 核酸的检测方法,可通过目视比浊检测扩增产物。与 RT-PCR 方法相比,该法具有更高的灵敏度和特异性,操作快速、简便,对仪器要求低,极适合基层实验室使用,具有广阔的应用前景。

(三)纳米金粒子免疫 PCR

纳米金粒子免疫 PCR 是一种新的高敏感度的试验方法,用于目标蛋白和核酸的超灵敏检测,具有比 ELISA 和普通 PCR 更高的敏感性。其原理是:病毒颗粒被包被在 ELISA 板上的单克隆或多克隆抗体捕获,随之用 FMDV 特异性多克隆抗体和寡核苷酸双重修饰的纳米金粒子进行孵育;经过免疫复合物的形成,DNA 信号经加热释放,从而进行 PCR 检测。该方法已成功用于手足口病的检测。

四、基因芯片技术

基因芯片,又称 DNA 芯片、DNA 微阵列、寡核苷酸微阵列,是指由按照预定位置固定在载体上很小面积内的千万个核酸分子(cDNA 分子或寡核苷酸分子)所组成的微点阵阵列,是生物芯片中研究较早的一种技术。该技术是以基因探针、核酸杂交技术为基础的核酸序列分析方法。基因芯片分类方法多样,根据固定探针来源的不同,基因芯片可以分为寡核苷酸芯片和 cDNA 芯片;根据芯片上点制的核酸来源不同,分为寡核苷酸芯片、PCR 产物芯片、基因组芯片和 RNA 芯片。制备芯片的方法有分配法和原位合成法两种。分配法为提前采用 PCR 等方法合成探针,然后通过接触式点样等类似方法将合成好的探针分配到微阵列表面;原位合成法为通过光引导原位合成技术等方法直接在微阵列表面合成探针。与传统基因诊断技术相比,基因芯片技术具备微型化、高通量、高度平行性和高速性的显著优点。基因芯片技术被广泛应用于发现与疾病相关的新基因、基因表达分析、药物研究与开发等诸多方面;同时,也已逐渐应用于对生物样品中各种已知或未知病毒性病原体进行筛查与鉴定的研究。

基因芯片技术用于病毒检测及分析,主要采用寡核苷酸探针,探针长度为 20～70mer。根据其长度,可将 oligo 探针分为两类,即短 oligo 探针(20～25mer)和长 oligo 探针(50～70mer)。短 oligo 探针特异性高,对序列依赖性高,可检出单碱基错配,主要应用于对已知病毒的不同基因型进行分型与鉴定;长 oligo 探针敏感性比短 oligo 探针要高几个数量级,但特异性相对较差,对序列依赖性低,允许存在一定的碱基错配,因此可以覆盖序列同源性较高的不同病毒株,可用于筛查已知或未知的同一种或同一类病毒。由于短 oligo 探针的高度特异性,可检测出靶核酸序列中的单碱基突变,因此多用于检测某种特定的病毒以及对其不同型别进行基因分型。目前,研究较多的是利用短 oligo 基因芯片对流感病毒、HIV、人乳头瘤病毒、轮状病毒、肝炎病毒等进行基因分型。另外,短 oligo 基因芯片也大量用于检测及鉴定同一类病毒,但一次检测的病毒数有限,一般为 10 种左右,如目前研究较多的呼吸道病毒、肠道病毒等的检测芯片。长 oligo 探针特异性相对较低,允许碱基错配的发生,因此主要用于对已知或未知病毒进行高通量筛查与初步鉴定,尤其是可以应用于对未知病毒进行初步鉴定。根据鉴定未知病毒的经验,如尼帕病毒、SARS 冠状病毒等,发现每种病毒与同一病毒属中其他病毒存在相当多的同源序列,而长 oligo 探针杂交效率高,但难以区分同一属中的不同病毒或同一种病毒的不同分离株。因此,未知病毒与其所在属或种的其他病毒株之间必然存在交叉杂交,据此,可将未知病毒筛查到属或种水平。用基因芯片技术进行病毒性病原体的高通量平行检测时,设计及筛选特异性好的 oligo 探针是该技术的基础,未知病毒核酸的有效扩增及如何去除细胞成分的影响是制约该技术应用于病毒大规模筛查的主要因素;另外,如何对杂交结果进行分析也是准确确定病原体的关键。基因芯片能够同时对多种病毒及其变异种进行检测,具有强大的检测能力。

在芯片制备方面,原位合成法是以组合化学的合成原理作为基础,利用一组定位模板来确定芯片表面化学性质不同的个体联位点及其排列次序,并以此为基础直接在载体上进行探针合成。这个过程中最重要的是高空间分辨率通过基板定位技术和高产率的 DNA 化学合成技术的完美结合。虚拟掩模法、喷印合成法、光致酸合成法、分子印章原位合成法等都是常用的方法。

基因芯片技术充分利用生物学、信息学的先进科学技术,在病毒学检测中发挥高通量、微型化、自动化的优势。设计、筛选特异性好的 oligo 探针是该技术进行病毒性病原体高通量平行检测的基础。未知病毒核酸的高效扩增及如何去除细胞成分的干扰是制约该技术应用于病毒大规模筛查的重要因素。另外,如何准确分析核酸杂交结果也是确定病原体的关键因素。

五、集成毛细管电泳芯片技术

集成毛细管电泳芯片技术(ICCE)是将毛细管缩微移植到很小芯片上,将样品进样、反应、分离、检测等过程集成在一起的多功能、快速、高效、低耗的缩微实验技术。首先,毛细管被蚀刻在硅片上,用于蚀刻的基质材料随后从硅片扩展到石英、玻璃、塑料等聚合物上,再用激光诱导荧光、电化学、化学等多种检测系统检测以及与质谱等分析手段结合进行样品分析。

它可以对蛋白质、多肽、DNA、生物细胞等进行分析,用于基因突变、免疫学、疾病快速诊断等,尤其是对病毒感染的早期诊断。例如,单纯疱疹病毒(HSV)性脑炎的早期诊断对疾病的治疗和愈后影响很大。传统上主要依靠酶联免疫吸附试验检测患者血中的特异性抗体,这种方法的特异性较低,灵敏度也欠佳,往往只能用于回顾性诊断。从患者脑脊液中提取 HSV 的 DNA 做 PCR 扩增,芯片电泳每个标本,测定时间小于 110 秒;用液相杂交凝胶电泳分析需要 18 小时;常规毛细管电泳(CE)分析 HSV 的 PCR 产物要 8.5 分钟,所需时间是 ICEC 的 5 倍。凝胶电泳、CE、ICEC 三者的结果是一致的,因而 ICEC 可用于临床快速诊断。Doglio 等应用 CE 技术对 PCR 扩增的 cDNA 产物直接循环测序的方法,对丙型肝炎病毒(HCV)进行快速基因分型。该方法是将 HCV 的 PCR 半纯化扩增产物置于单根毛细管中,用多种化学染料标记其尾部,然后直接检测其序列。装样、电泳和序列分析全部由自动毛细管电泳基因分析仪完成。Gong 等还把阵列毛细管电泳用于基因分型和 HIV-Ⅰ 的诊断。目前,高通量的检测 PCR 产物的方法主要是利用电泳分离和激光激发荧光进行检测。Gong 等认为,阵列毛细管电泳仅仅根据对紫外线吸收的检测就可以用于 HIV-Ⅰ 的诊断以及用于 DIS80VNTR 的基因分型。每一对碱基对紫外线吸收量相加产生的总吸收信号,可以使检测大多数 PCR 产物有足够高的灵敏度。

六、高通量测序技术

高通量测序(HTS)技术以其高效、快速的特点推动了 DNA 测序技术的飞速发展。与传统的 Sanger 测序不同,HTS 技术的最大特点是将片段化的 DNA 连上接头后固定于基质上,之后采用不同的方法在同一平面进行大规模平行 PCR,结合荧光标记的成像检测技术获得测序数据,经计算机分析得到完整的 DNA 序列信息。HTS 相对于第一代 Sanger 测序技术的不同是,可以通过反复测序同一区域的 DNA 片段以达到很高的灵敏度和准确度,同时,高通量、自动化,能在很短的时间内完成对上百亿碱基的测序,实现在极短时间内对人类转录组和基因组进行细致的研究,包括文库的构建、锚定桥接、预扩增等,使得上百万的测序反应同时发生在一个反应里。高通量测序技术的核心思想是边合成边测序,即通过捕捉新合成的末端的标记来确定 DNA 的序列。

高通量测序技术逐步成熟,在生命科学研究的不同领域做出重大贡献,并被越来越多地引入临床检验工作中,包括遗传基因诊断、微生物病原学检验等。下面将对其在临床病毒学检验中的应用进行介绍。

(一)未知病毒的检测

高通量测序技术极大拓展了临床病毒学检验中对未知病毒的探索。运用生物信息学方法对 HTS 产生的海量序列信息进行分析,可对未知病毒进行鉴定并分析其序列特征。2008 年,通过 454 GS-FLX 平台发现了造成南非不明原因出血热暴发的病原体-Lujo 病毒,它是沙粒病毒科的一个新成员。2009 年,应用 Illumina 平台检出导致北京流感暴发的病原——新型 H1N1 和季节性 H3N2 流感病毒。2012 年,荷兰研究人员利用 454GS-FLX 平台,在 1 例沙特急性肺炎转肾衰的死亡病例的痰液中发现一种全新的中东呼吸综合征冠状病毒。2014 年,美国疾病控制与预防中心研究人员通过 Iontorrent 平台,对经蜱叮咬死亡的患者标本进行分析,发现了一个正黏病毒科索戈托病毒属的新成员。相较于传统临床病毒学检测方法,HTS 技术在新病毒的鉴定,尤其是在疾病暴发流行时,在未知病毒的检测方面具有极大的优势。

(二)人类病毒组学

病毒组是指人类、动物、植物或特定环境样品中所有病毒的集合。人类病毒组在一定程度上仍然存在众多未知,应用 HTS 技术可直接进行深度测序以了解其组成,有利于新病毒的发现并探寻病毒与疾病之间的可能关联。对于健康人体组织,存在的病毒大多为噬菌体,健康人体皮肤、鼻咽部以及粪便中检出的病毒组各有不同。同时,病毒组的组成易受疾病和抗病毒治疗的影响。在疾病状态下,可能出现其他病毒,而这些病毒往往与疾病存在一定的相关性。例如,在淋巴瘤患者血浆中可检出 EB 病毒或人疱疹病毒 8 型;脑炎患者血浆中存在单纯疱疹病毒、巨细胞病毒、EB 病毒或人疱疹病毒 6 型;消化道感染患者血浆中出现巨细胞病毒或人疱疹病毒 6 型等。

(三)病毒遗传进化分析

HTS 技术能一次性完成病毒全基因组序列测定,也可同时进行数十个甚至上百个样本中靶基因的测序。通过对病毒基因组序列或全基因组序列的分析,可实现对病毒变异、传播及进化的动态观察,并了解其与疾病进程的关系。研究人员应用 HiSeq2500 和 PacBio-RS 平台,分析得到 2014 年西非埃博拉病毒疫情的毒株是从非洲中部传播而来,该次流行的起因是接触单一的埃博拉病毒天然宿主。通过不同平台,可实现人类免疫缺陷病毒超突变模式和面对宿主免疫应答时的病毒进化、丙型肝炎病毒突变传播、流感病毒株突变频率及抗原稳定性等的研究。

(四)病毒耐药监测

病毒结构简单,故易发生突变,其基因组一旦发生任何变化均会影响其后代的特性表现。在应用抗病毒药物进行治疗时,病毒基因的异质性使其在药物治疗过程中常出现耐药相关基因的突变,从而影响抗病毒治疗效果;或者原低丰度的耐药株迅速复制甚至成为优势毒株而导致治疗失败。相较于 Sanger 测序,HTS 被证实能检出 $0.1\% \sim 1\%$ 水平的病毒耐药突变,应用 HTS 技术可进行耐药病毒株的传播、低丰度耐药突变与临床用药关系、抗病毒药物潜在作用靶点的探索、抗病毒治疗后患者耐药位点突变的检测和探寻新耐药突变位点等方面的研究。

七、质谱技术

质谱(MS)是带电原子、分子或分子碎片按质荷比的大小顺序排列的图谱。质谱仪是一类能使物质粒子电离成离子并通过适当的电场、磁场将它们按空间位置、时间先后或者轨道稳定与否实现质荷比分离,并检测强度后进行物质分析的仪器。当样品中组分电离生成不同荷质比的离子,经加速电场的作用,形成离子束,进入质量分析器,利用电场和磁场使发生相反的速度色散——离子束中速度较慢的离子通过电场后偏转大,速度快的偏转小;在磁场中离子发生角速度矢量相反的偏转,即速度慢的离子依然偏转大,速度快的偏转小;当两个场的偏转作用彼此补偿时,它们的轨道便相交于一点。与此同时,在磁场中还能发生质量的分离,这样就使具有同一质荷比而速度不同的离子聚焦在同一点上,不同质荷比的离子聚焦在不同的点上,将它们分别聚焦可得到质谱图,从而确定其质量。与质谱分析技术相结合的分子生物学技术是近年来临床微生物学检验技术的一大进展。采用质谱技术分析微生物成分已应用于微生物的鉴定及分型,还可用于耐药基因和致病机理的检测等。目前,用于微生物检测鉴定的质谱技术主要是气质联用技术(GC-MS)、基质辅助激光解吸飞行时间质谱(MALDI-TOF MS)、电喷雾电离质谱(ESI-MS)及热裂解亚稳态原子轰击质谱(Py-MAb-MS)等。

MALDI-MS 可以在皮摩尔级甚至飞摩尔级的水平上准确分析几十万种生物大分子。MALDI-MS 技术主要用于分析生物大分子。首先,将待分析的生物大分子与基质结合形成结晶,基质通过吸收激光照射的能量并传递给生物大分子,使生物大分子发生电离。带电的生物大分子在电场作用下加速飞过飞行管道,因其带电荷数和分子量大小不同,到达检测器的时间也不同,据此将带电荷的生物大分子由小到大分开。以检测到的离子峰为纵坐标,离子质荷比为横坐标,形成质量谱图。其特点是速度快,检测分子量准,灵敏度高,杂质的干扰小,可形成特征指纹图谱,易于大规模和高通量的操作和分析。在临床病毒学检验方面,MALDI-TOF MS 显示出尤为重要的作用。

MALDI-TOF MS 于 1975 年首次用于细菌鉴定的研究,但直至 20 世纪 90 年代中期才成功用于细菌及真菌的临床鉴定。2004 年,首次推出了细菌鉴定的完整数据库。MALDI-TOF MS 的原理是:当用一定强度的激光照射样品与基质形成的共结晶薄膜,基质从激光中吸收能量,样品解吸附,基质-样品之间发生电荷转移使得样品分子电离形成离子,带有电荷的样品在电场的作用下加速通过飞行管道,检测其到达检测器的飞行时间,即测定离子的质荷比(m/z),形成特征性的峰图,与数据库中峰图进行比对,得出鉴定结果。MALDI-TOF MS 可以准确检测多肽、蛋白质、核酸、多糖等生物大分子的分子质量和纯度,具有高灵敏度、高通量、能耐受一定的杂质等优点。MALDI-TOF MS 在鉴定病原菌时仅需数分钟,且结果可靠,成本低廉,使临床微生物实验室工作取得了革命性的进步。目前,这项技术除用于细菌和真菌的鉴定和分型外,已开始应用于临床病毒学领域。

在病毒诊断方面,研究人员检测了支气管肺泡灌洗液、结膜液、伤口分泌物、水疱液、血浆、血清、尿液等,采用全自动核酸分离纯化仪提取病毒 DNA,用多重 PCR 扩增目的基因,经 MALDI-TOF MS 检测后的峰图与数据库中的峰图进行比对后得出鉴定结果,再以基因测序为参考方法,评估 MALDI-TOF MS 检测人类疱疹病毒的能力。结果显示,MALDI-TOF MS 适用于多种标本类型的人类疱疹病毒的大规模检测及流行病学研究。流感病毒是影响人类健康的主要病原之一,最近流感病毒的跨种传播以及甲型流感病毒的暴发使得人们迫切需要一种快速、准确、有效的检测方法。以往流感病毒的检测通常依靠 PCR 技术或核蛋白抗体检测。流式细胞术、微阵列及质谱技术也被用于流感病毒的诊断,其中质谱技术因其检测限低及准确性高而被认为是最好的方法之一。

在病毒分型方面,病毒分型碱基特异裂解联合 MALDI-TOF MS 方法已经用于乙肝病毒的基因分型。Ganova-Raeva 研究组比较了质谱方法和传统测序法,证实这种新方法不仅可靠,而且性价比高。对于大规模分析,MALDI-TOF MS 的优势尤为明显。此外,该方法用于流感病毒等的快速鉴定和突变监测也有很大的潜力。常用的流感病毒快速检测方法是基于抗原特异的抗体检测,或是荧光 RT-PCR 检测 M 基因,进而分析 HA 和 NA 基因来确定亚型。通过方法学比较,质谱法不仅通量大,速度快,而且可以通过监测病毒突变来鉴定新的毒株及耐药突变位点等。

　　MALDI-TOF MS 是临床病毒学检验的一次革命。目前，其在微生物实验室的应用主要是将细菌、真菌在数分钟内鉴定至种水平。MALDI-TOF MS 也被用于病毒的鉴定、分型以及耐药基因的检测。

第三节　真菌学检验技术

一、真菌的形态结构与生理特征

　　与其他微生物相比，真菌的形态、结构较为复杂。目前对于大多数真菌特别是丝状真菌的鉴定，形态学（包括真菌形态、菌落形态）检查仍具有重要意义，因而须熟练掌握真菌的基本特性。

（一）形态结构

　　真菌按形态可分为单细胞和多细胞两大类。单细胞真菌呈圆形或卵圆形，如酵母菌和类酵母菌，以出芽方式繁殖，对人类致病的主要有新生隐球菌和白假丝酵母菌。多细胞真菌有菌丝和孢子，菌丝伸长分枝，交织成团，称为丝状菌，又称霉菌。对人致病的有皮肤癣、毛霉菌等。有些真菌可因环境条件（如营养、温度、氧气等）改变，由一种形态转变为另一种形态，此真菌称为二相性真菌，如孢子丝菌、组织胞浆菌等。这些真菌在体内或在 37℃，含动物蛋白的培养基上，呈酵母型；而在 25℃，普通培养基上培养时呈真菌型。组成真菌基本结构的是菌丝和孢子。

　　1.菌丝

　　它是由孢子出芽形成的。孢子在环境适宜的条件下长出芽管，逐渐延长呈丝状即菌丝。菌丝长出许多分枝，交织成团，称为菌丝体。菌丝体按其生物学功能分为营养菌丝体、气中菌丝体和生殖菌丝体。菌丝按有无横膈又分为有隔菌丝和无隔菌丝。菌丝有螺旋状、球拍状、结节状、鹿角状和梳状等多种形态，它们具有鉴定真菌的价值。

　　2.孢子

　　它是真菌的繁殖器官，亦是鉴定真菌的重要依据之一。真菌分类主要根据孢子或产生孢子器官的主要特征。真菌孢子分为无性孢子和有性孢子两大类。大多数病原性真菌通过无性孢子繁殖。无性孢子又分为叶状孢子、分生孢子、孢子囊孢子。其中叶状孢子分为芽生孢子、关节孢子和厚膜孢子 3 种。分生孢子有大、小之分。大分生孢子为多细胞性，常呈梭状、棍棒状、梨形等；小分生孢子为单细胞性，孢子形状不一，有球形、椭圆形、卵形、星形等。

（二）生理特征

　　1.营养

　　真菌属于异养型，需从外部摄取有机含碳化合物作为碳源和能量，存在腐生性和寄生性两种形式，寄生性真菌又有专性寄生和兼性寄生之分。真菌进行营养增殖的菌体称为营养体，分为原生质团、单细胞、假菌丝、双型菌丝和菌丝体。营养物质包括①碳源：真菌不能利用糖而以利用脂肪酸作为碳的来源。②氮源：大部分真菌可以利用氨和硝酸盐类的氮，有些只能利用氨基酸类有机氮。③矿物质：硫、磷等是真菌发育的必需元素，一般以硫酸盐或磷酸盐等无机盐形式供给，亦可以含硫氨基酸作为硫的来源。其他金属离子，如铁是呼吸酶的组成成分，镁可赋予酶类活性。钾、钠、钙、锰、锌、铜、钴等亦是必需的矿物质。④辅助因子：布氏须霉等真菌能自主合成，某些真菌自身不能合成硫胺素、维生素 B_2 等生长辅助因子，需从外界获得。

2.代谢

它包括有氧呼吸、无氧呼吸与发酵等产能代谢。代谢产物主要有乙醇、柠檬酸、草酸、各种酶类、维生素、脂肪、多糖、抗生素及毒素等。

3.繁殖

真菌依靠其孢子及菌丝进行繁殖，存在无性繁殖和有性生殖两种方式。无性繁殖的主要形式为芽生、裂殖、萌管、隔殖、芽殖。有性生殖包括质配、核配和减数分裂 3 个时期。

4.影响真菌生长和繁殖的因素

温度、湿度、渗透压、酸碱度、氧和二氧化碳等影响真菌生长和繁殖。

(1)温度：真菌可在 $0\sim42℃$ 生长繁殖，最适生长温度通常为 $22\sim28℃$，某些深部真菌为 $37℃$。免疫高温能力远比低温弱。

(2)湿度：真菌一般在中等湿度环境中生长活跃，优于潮湿环境。干燥不利于其生长繁殖。因此，真菌培养多用固体及半固体培养基，保湿，而不用液体培养基。

(3)渗透压：多数真菌对渗透压免疫力强。不少真菌可在较高浓度的盐类和糖类环境中生长发育。

(4)酸碱度：酸性环境有利于真菌繁殖，因而真菌培养基常呈弱酸性。真菌生长发育过程可使培养基酸碱度发生变化，一般致病性真菌常使培养基向碱性转化，而环境污染真菌向酸性转化。因此，在培养基内加入适当的指示剂，观察 pH 的改变，可初步预测真菌的致病性。条件致病真菌不受此限。

(5)氧和二氧化碳：绝大多数真菌生长需要氧，但需氧量不同。一般真菌繁殖需氧量较大，如曲霉菌、青霉菌及皮肤癣菌在氧气充足的情况下可产生分生孢子，而在组织内由于氧气不足只能形成菌丝。通常，二氧化碳对真菌生长繁殖不利，但有时可促进孢子形成，如刺激白假丝酵母菌产生厚膜孢子。

(6)光：日光和紫外线对真菌的影响表现为诱导反应、抑制作用及向光感应。大多数真菌在白天或黑夜均能生长，但担子菌亚门的担子需要光的诱导。

5.免疫力

真菌对热免疫力不强，一般 $60\sim70℃$ 在短时间内即死亡。抗干燥能力较强。对 2.5%碘酊、0.01%升汞及 10%甲醛敏感。龙胆紫、孔雀石绿等色素抑制某些真菌生长，如白假丝酵母菌。

6.培养特性

真菌营养要求不高，能在普通培养基上生长，常用沙氏培养基，适宜温度为 $22\sim28℃$（深部真菌为 $37℃$）。真菌培养后可形成 3 种菌落。

（1）酵母型菌落：菌落柔软、光滑、湿润，显微镜下可见单细胞性芽生孢子，无菌丝。隐球菌菌落属此型。

（2）类酵母型菌落：与酵母型菌落相似，但显微镜下可见假菌丝。

（3）丝状型菌落：菌落见不同类型的菌丝体，如绒毛状、粉末状等；显微镜下可见有隔或无隔、分枝或不分枝的各种菌丝。

二相性真菌在室温（22℃）培养呈丝状型菌落，而在37℃或培养环境中 CO_2 增多时则呈现酵母型或酵母样菌落。

二、真菌的感染与免疫

真菌感染，特别是深部真菌感染的危险因素包括影响机体免疫力的基础疾病，如白血病、癌症、结核等；广谱抗菌药物、免疫抑制药的使用；脏器移植、放疗等。

（一）真菌感染流行病学特征

1.易感人群

除致病性真菌外，真菌感染与宿主的易感性密切相关。易感宿主有①免疫功能低下人群，如婴幼儿、老年人。②严重基础病患者，如糖尿病、白血病、营养不良等。③接受免疫抑制药或放疗、化疗等诊疗措施的患者。④局部免疫力低下患者。⑤异物置入患者，如缝线和修补手术埋入的材料。

2.感染来源

感染病原体来自患者自身或机体以外的其他人或环境。

（1）内源性感染：由寄居在机体口腔、肠道、阴道等部位的假丝酵母菌、丝状真菌的大小分生孢子等真菌引起的感染。感染诱因包括手术中真菌孢子由切口边缘被直接带入或者感染远离切口，由真菌孢子周期性侵入血流或淋巴系统，切口处免疫力下降而发病。

（2）外源性感染：真菌感染患者、携带者或存在于自然界的真菌，通过空气、接触、器械等途径侵入人体引起感染，如孢子丝菌、组织胞浆菌等。

条件致病真菌感染可以是内源性的或外源性的。机体免疫能力下降，菌群失调，激素、免疫抑制药和广谱抗菌药物的频繁使用及滥用，均可引起条件致病真菌感染。曲霉菌、毛霉菌、假丝酵母菌为此种类型感染的代表菌种。

3.感染途径

因病原性真菌的种类及其分布，患者的年龄、性别、职业、生活环境而异，常见的感染途径有①接触感染，如女性外阴部或阴道假丝酵母菌病，经性传播导致男性龟头包皮炎。②吸入感染，如隐球菌性脑膜炎。③食入感染，如毛霉菌肠道感染。④局部侵入，如伤口感染。

4.感染类型

按感染部位可分为浅部真菌感染和深部真菌感染；按感染侵犯的器官组织范围分为局限性真菌感染和全身性真菌感染。

（二）抗真菌免疫

1.天然免疫

完整的皮肤、黏膜是有效的抗真菌屏障，皮肤分泌的脂肪酸有杀菌作用。真菌组分是补体替代途径的强激活剂，但真菌能免疫攻膜复合物（MAC）的杀伤。补体活化过程中产生的

C5a、C3a,将炎性细胞引导至感染区。中性粒细胞是吞杀真菌最有效的吞噬细胞。在中性粒细胞缺乏的患者,常见播散性假丝酵母菌病和侵袭性烟曲霉病。巨噬细胞在抗真菌防御中的作用不如中性粒细胞。NK细胞有抑制新生隐球菌和巴西副球孢子菌生长的作用,对感染小鼠的隐球菌有杀伤效应,但对荚膜组织胞浆菌感染的小鼠无效。

2.获得性免疫

抗真菌感染主要是细胞免疫。荚膜组织胞浆菌是一种兼性胞内病原菌,寄居在巨噬细胞内。清除该菌的免疫机制与消灭胞内菌基本相同。新生隐球菌常定植于免疫低下宿主的肺与脑,需CD4与CD8 T细胞协作杀灭。白假丝酵母菌常始于黏膜表面,细胞介导的免疫可阻止其扩散至组织内。在真菌感染中,一般是Th1应答对宿主有保护作用,Th2应答可造成损害。真菌感染常有特异性的抗体产生,对血清学诊断有一定帮助,但抗真菌作用不强。

三、经典临床真菌学检验技术

临床真菌学检验主要包括标本直接检查、分离培养、生化反应、药敏试验、动物试验等。

对患病处标本进行采集和适当的处理后,首先通过直接检查(包括显微镜检查和影像学检查等)观察真菌的微观形态,基本判断所属类别后,将分离物接种到沙氏培养基上进行真菌培养,然后进行相应的 G 试验、抗原检测、抗体检测、核酸检测、电镜观察等,同时针对同种属类别进行相关的药物敏感性试验,条件允许的情况下,针对某些真菌,如白色念珠菌,可以进行动物试验,最终得到真菌鉴定结果。

四、临床真菌学检验新技术及其应用

基于 PCR 和 DNA 测序技术的微生物鉴定方法、抗原抗体检测技术、ESI-MS 技术、MAL-DI-TOF MS 技术、流式细胞技术等。

(一)基于 PCR 和 DNA 测序技术的微生物鉴定方法

目前,针对真菌系统发育研究及分类学研究使用最多的技术,是与细菌 16S rRNA 基因测序鉴定技术相对应的真菌 ITS 序列测序、18S rRNA 基因测序和 28S rRNA 基因的部分区域测序。在临床检验中,PCR 技术可以扩增血清、血浆、全血、尿液、痰液、支气管肺泡灌洗液和脓液等标本中的真菌成分。ITS 序列测序鉴定结果基本可以满足酵母菌的临床鉴定需求,临床结果显示基于 ITS 序列的 PCR 扩增与测序方法检测血标本中念珠菌的敏感性与特异性可以达到 100%。但目前丝状真菌的测序结果往往还需要与真菌形态学特征相结合,才能更好地鉴定丝状真菌。

(二)抗原抗体检测

抗原检测是诊断隐球菌感染的主要技术手段,其诊断隐球菌性脑膜炎的灵敏度与培养方法接近,但检测更快捷。目前,半乳糖甘露(GM)ELISA 抗原检测在骨髓移植和其他严重中性粒细胞减少症患者中已成为诊断侵袭性曲霉感染的重要方法之一。

发生侵袭性真菌感染时,真菌的抗原进入患者血液后,人体会发生免疫反应从而产生相应的抗体,抗体的不同类型代表了感染的不同阶段。侵袭性真菌感染伴随着真菌特异性抗体的产生,真菌定植患者检测不到真菌特异性抗体,据此可区分感染与定植。因此,真菌抗体的研究已越来越受到临床专家重视。但由于发生侵袭性真菌病的免疫受损宿主往往缺乏可检测到的抗体,或者抗体的产生变化较大,目前针对系统性真菌感染的临床抗体检测方法应用并不多。

(三)MALDI-TOF MS 技术

MALDI-TOF MS 技术可以鉴定酵母菌,且性能优于一些传统的表型检定系统。该系统可以鉴别都柏林假丝酵母菌和白假丝酵母菌,皱褶假丝酵母菌和近皱褶假丝酵母菌,挪威假丝酵母菌、克柔假丝酵母菌和平常假丝酵母菌。因为丝状真菌的表型易变,其蛋白质谱可随着生长条件和分析菌丝区域的不同而变化,故对丝状真菌进行 MALDI-TOF MS 技术鉴定时,需要对菌株的培养时间、采样部位等处理步骤加以限定。目前,开展 MALDI-TOF MS 技术鉴定的丝状真菌有曲霉菌属、镰刀霉菌属、皮肤癣菌属、毛霉菌属、青霉菌属等。

(四)ESI-MS

PCRlESI-MS 广谱真菌检测法通常应用于血液、脑脊液以及其他无菌部位,尤其是在免疫功能低下的宿主中感染的相关真菌的鉴定中,如念珠菌属。

(五)流式细胞术

近年来应用的 SYBR Green Ⅰ和 SYTO16 等新型染料均是通过对细胞膜的渗透能力和免疫性的变化而区分活细胞或死细胞,因而荧光作用明显提高了检测的敏感性。通过检测细胞活力,使用这种方法可对光滑念珠菌、克柔念珠菌和近平滑念珠菌的阿尼芬净和卡泊芬净耐药性试验进行检测。此外,通过外排泵和呼吸作用检测,可对热带念珠菌的克霉唑、酮康唑、氟康唑和伏立康唑耐药性试验进行检测。

第四节　寄生虫检测技术

寄生虫是一类致病的低等真核生物。寄生虫病对人类的危害,尤其是对热带和亚热带地区人民健康的危害十分严重,是发展中国家社会经济发展的障碍,与社会经济和文化的落后互为因果。在发达国家,由于人口的流动、器官移植及免疫抑制药的应用等,寄生虫病也是一个重要的公共卫生问题。我国幅员辽阔,自然条件和人们生活习惯差异大,寄生虫病种类多,分布广。

医学寄生虫可分为以下几类:医学原虫、医学蠕虫和医学节肢动物。医学原虫是指寄生在人体内并致病的单细胞真核生物,如阿米巴原虫、疟原虫等;医学蠕虫是寄生在人体内并致病的多细胞软体动物,借肌肉的伸缩做蠕形运动,如绦虫、线虫等;医学节肢动物是指与人类健康有关的昆虫及其他节肢动物。

一、寄生虫与宿主间的关系

寄生虫与宿主的关系包括寄生虫对宿主的损害和宿主对寄生虫的影响 2 个方面。

（一）寄生虫对宿主的损害

1.掠夺营养

从寄生环境中直接获取营养是一些原虫和蠕虫致病的重要机制,寄生的虫体数量愈多,宿主丢失营养愈多。此外,消化道内寄生的寄生虫还可影响宿主肠道吸收功能,吸血种类的寄生虫直接引起宿主贫血。

2.机械性损伤

细胞内寄生虫大量繁殖导致宿主细胞破坏,寄生虫侵入、移行、定居、占位或运动使组织损伤或破坏。寄生蠕虫还可压迫或填塞组织和器官,如细粒棘球蚴在肝脏中寄生,形成包囊而压迫肝脏;蛔虫引起肠痉挛和肠梗阻。

3.化学损伤

它是寄生虫的主要致病机制,包括化学毒性和免疫损伤,以免疫病理损伤最重要。寄生虫排泄物、分泌物,虫体或虫卵死亡崩解物,蠕虫蜕皮液等,引起宿主组织损伤或免疫病理反应。

（二）宿主对寄生虫的影响

宿主的解剖学屏障,特异与非特异性防御机制,具有抵御寄生虫进入、限制其扩散甚至杀死寄生虫的作用。

寄生虫与宿主相互作用,有 3 种结果:宿主清除全部寄生虫,并产生抵御再感染能力;宿主清除部分寄生虫,成为慢性感染或带虫者,并具有部分抵御再感染能力,大多数寄生虫与宿主关系属于此类型;宿主不能有效控制寄生虫,寄生虫在宿主体内大量繁殖,引起寄生虫病。

寄生虫与宿主相互作用的后果取决于多种因素,包括寄生虫的毒力、数量、寄生虫逃避宿主反应的能力以及宿主的遗传因素、免疫功能和营养状态等。

二、寄生虫感染与免疫

寄生虫对人体而言是外源性物质,感染后可诱导宿主产生免疫应答以对抗和消除寄生及其有害影响,寄生虫也适应性地演化出诸多拮抗机制以逃避宿主免疫攻击。

（一）免疫应答类型

按免疫作用的性质和机制不同,免疫应答分为天然免疫和获得性免疫。

天然免疫包括皮肤与黏膜的外屏障和由血-脑屏障、胎盘屏障构成的内屏障作用;吞噬细胞作用以及体液和血液中含有的杀灭或抑制病原体的天然成分,如补体、防御素等。

获得性免疫分为消除性免疫和非消除性免疫。消除性免疫是指宿主能清除体内寄生虫,并对再感染产生完全免疫力,如热带利什曼原虫引起的皮肤利什曼病,这种免疫状态很少见。大多数获得性免疫是非消除性免疫,宿主虽对再感染有一定的免疫力,但对体内已有的寄生虫不能完全清除,维持在低虫荷水平,如疟疾的"带虫免疫"。"伴随免疫"也属于非消除性免疫,宿主对体内成虫无杀伤作用,但对再感染具有一定免疫力,如血吸虫感染。非消除性免疫与寄生虫的免疫逃避和免疫调节有关。

（二）寄生虫抗原

寄生虫抗原有多种分类方法,按虫体结构分为体抗原、表膜抗原、卵抗原和排泄-分泌抗原等;按化学成分分为蛋白、糖蛋白、脂蛋白和多糖等;按功能分为诊断性抗原、保护性抗原、致病性抗原等;按寄生虫的种、株和发育阶段分为不同的种、株和期抗原等。

虫体表膜抗原和排泄-分泌抗原可与宿主直接接触,诱导宿主产生保护性免疫应答及引起免疫病理反应,还可作为免疫诊断的检测对象。现代生物学技术的发展为寄生虫的免疫诊断和分子疫苗的研制提供了新途径。

(三)宿主对寄生虫的免疫应答

免疫应答可以分为感应阶段,增生、分化阶段和效应阶段,这3个阶段是不可分割的连续过程。效应阶段包括体液免疫和细胞免疫。

寄生虫感染初期,血中 IgM 水平上升,以后为 IgG。蠕虫感染时,IgE 水平常升高。分泌性 IgA 见于肠道寄生虫感染。抗体的生物学功能主要是:①单独作用于寄生虫,使其丧失入侵宿主细胞的能力。如伯氏疟原虫子孢子单克隆抗体的 Fab 部分与子孢子表面抗原决定簇结合,使子孢子失去附着和侵入肝细胞的能力。②抗体与相应的寄生虫抗原结合后,通过经典途径激活补体系统,直接破坏寄生虫虫体,用这种方式可对疟原虫子孢子、非洲锥虫及肠道寄生虫产生杀伤作用。③抗体与相应抗原结合后通过 Fc 段与巨噬细胞、嗜酸性粒细胞、NK 细胞及中性粒细胞联合诱导抗体依赖的细胞介导的细胞毒作用(ADCC),如血中疟原虫裂殖子或感染疟原虫的红细胞与抗体结合后,可被单核巨噬细胞吞噬。ADCC 可能是杀伤蠕虫的主要手段。④抗体诱导单核细胞分泌可溶性生物活性物质,直接抑制或杀伤寄生虫。⑤抗体直接干扰寄生虫的营养。

细胞免疫的主要效应细胞是淋巴细胞和单核巨噬细胞以及 NK 细胞、嗜酸性粒细胞等。抗原特异性 T 细胞可直接发挥效应功能;抗原活化的 T 细胞可通过分泌细胞因子作用于其他细胞群体,刺激非特异性效应细胞的功能与活性,从而将这些细胞转化成特异性免疫因素。细胞免疫在消除存活在抗原呈递细胞内的寄生虫有重要作用。

辅助性 T 细胞(Th)的激活在宿主免疫应答中处于核心位置,宿主体内存在两类 Th 细胞亚群:Th1 和 Th2。Th1 通过分泌 Il-2、IFN-γ 和 TNF-β 促进细胞免疫,而 Th2 通过分泌 JL-4、IL-5、IL-6、IL-10 和 IL-13 促进体液免疫。Th1 和 Th2 细胞来自共同的前体细胞,细胞因子可能是决定 Th 分化最重要的因素。

(四)免疫逃避

有些寄生虫侵入免疫功能正常的宿主体内后,能逃避宿主的免疫攻击而继续生存、发育、繁殖,这种现象称为免疫逃避。免疫逃避的机制包括2个方面,即源于宿主的免疫逃避和源于寄生虫的免疫逃避。

源于宿主的免疫逃避机制为①解剖位置的隔离:宿主特有的生理屏障使有些寄生虫与宿主免疫系统隔离,如寄生在红细胞内的疟原虫等。②抑制宿主的免疫应答:有些寄生虫感染可诱导宿主产生大量无明显保护作用的抗体,导致特异性 B 细胞克隆逐渐耗竭,至感染晚期,虽有抗原刺激,B 细胞也不能分泌抗体;寄生虫的分泌物、排泄物中有些成分具有直接的淋巴细胞毒性作用或可抑制淋巴细胞激活,如曼氏血吸虫的 0.1~0.5kDa 热稳定糖蛋白,不需通过激活 Ts,直接抑制 ADCC 杀虫效应;有些结合在虫体表面的抗体不仅不具有杀虫作用,反而阻断具有杀虫作用的抗体与之结合,这类抗体称为封闭抗体。封闭抗体学说可以解释在血吸虫病流行区,低龄儿童虽有高滴度抗体水平,但对再感染却无保护性的现象。

源于寄生虫的免疫逃避机制为①抗原变异:寄生虫的不同发育阶段,存在特异性抗原,即使在同一发育阶段,有些虫体抗原也可发生变化。如非洲锥虫能有顺序地更换其表面糖蛋白,产生新的变异体以逃避特异性抗体的攻击;疟原虫能改变环孢子蛋白表面的 CTL 识别配体的氨基酸序列以阻止记忆性 T 细胞发挥作用,从而逃避 CTL 的结合与杀伤及细胞因子的产生。②抗原伪装:寄生虫利用宿主的抗原逃避宿主的免疫攻击,如皮肤内的曼氏血吸虫童虫,肺期童虫表面可结合宿主的血型抗原和组织相容性抗原,从而逃避宿主的免疫攻击。③表膜脱落与更新:线虫表面的抗原可以不断脱落从而干扰 ADCC 作用或补体介导的细胞毒作用。④分子模拟:有些寄生虫体表能表达与宿主组织相似的成分,称为分子模拟。如曼氏血吸虫表面可产生模拟宿主抗原结构的 A_2 巨球蛋白。

(五)变态反应

寄生虫往往可诱导宿主产生变态反应,导致炎症反应、组织损伤和功能紊乱等免疫病理改变。变态反应一般分为 4 型,Ⅰ、Ⅱ、Ⅲ型由抗体介导,Ⅳ型主要由 T 细胞和巨噬细胞所介导。

1.Ⅰ型变态反应

有些寄生虫抗原,如尘螨、棘球蚴囊液等可刺激某些个体产生 IgE 引发Ⅰ型变态反应。其特征是再次接触变应原后,反应发生迅速,消退也快;通常使机体出现功能紊乱性疾病,而不发生严重组织细胞损伤;具有明显的个体差异与遗传背景。

2.Ⅱ型变态反应

主要靶细胞是红细胞、白细胞和血小板,如疟疾患者,虫体抗原吸附于红细胞表面,导致Ⅱ型变态反应,红细胞损伤、溶解,这是导致患者贫血的重要原因。

3.Ⅲ型变态反应

其发生的关键环节是免疫复合物的形成和在组织中沉积,如疟疾和血吸虫患者的肾脏损害。

4.Ⅳ型变态反应

此类发生较慢,机体再次接触抗原后,通常需经 24～72 小时才出现炎症反应。如血吸虫虫卵肉芽肿的形成是 T 细胞介导的Ⅳ型变态反应。

三、寄生虫病的流行与防治

(一)寄生虫病的流行

1.流行环节

与其他感染性疾病一样,寄生虫病流行包括传染源、传播途径、易感人群。

寄生虫病传染源是指感染了寄生虫的人和动物,包括患者、带虫者和保虫宿主。如猪囊尾蚴病的病原体是猪带绦虫虫卵,故排孕节或带有虫卵的猪带绦虫病患者为传染源。

寄生虫病的传播途径是指寄生虫从传染源排出,在外界或中间宿主体内发育至感染期后,借助于某些途径,进入另一宿主的全过程。人体寄生虫病常见的传播途径有以下几种:

(1)土壤传播:在流行病学上,将完成生活史不需要中间宿主,其虫卵或幼虫在外界发育到感染期后直接感染人的蠕虫,如蛔虫、钩虫、鞭虫等称为土源性寄生虫。近年来,蛔虫等土源性寄生虫的感染率明显降低,感染人数显著减少。

(2)食物传播:有 2 种情况。①食物本身含有寄生虫:流行病学上把因生食或半生食含有感染期寄生虫食物而感染的寄生虫病,称为食物源性寄生虫病。2001 年 6 月至 2004 年底卫计委在全国开展的人体重要寄生虫病现状调查显示:食源性寄生虫的感染率在部分省区明显上升,如华支睾吸虫感染率比 1990 年第 1 次全国调查的结果上升了 75%,广东、广西、吉林 3省、区上升最明显;带绦虫感染率比 1990 年上升了 52.49%,西藏、四川上升最明显,主要因牧民生食牛肉所致。另外,囊虫病、旋毛虫病、弓形虫病等在局部地区,特别是西部贫困地区仍然较高。②食物被污染:如污染的手接触食物,食物加工用的刀和砧板生熟不分,作为肥料的粪水中含有感染期虫卵污染蔬菜、水果等,导致人体感染寄生虫病。

(3)水传播:通常分为经饮用水传播和经接触疫水传播 2 种方式。饮用水传播是指水源被含有寄生虫感染期虫卵和幼虫、包囊的粪便或污物污染,如饮用被溶组织内阿米巴成熟包囊污染的水可感染阿米巴。其特征是病例分布与供水范围一致,发病无年龄、性别、职业的差异。接触疫水传播,如日本血吸虫病,人体接触含血吸虫尾蚴的疫水可感染血吸虫。其特征是患者均有疫水接触史,发病有地区性和季节性特点,发病率以与疫水接触的职业人群为高,如渔民、农民等。

(4)空气传播:主要借助尘埃、飞沫实现,如蛲虫卵随尘埃飞扬于空中,经鼻腔吸入后至消化道而感染。卡氏肺孢子菌的传播途径虽尚未阐明,但一般认为经空气传播的可能性最大。

(5)节肢动物传播:有 2 种方式。①机械性传播:如苍蝇、蟑螂等可携带寄生虫病原体,但病原体在其体表或体内不能繁殖,当它们觅食时,通过接触、反吐或随粪便排出病原体污染食物。②生物学传播:如一些吸血节肢动物在叮咬宿主时,病原体进入吸血节肢动物体内,经过一定的发育阶段后,感染易感宿主。不同寄生虫在节肢动物体内的发育情况不一样,如微丝蚴进入蚊体内只发育不繁殖;疟原虫在蚊体内、杜氏利什曼原虫在白蛉体内既发育又繁殖。经节肢动物传播的寄生虫病具有地区性和季节性特点,病例分布与媒介昆虫分布一致。

(6)人体直接传播:有些寄生虫可通过人与人之间的直接接触而传播,如阴道毛滴虫可通过性生活传播,疥螨通过直接接触患者皮肤而传播。

寄生虫病的易感人群是指对某种寄生虫缺乏免疫力或免疫力低下而处于易感状态的人或动物。人体对寄生虫感染的免疫力多属带虫免疫,未经感染的人因缺乏特异性免疫力而成为易感者。宿主易感性与年龄有关,在流行区,儿童免疫力一般低于成年人,非流行区人群进入流行区后成为易感者。

2.寄生虫病流行的影响因素

(1)自然因素:包括温度、湿度、雨量、光照等地理环境和气候因素,如血吸虫毛蚴的孵化和尾蚴的溢出除需要水外,还与温度、光照等因素有关,温度过高或过低,光线太暗,均可抑制毛蚴的孵化和尾蚴的溢出。

(2)生物因素:有些寄生虫在其生活史中需要中间宿主或节肢动物的存在,如日本血吸虫的中间宿主钉螺在我国的分布不超过北纬 33.7°,因此,我国北方地区无血吸虫病流行。

(3)社会因素:包括经济状况、科学水平、医疗条件、卫生保健和人的行为、生活习惯等。自然和生物因素是相对稳定的,而社会因素是可变的,因此,社会的稳定、经济的发展、医疗卫生的进步和防疫保健制度的完善等对控制寄生虫病的流行很重要。

3.寄生虫病流行的特点

寄生虫病流行具有地方性、季节性、自然疫源性特点。某种疾病在某一地区经常发生,无需自外地输入,这种情况称地方性。如钩虫病在我国淮河及黄河以南温暖、潮湿地区广泛流行,但在气候干寒的西北地带,则很少流行。有些寄生虫病可以在人和动物之间自然地传播,称为人兽共患寄生虫病。人兽共患寄生虫病具有明显的自然疫源性,可不依赖人而在脊椎动物间传播,当人进入该地区后,可传播给人,这种地区称为自然疫源地。由于自然条件对中间宿主和节肢动物种群数量的消长产生影响,寄生虫病的流行往往呈现明显的季节性。

(二)寄生虫病的防治

寄生虫病防治的基本方针是预防为主、科学防治,基本原则是针对寄生虫病流行的 3 个环节,采取综合防治措施,将控制传染源、切断传播途径和保护易感人群有机地结合起来。

1.控制传染源

在流行区,普查、普治患者和带虫者以及保虫宿主是控制传染源的重要措施。在非流行区,监控来自流行区的流动人口是防止传染源输入和扩散的必要手段。

2.切断传播途径

加强粪便和水源管理,注意环境和个人卫生,控制和杀灭媒介节肢动物和中间宿主是切断传播途径的重要手段。

3.保护易感人群

加强健康教育,改变不良的饮食习惯和行为方式,切实提高群众自我防护的意识和能力,形成群防群控的局面。必要时预防用药和涂抹驱避剂以防止吸血节肢动物的叮咬。应用免疫疫苗预防和控制寄生虫病近年来取得长足进步。如基因打靶技术在抗弓形虫、疟原虫、锥虫等寄生虫的药物和疫苗研究中取得进展。第三代疫苗,DNA 疫苗的研究也取得很大进展,与死疫苗、减毒疫苗和基因工程多肽疫苗相比有免疫效果好、可能实现联合免疫、生产工艺简单、成本低等优点。

对耐药问题的警惕与处理:恶性疟的耐药性已经很严重,氯喹、甲氟喹以及哌喹在恶性疟的治疗中均出现不同程度的耐药性。在云南高流行区采用抗疟药的联合用药,如菁蒿琥酯或蒿甲醚与苯芴醇联合或与洛奈定联合等,临床效果较好,并能防止恶性疟对抗疟药产生抗药性。20 世纪 90 年代后期,在非洲已发现应用吡喹酮治疗血吸虫病时出现了抗药性,近年来欧洲发现三氯苯唑治疗家畜及人类肝片吸虫病出现了抗药性。寄生虫病药物治疗应遵循全程、足量用药原则,对流行病学提示耐药株高度流行区或已确定为抗药性者应联合用药。

四、寄生虫的基本检测技术

(一)各系统寄生虫的肉眼和显微镜检查

1.消化系统

粪便检查或肛门周围检查是消化道寄生虫检查的主要手段,对样本的要求包括保证粪便新鲜,送检时间一般不超过 24 小时,原虫滋养体的检查需在粪便排出后 30 分钟内进行,运送过程需保温;盛粪便的容器须干燥、洁净,无尿液、水、药物等污染;受检粪量一般为 5～10g,若要做粪便自然沉淀或血吸虫毛蚴孵化,粪量一般不少于 30g,检查蛲虫成虫或绦虫节片须留检 1 日内全部粪便。粪便检查的常用方法和其他消化道寄生虫的检查方法共有以下几种。

(1)粪便直接涂片法:直接涂片法检查原虫或蠕虫,可估测患者的蠕虫负荷量和检查虫体的活动性,方法简单,但阳性率低。

(2)定量透明法:用于粪便内蠕虫卵的检查及计数,可测定蠕虫的虫荷,也可判断药物驱虫效果。此法定量刮取粪便,检出粪便内全部虫卵予以计数。

(3)浓集法:包括饱和盐水浮聚法、倒置沉淀法、自然沉淀法和离心沉淀法等。饱和盐水浮聚法:有些蠕虫卵的比重小于饱和盐水,虫卵可浮于水面,此法检查钩虫卵效果最好。倒置沉淀法:适用于华支睾吸虫卵等比重较大的蠕虫卵。自然沉淀法和离心沉淀法:主要用于蠕虫卵的检查,蠕虫卵比重大于水,可沉于水底,使虫卵集中,易于检出,比重大的原虫包囊也可用此法,但比重较小的钩虫卵用此法效果较差。

(4)粪便虫体检查法:包括绦虫检查法和带绦虫节片检查法。前者常用于驱虫疗效考核,后者可作为带绦虫的病原检查和虫种鉴定。

(5)涂片染色法:①铁苏木素染色法,主要应用于除球虫和微孢子虫以外的其他更为常见的肠道原虫滋养体和包囊的鉴定;②改良抗酸染色法,可用于球虫,如微小隐孢子虫等的鉴定;③改良三色法,主要用于微孢子虫的孢子鉴定。

(6)肛门拭子法与肛周蛲虫检查法:雌性蛲虫在人体肛门周围及会阴部皮肤产卵,带绦虫孕节从肛门排出或主动逸出过程中破裂、虫卵黏附于肛门周围皮肤上,肛门拭子法对这两种虫体的检出率远比粪便检查法高。

(7)乙状结肠镜检查:乙状结肠镜活组织检查有助于阿米巴病诊断。所取样本直接用生理盐水涂片检查,阳性率低,推荐使用铁-苏木素或三色染色法。

(8)十二指肠引流物检查:用于检查蓝氏贾第鞭毛虫滋养体、肝吸虫卵、姜片虫卵、蛔虫卵和粪类圆线虫幼虫等。因十二指肠引流液中含黏液,样本需新鲜、离心,检查沉淀物。也可用“胶囊法”:将一段缠绕的尼龙绳放在胶囊中,绳的另一端置于体外,患者吞食胶囊,胶囊在胃中溶解,由于胃肠蠕动,尼龙绳到达十二指肠和空肠,4 小时后回收尼龙绳,刮取绳上黏液检查。

2.脉管系统

检查方法有以下几种。

(1)血膜染色法:血液检查是诊断疟疾、丝虫病、巴贝虫病和锥虫病的基本方法。采血时机:间日疟及三日疟在发作后数小时至 10 小时采血;丝虫病在晚 10 时至次晨 2 时患者熟睡时采血。为提高阳性率和便于虫种鉴定,疟原虫检查应在同一张载玻片上同时做厚、薄血膜。

(2)溶血离心沉淀法:此法将大部分红细胞破坏,使疟原虫或微丝蚴浓集于试管底部,可提高阳性率。

(3)尼龙绢筛集卵法:此法是诊断血吸虫病的首选方法,可显著提高阳性率。需注意的是尼龙筛在使用前后均应消毒并冲洗干净以避免交叉污染,另外,筛孔的直径若被破坏可显著影响检出率。

（4）毛蚴孵化法：应确定虫卵活力，因血吸虫卵内存在活毛蚴提示活动性感染，需要治疗，但未检测到活毛蚴不能排除血吸虫卵的存在。测定毛蚴活力可以在高倍镜下直接观察焰细胞纤毛活动或采用毛蚴孵化法。样本应不加保存剂，不冷冻。

（5）直肠活组织检查法：慢性或晚期血吸虫患者肠壁增厚，虫卵排出受阻，粪便中不易查见，可用活检法，但此法具有创伤性，应慎用。该法可区分活卵、近期变性卵、远期变性卵和死卵。未治疗患者检出的虫卵，不论死活均有参考价值；有治疗史的患者，检出活卵或近期变性卵，表明受检者体内有成虫寄生；若为远期变性卵或死卵，提示受检者曾经有血吸虫感染。

（6）穿刺涂片染色法：主要用于检查利什曼原虫无鞭毛体和锥虫。包括骨髓穿刺、淋巴结穿刺和皮肤丘疹或结节处穿刺检查。

3.呼吸系统

检测方法有以下几种。

（1）痰液直接涂片法：适用于卫氏并殖吸虫卵及溶组织内阿米巴大滋养体的检查。取清晨自气管深处咳出的痰液送检，挑取带脓血的痰液检查。若镜下未见肺吸虫卵，而见夏科-雷登结晶，提示有肺吸虫感染的可能，应多次检查或改用浓集法。阿米巴大滋养体检查时，注意保温，涂片时使用温暖的生理盐水。

（2）浓集法：留取 24 小时痰液，10% NaOH 消化后，离心取沉渣镜检。

（3）气管镜检查：可做活组织染色检查和支气管肺泡灌洗液离心镜检，适用于卡氏肺孢子菌等检查。

4.皮肤与组织

皮肤与组织寄生虫病检测以直接观察或显微镜观察为主。多种蠕虫的成虫或幼虫在人体皮下形成结节或包块。无菌条件下切开肿块，直接观察或制片后鉴定，或取肿块内液体涂片检查。肌肉感染可直接观察或用显微镜观察，适用于旋毛虫、猪囊尾蚴、曼氏裂头蚴等检查。疥螨感染时，用针挑或刮片的方法将刮取物置于有石蜡油的载玻片上，显微镜下观察。蠕形螨感染时以挤压病变部位涂片镜检或用透明胶纸粘贴于额、鼻、鼻沟、颧等部位镜检。蝇蛆和虱感染时直接观察或镜检。

5.泌尿生殖系统

常用检测方法有以下几种。

（1）尿液离心沉淀法：尿液中可查见斑氏微丝蚴、阴道毛滴虫和埃及血吸虫卵。方法：乳糜尿加等量乙醚，振摇后去除脂肪层，加水稀释后再离心，取沉渣镜检。

（2）阴道分泌物检查：可查见阴道毛滴虫，偶尔可查见蛲虫卵、溶组织内阿米巴大滋养体及蝇蛆等。直接涂片镜检或染色镜检，也可于肝浸汤培养基中培养后涂片镜检。

6.神经系统

脑脊液离心镜检可提高阳性率，但检查阿米巴滋养体时，需自然沉淀后取沉渣镜检，因为离心会影响阿米巴伪足活动力。

（二）人工培养及动物接种法

在检测钩虫、粪类圆线虫、毛圆线虫的轻度感染和寄生虫虫种鉴定时，粪便培养法具有特殊作用。培养技术包括 Harada-Mori 滤纸条培养，滤纸/斜面培养技术，Baermann 技术和粪类圆线虫的琼脂平板培养等。原虫也可以培养，如粪便中溶组织内阿米巴，脉管系统中前鞭毛体、无鞭毛体培养和疟原虫培养等。将怀疑寄生虫感染的活组织、分泌物或组织液等接种于易感动物，待其生长、繁殖后检查，可协助诊断，但费时费力。

（三）免疫学诊断技术

1.酶联免疫吸附试验（ELISA）

ELISA 是免疫学试验中应用最普遍、适用范围最广的免疫酶标记检测技术，用于多种寄生虫的免疫诊断、流行病学调查、疗效考核和监测。样本种类多种多样，如血清、脑脊液、尿液等。已实现试剂标准化，操作规范化和自动化。

2.环卵沉淀试验（COPT）

COPT 操作步骤烦琐，不易于标准化，已有许多改进方法，如 PVF 抗原片法、酶联环卵沉淀反应等。COPT 具有较高的敏感性和特异性。主要用于血吸虫病的辅助诊断，疗效考核，流行病学调查及疫情监测。

3.免疫酶染色试验（IEST）

免疫酶技术结合免疫反应的高度特异性和酶促反应高效性，具有高度特异性和敏感性的特点。用于血吸虫病、丝虫病、肝吸虫病、猪囊尾蚴病、肺吸虫病、旋毛虫病等的实验室诊断和流行病学调查。该法稳定性好，简便易行，抗原片置－20℃可长期保存。但所用抗原及操作方法尚需标准化。冷冻切片抗原优于石蜡切片，但冷冻切片在试验洗涤过程中容易脱片。

4.染色试验

是弓形虫病独特的免疫学诊断方法，除肉孢子虫外与其他寄生虫无交叉反应，但该法难以标准化，且用新鲜活虫体作抗原有一定的实验室感染风险，限制了该方法的推广。

5.间接荧光抗体试验（IFA）

是免疫标记技术的一种，具有免疫学反应的特异性和荧光技术的敏感性。操作简便，特异性、敏感性和重现性好。用于多种寄生虫诊断，是诊断疟疾最常用的方法之一，且能用于疗效考核。对弓形虫病的诊断价值与染色试验相似，敏感性低于 ELISA 和 IEST 法。诊断杜氏利什曼原虫的敏感性和特异性均高，但患者治愈后抗体阴转率很低，因此，无疗效考核价值。对阿米巴肝囊肿的检出率高，但对肠阿米巴病的检出率悬殊大，不宜做肠阿米巴病的辅助诊断。对血吸虫病诊断的敏感性与 ELISA 和 IEST 相似，高于 COPT 法。该方法不足之处是必须具备荧光显微镜，结果判断带有主观性，荧光强度随时间衰减等。

6.环蚴沉淀试验（CPT）

是旋毛虫病特有的血清学试验，具有较高的敏感性和特异性，与常见的线虫病无交叉反应。活幼虫抗原材料分离较烦琐，保存有困难，有实验室感染的潜在风险，应用受限制。用冻干幼虫和空气干燥幼虫进行该试验，效果也很理想，因操作简便，无需特殊仪器设备，适于基层应用。

7.间接血凝试验（IHA）

该法用于血吸虫病、弓形虫病、利什曼原虫病等多种寄生虫病的辅助诊断和流行病学调查。近年来由于抗原纯化技术和冷冻干燥技术的发展，在致敏血细胞的制备和保存方面有了新进展，为血凝试验的标准化提供了条件。IHA 方法简便，可用肉眼观察，不需特殊设备，对日本血吸虫病、肝吸虫病、猪囊尾蚴病和弓形虫病的诊断敏感性和特异性均较高,但对疟疾的诊断效果不够稳定,原因之一是缺乏纯化抗原。该法可能出现非特异性凝集现象,应注意鉴别和消除。

(四)分子生物学诊断技术

1.聚合酶链反应(PCR)

PCR 具有极高的敏感性。即使有极微量的 DNA 污染都有可能造成假阳性,反应体系必须绝对无污染。各种引物模板系统所需的最适 $MgCl_2$ 浓度不同,因此,必须进行预试验确定。热循环温度、引物的设计及模板的纯度和量对结果均有影响。PCR 技术是寄生虫病尤其是原虫病病原检测最敏感和特异的分子生物学检测技术。PCR 阳性表明被检者体内有寄生虫病原体存在,但不能区分是隐性感染者、带虫者或现症患者。衍生技术包括反转录 PCR、锚式PCR、差异显示 PCR、免疫 PCR、PCR-ELISA 等。

2.生物芯片技术

生物芯片包括基因芯片、蛋白质芯片、多糖芯片、细胞芯片等。其制作需要大量准确的DNA、cDNA 片段序列和蛋白质信息,精密的加工工艺,制作成本高,结果的检测和分析需要强大的信息处理系统,目前尚未普及。但其发展迅猛,具有微型化和大规模分析、处理生物信息的功能,已引起生命科学领域的广泛关注。

第五节　显微镜直接镜检技术

一、显微镜分类及基本原理

光学显微镜利用玻璃透视镜使光线偏转和聚焦,并形成放大的物像。光学显微镜的最大分辨率为 $0.2\mu m$。明视野、暗视野、相差及荧光显微镜检验是微生物实验室最常使用的显微镜技术。

明视野显微镜通常用于对标本或菌株固定和染色后再观察。单染色和鉴别染色均能提高样品的反差,也可有选择地对细菌的一些特殊结构,如荚膜、芽孢、鞭毛等进行染色观察。通常物镜放大倍数最大至×100,标准目镜是×10,也可配备×15。

相差显微镜能将样品的不同部位折射率和细胞密度之间的微小差异转变成人眼能察觉的光强变化,特别适合对活细胞进行直接观察。

暗视野显微技术是将一个中空的光束在样品上聚焦,只有被样品反射或折射光线才能进入物镜形成物像,使在明亮物像周围形成黑色背景。光学显微镜因使用混合波长的光源,物像景深相对较大,故未聚焦细胞的物像模糊、背景嘈杂,清晰度不够。

荧光显微镜所用汞蒸气弧光灯或其他光源(如 LED 光源),透过滤色片产生特定波长紫外线或蓝紫光,照射用荧光染料标记的微生物,观察在显微镜中形成物像。

电子显微镜包括透射电子显微镜和扫描电子显微镜,透射电子显微镜比光学显微镜分辨率高 1000 倍,有效放大倍数超过×10 万。很多电镜分辨距离都在 0.5nm 以内两个点,适合研究致病微生物的形态学和精细结构。

聚焦显微镜形成的物像具有非常高的分辨率和清晰度。通过激光束在样品的某一个平面扫描,检测器收集样品上每一点的激发光,可形成一个平面的光学物像。

二、不同显微镜检查技术的应用

(一)不染色标本的显微镜检查

1.湿片检验白细胞和微生物

标本中出现白细胞(WBC)是提示侵袭性感染的指征之一。湿片检验是快速、有效、低成本评价 WBC 和检测微生物的方法,如酵母菌、弯曲菌和阴道滴虫,对门诊患者来说可快速得到结果。湿片检验方法的敏感性通常约在 60%,因检验人员的经验而异。注意,WBC 吞噬菌体现象提示发生感染。不同标本报告如表 1-5-1 所示。

表 1-5-1 不同标本的湿片结果报告

标本	细胞[a]	微生物
粪便	报告 WBC 个数/高倍镜视野	报告出现的弯曲菌
尿	报告 WBC 个数/高倍	报告出现的细菌
	报告 WBC 个数/高倍	报告出现的有出芽酵母菌和假菌丝
阴道分泌物	报告 WBC/高倍镜视野	报告出现的阴道滴虫(15 分钟内检查);
		报告出现的出芽酵母菌和假菌丝
		报告出现的线索细胞

注:a.报告平均视野;"大量",≥5 个细胞/高倍镜视野;"中量",1~4 个细胞/高倍镜视野;"少量",≤1 个细胞/高倍镜视野;"未见",0 个细胞/高倍镜视野

(1)粪便标本的湿片检验:病原微生物侵入肠黏膜引起感染的指征是粪便中出现白细胞,如感染志贺菌、侵袭性大肠埃希菌和耶尔森菌。此外,溃疡性肠炎、克罗恩病(肉芽肿性肠炎)、阿米巴痢疾、难辨梭菌毒素引起的抗菌药物性肠炎等粪便中也会出现白细胞。而产志贺样毒素大肠埃希菌引起的感染与白细胞无关,是这种感染的代表性特征,因此,用抗菌药物治疗并不合适。由于粪便标本中出现白细胞的情况不确定,胃肠炎患者检出白细胞的敏感性是 50%~60%,难辨梭菌性肠炎可低至 14%,粪便标本湿片检查不能作为筛查试验,但可用于评价患者状况的手段之一。对于门诊患者来说,如用培养方法确诊胃肠炎通常需几天时间,因此,及时、快速评估对患者很有意义,用显微镜对粪便标本镜检,×400 放大就可观察到白细胞。

有研究表明,粪便中的白细胞>5 个/高倍镜视野的敏感性在 63.2%,特异性为 84.3%。若粪便中无白细胞但有红细胞,应送培养,一定要做 E.coliO157 培养或志贺毒素检测。

(2)尿标本湿片检查:在膀胱炎、肾小球肾炎和导尿管相关感染尿标本中可出现白细胞,报告白细胞(脓尿)有利于诊断感染。用细胞计数仪对白细胞计数,对疾病诊断具较高敏感性。尿湿片还可观察到有动力的滴虫,但比阴道湿片或培养方法敏感性低。>5 个 WBC/高倍镜视野可考虑膀胱炎,预测导尿管相关感染特异性达 90%,菌落计数>10^5CFU/mL,但敏感率

仅 37%。用计数仪法检测＞10 个 WBC/μL,预测婴幼儿膀胱炎敏感性为 84%,特异性 90%。

(3)阴道标本湿片检验:诊断生殖道感染的指标之一是出现白细胞,包括盆腔感染、宫颈沙眼衣原体感染或淋病奈瑟菌感染。阴道分泌物湿片检查包括白细胞、黏附着细菌的特殊鳞状上皮细胞,即"线索细胞"、酵母菌和阴道滴虫,有利于快速诊断细菌性阴道病、酵母菌性阴道炎和滴虫性阴道炎,检出大量白细胞可能与阴道滴虫感染相关。

细菌性阴道病是一种以阴道微生物菌群产生变化为临床特征的疾病,阴道微生物菌群中的优势菌从乳酸杆菌属变成阴道加德纳菌、普雷沃菌属、动弯杆菌属和人支原体。检出阴道标本中 WBC 不如检测线索细胞、酵母菌和阴道滴虫比检测 WBC 更重要。对于检出阴道滴虫的标本,通常可见大量白细胞。出芽的念珠菌或假菌丝与念珠菌性阴道炎相关,线索细胞与细菌性阴道病相关。

2.KOH 湿片标本显微镜检查

KOH 湿片是不染色标本镜检最常用的方法,可快速观察组织、体液中出现的真菌,如皮肤指甲、活检标本和痰等。

将 1 滴 KOH 滴于玻片中央,将研磨后的组织、脓性材料或刮片与 KOH 混匀,盖上盖玻片,在室温消化 10 分钟,轻微加热 KOH 玻片,以消化标本中的蛋白质;轻压盖玻片使组织分散。先在低倍镜下观察,再用×40 高倍镜,当出现真菌特征,继续寻找有分枝的假菌丝和横隔、发芽的酵母菌细胞。

3.KOH-DMSO 法湿片

二甲基亚砜(DMSO),无色液体,重要的极性非质子溶剂,它可与许多有机溶剂及水互溶,具有极易渗透皮肤的特殊性质。在 KOH 中加入 DMSO(60% DMSO 水溶液中加入 20g KOH 补水至 100mL),至完全溶解。储存在密封深色容器中,工作液用滴瓶。标本操作同 KOH 法,但无需加热。

4.KOH-DMSO-Ink 法湿片

在 KOH-DMSO 中加入等量的蓝黑墨水后混匀。蓝色可强化视野背景的反差,特别是皮肤刮屑标本检出糠秕马拉色菌时非常有用。试剂贮存同 KOH-DMSO。

5.印度墨汁荚膜染色

印度墨汁染色是一种负染技术,微生物与印度墨汁或染料苯胺黑混合后在玻片上涂成薄层,由于墨汁的碳颗粒或染料均不能进入细菌或其荚膜,因而细胞周围在蓝黑色的背景中呈现出一个发亮的区域,光环界限清晰,围绕着每个荚膜细胞,其大小取决于荚膜和细胞自身大小。用于观察有荚膜的酵母样真菌,也用于检测肺炎链球菌、肺炎克雷伯杆菌荚膜。

印度墨汁荚膜染色方法:在一片干净的玻片上滴 1 滴印度墨汁,并在上面滴加 1 滴生理盐水,再在玻片上加 1 滴 CSF 沉淀,上面加盖玻片,在盖玻片一侧用×40 物镜观察,在墨汁浓淡适合的视野观察。当有出芽的酵母样细胞周围有清晰的光环,提示有荚膜,确保焦距处于清晰状态。注意不能使用污染了细菌或真菌芽孢的墨汁。

阳性结果为在脑脊液离心沉淀中发现带荚膜的酵母菌,提示有新型隐球菌感染,但需对此酵母菌同时进行培养、鉴定或抗原检测试验确认;而阴性结果则看不到光环。勿将白细胞和新型隐球菌相混淆,虽然白细胞可排斥碳颗粒,但白细胞周围的光环模糊、不规则;而新型隐球菌的墨汁染色,可见清晰的光环和出芽细胞,并可见一些内部结构。

注意:①墨汁染色敏感性比抗原检查低,临床疑似时要重复检查;②治疗后菌体减少,荚膜变薄。

6.暗视野显微镜检验技术

暗视野显微镜检可用于鉴定某些特定的病原微生物,如特别活泼的霍乱弧菌的动力观察、有特定形状的梅毒螺旋体等。

(1)暗视野镜检初筛霍乱弧菌:①动力观察:使用暗视野镜检观察动力,筛查霍乱弧菌时,在暗视野显微镜下观察留取 15 分钟内的新鲜腹泻粪便标本,霍乱弧菌运动活泼,呈穿梭状或流星状为动力阳性,可初步可疑是弧菌属细菌。②血清制动试验:分别用霍乱弧菌的 O1 群和 O139 群凝集血清做血清制动试验,如果穿梭状运动消失,则可疑 O1 群或 O139 群霍乱弧菌。③确认霍乱弧菌:经 6 小时碱性胨水培养基增菌后,转种庆大霉素选择培养基,并对生长菌落进行生理生化鉴定,再用 O1 群和 O139 群诊断血清凝集菌落进行确认。如果菌量过少、低温、标本留取时间过长,可引起穿梭样动力假阴性,因此,暗视野显微镜观察动力只是初步筛查试验,最终还需用培养方法确认。

(2)暗视野检查梅毒螺旋体:暗视野显微镜用于观察溃疡处或早期梅毒皮损愈合前的抽吸物,是否有可见动力的梅毒螺旋体,若见菌体细长,两端尖锐,呈弹簧状螺旋,折光率强,并可沿纵轴旋转,伴有轻度前后运动的密螺旋体,结合临床症状,即可初步判断为梅毒螺旋体。

①标本采集:在抗菌药物使用前,用无菌生理盐水清洁溃疡表面,用吸水纸吸干;轻轻去除所有硬外皮;用针头或手术刀片轻刮表面直到有分泌物渗出,用无菌生理盐水拭子擦去皮肤表面带血渗出物;轻压溃疡基底部位,用玻片轻轻接触溃疡基底部位的清亮渗出物;若没有渗出物,在溃疡部位加一滴生理盐水,或在溃疡部位基底部插入注射针头抽吸,再用注射器吸一滴生理盐水,将标本滴在玻片上;立即盖上盖玻片,在暗视野显微镜下观察。

②暗视野显微镜观察:用×40 物镜观察标本中的螺旋体,将可疑目标置于视野中央,换油镜继续观察;检验完的玻片丢弃在利器盒内,按相关生物安全要求处理。

③结果解释:梅毒螺旋体围绕纵轴有旋转运动,也可前后运动,弯曲状,弯曲或扭动旋转,动力很强。如果形态特征和动力都符合梅毒螺旋体,报告"观察到像梅毒螺旋体的密螺旋体。"当未见到密螺旋体,报告"未观察到像梅毒螺旋体的密螺旋体"。

④注意:标本一定要立即检测动力(在 20 分钟内),为了更敏感,最多可用 3 个玻片收集标本做暗视野显微镜观察,排除梅毒螺旋体。若不能立即用暗视野显微镜观察,可将空气干燥的玻片送到专业实验室,可用特异的荧光抗体检测密螺旋体,或购买商品化试剂盒检测。

7.相差显微镜检验技术

相差显微镜能将样品的不同部位折射率和细胞密度之间的微小差异转变成人眼能察觉的光强变化,特别适合对活细胞进行直接观察。用于观察细菌组分如肉毒梭菌的内生孢子,广泛用于真核细胞的研究。

(二)染色标本的显微镜检查

1.单染

仅用一种染料进行的染色,操作简单,易于使用。固定后染色,水冲晾干。常用亚甲蓝、结晶紫、石炭酸复红等碱性染料。

(1)甲基蓝:甲基蓝是经典的用于观察白喉棒杆菌的异染颗粒,也用于抗酸染色的复染步骤。

(2)乳酸酚棉蓝:乳酸酚棉蓝用于细胞壁染色,对于一些重要的临床致病性真菌,可用玻片法培养后进行染色,观察生长形态。

2.鉴别染色

临床微生物室最常使用的鉴别染色方法有革兰染色、抗酸染色等,特殊结构染色有芽孢染色、鞭毛染色和荚膜染色等。

(三)革兰染色

1.革兰染色方法

由丹麦医生 Christian Gram 在 1884 年建立的革兰染色已成为细菌学检验中应用最广泛的染色方法。用碱性染料结晶紫对细菌进行初染,再用卢戈碘液进行媒染,以提高染料和细胞间的相互作用;经 95% 乙醇冲洗脱色,再用石炭酸复红或 0.8% 基础复红复染,革兰阳性菌未能脱色仍呈紫色,而革兰阴性菌经脱色和复染变为红色。

基于形态学的基本的细菌鉴定分为:革兰阳性球菌、链球菌、杆菌,革兰阴性球菌、杆菌、弯曲菌、螺杆菌等。革兰染色结果解释包括染色特征、细胞大小、形状和排列。这些特征影响因素有很多,如培养的菌龄、培养基、培养气体环境、染色方法和相关抑制物。因此,Hucker 改良法和 Kopeloff 改良法革兰染色所用时间和染色时间有所不同,适用范围也不同。

Hucker 改良法的试剂更稳定,对细菌的鉴别性能更好。推荐用于普通细菌学革兰染色。Kopeloff 改良法能更好地观察和区分厌氧菌,可改善用 Hucker 法易过度脱色和染色过淡的情况。推荐用于厌氧菌和阴道分泌物涂片诊断细菌性阴道病。

2.临床标本的革兰染色

(1)一般要求:直接涂片的临床标本主要有伤口、眼部溃疡、无菌体液、组织和特殊的分泌物。应拒收抽吸物、排泄物和痰等用拭子采集的标本。粪便、咽拭子标本和血直接革兰染色涂片的价值很小,因此,不建议对粪便、口腔拭子和尿标本常规进行革兰染色。导管尖标本不做涂片。

不同来源的临床标本革兰染色的处理方法不同。标本涂片应在Ⅱ级生物安全柜中进行;涂片所用玻片事先应在 95% 乙醇容器中浸泡(每天更换),使用前用镊子夹着玻片在火焰上过一下,放置片刻再涂片。

(2)常见临床标本革兰染色处理

①无菌部位标本处理:活检组织涂片时在无菌平皿内用手术刀切成小块,用无菌镊子夹住标本块在玻片上涂抹;取适量软组织置于两个玻片之间做推片,使标本薄厚分布均匀,自然风干后固定、染色;无菌体液、脑脊液需用细胞离心机,将细胞与细菌分层甩片,提高染色的敏感性,可减少离心和检查时间,尽早发报告。为了确保诊断的准确性,对于无菌体液,特别是危急值标本如脑脊液标本。应做两张涂片。血培养阳性标本直接涂片革兰染色作为危急值报告,以便尽早提供临床用药调整依据。脓性分泌物涂片时应滴加少量无菌生理盐水,保证标本在玻片上稀薄均匀便于染色和检查。

②有正常菌群的标本处理:拭子标本在玻片上小心滚动,避免影响标本中细胞核细菌的排列。若培养和涂片只有一个拭子,则将拭子放入少量盐水或肉汤中涡旋振荡,在试管壁挤压拭子,用悬液接种培养基,用拭子涂片。尿标本涂片勿离心,混匀后用加样器取 $10\mu L$ 尿液点至玻片上,不要涂开,使其干燥。固体粪便标本在加盖玻片前先用一滴盐水乳化。

③固定:革兰染色结果解释同样可用于临床标本,但还要考虑额外的因素,包括宿主细胞类型和吞噬细胞。标本涂片后经自然干燥,常用热固定,即将玻片在文火上迅速过 3 次。加热固定只可保存细胞的整体结构,而化学固定能保存细胞的内部结构。因此,标本涂片后最好用甲醇固定,可防止红细胞裂解,避免损坏所有宿主细胞,且涂片背景干净。推荐对所有临床标本用甲醛固定,特别是尿标本,防止被水冲掉。

(3)显微镜检查:显微镜检查时,先用低倍镜寻找感染相关细胞,需检查20～40个视野;挑选具有感染、化脓的代表性视野,或含鳞状上皮细胞的污染标本的视野,并计算白细胞或鳞状上皮细胞平均数;中性粒细胞缺乏症患者很难找到白细胞,但有可能找到坏死、炎症细胞碎片和黏液的视野。再换油镜观察细菌数量。

当革兰染色结果显示同一形态的细菌既有革兰阳性又有革兰阴性时,有如下可能:涂片薄厚不均匀、脱色不彻底、脱色过度、有菌龄过长的细菌、细胞壁损坏或存在天然革兰染色不确定的特殊细菌。解决脱色不彻底或脱色过度问题。95%乙醇脱色时间为 30 秒;丙酮-乙醇(体积比为 3:7,棕色瓶室温保存,有效期 1 年)脱色时间1～5 秒,脱色效果一致性好;丙酮(试剂纯)脱色时间最短,对含大量宿主细胞的标本脱色效果好。使用革兰染色仪染色的实验室应按照厂家操作说明书进行,注意条件优化,使涂片染色结果达到满意效果。

当视野为革兰阴性背景下,出现既不是结晶紫颜色,也不是复染颜色的不着色菌体,可能是胞内细菌,提示临床标本中存在真菌或分枝杆菌属细菌。正常无菌部位标本出现某种微生物,提示存在这种微生物引起的感染。

无菌体液、脑脊液需用细胞离心机将细胞与细菌分层甩片,可提高革兰染色的敏感性,减少离心和检查时间,尽早发报告。血培养阳性标本直接涂片革兰染色,发危急值报告,尽早提供临床用药调整依据。当形态判断对细菌鉴定方法的判别非常重要时(如链球菌和革兰阳性杆菌),用液体培养物涂片则更好。

(4)痰和气管吸出物标本涂片的临床意义:痰涂片可通过观察宿主细胞判断标本是否合格,标本中含少量白细胞、每个低倍镜视野大于 10 个以上鳞状上皮细胞,提示标本被上呼吸道分泌物污染,标本不能用于培养;每个低倍镜视野小于 10 个鳞状上皮细胞,大于 25 个 WBC、存在肺泡巨噬细胞和柱状上皮细胞,则提示是适宜培养的深部痰标本。对于免疫抑制患者或粒细胞缺乏患者,即使未见白细胞,但无鳞状上皮细胞,仍提示可疑感染,可培养。白细胞内发现细菌,提示活动性感染。涂片方法提高了培养方法的特异性及敏感性。

(5)支气管肺泡灌洗液(BAL)涂片的临床意义:对于细胞离心后制作的 BAL 标本涂片革兰染色,检测敏感度为 10^5 个细胞/mL 或 10^4 个细胞/mL,若每个油镜视野可见 1 个或多个细菌,报告革兰染色形态及白细胞结果,提示此细菌与活动性肺炎相关。

(6)泌尿生殖道拭子或分泌物:宫颈拭子或男性泌尿道脓性分泌物,于白细胞内找到革兰阴性双球菌,表示活动性感染,可诊断淋病。

（7）诊断细菌性阴道病（BV）：用无菌拭子从后穹窿部位采集阴道分泌物涂片，用 Kopeloffs 改良革兰染色法及 0.1% 基础复红复染。表 1-5-2 所述内容只用于育龄女性和绝经后做雌激素补充治疗的女性阴道分泌物涂片革兰染色评分，分别判断 3 种形态细菌数量（无至 4＋）并得到相应分值，将 3 个计分相加得到的分值，越低表示乳酸杆菌的量多，越高说明加德纳菌的量多。

表 1-5-2　革兰染色评价 BV 的标准计分方法

细菌形态定量	每种形态细菌计分				
	无	1＋	2＋	3＋	4＋
中到大量 C^{+b}	4	3	2	1	0
少量 G^{-b} 或染色不定	0	1	2	3	4
弯曲的 G^{-b} 或染色不定	0	1	1	2	2

注：G^{+b}.革兰阳性杆菌；G^{-b}.革兰阴性杆菌

质控：对每个标本接种巧克力平皿，培养 48 小时，在平皿的 3 区和 4 区划线部位确定乳酸杆菌（触酶阴性，平板上呈绿色）与加德纳菌（非溶血，触酶阴性，小革兰染色不定小杆菌）的相对数量；乳酸杆菌呈优势（0～3 分），加德纳菌呈优势（7～10 分）。勿用选择培养基或鉴别培养基检测两种细菌的相关量。

结果判断：培养乳酸杆菌 3＋～4＋ 相当于涂片评分 0～3 分；培养加德纳菌 3＋～4＋ 相当于涂片评分 7～10 分。报告：白细胞和红细胞；线索细胞；酵母菌；通常致病菌的形态，如细胞内 G^- 双球菌与奈瑟菌相关。并包括表中 0～3 分报告：形态类型为正常阴道菌群；4～6 分报告：混合形态类型为过渡的正常阴道菌群；7～10 分报告：混合形态类型为细菌性阴道病。

（8）尿路感染：尿标本革兰染色法特异性好，但敏感性低，经细胞离心机甩片：1 个菌体/油镜视野相当于 10^5 菌落形成单位（CFU/mL）。

用蜡笔在玻片中央画个圈，取混匀、未经离心的 10 μL 尿液点至圈中；不要涂开，空气中自然干燥。

（四）抗酸染色方法

由于分枝杆菌的细胞壁上有大量脂质（分枝菌酸），因此传统的革兰染色不能穿透分枝杆菌的细胞壁。临床标本抗酸染色主要有两类方法，石炭酸复红染色（有 Kinyoun 法和 Ziehl-Neelsen 法）和荧光染色（如金胺 O 或金胺罗丹明）。对培养物进行抗酸染色主要采用石炭酸复红染色，对临床标本推荐用荧光染色，可在低倍物镜下观察结果，提高检验的敏感度和速度，可在相对低的物镜下观察结果。抗酸染色是检测分枝杆菌最快的方法，但其敏感性和特异性较低，不能替代分枝杆菌培养方法。

1.标本处理

因为标本中或培养物中可能存在结核分枝杆菌，所以抗酸染色标本的涂片应在 Ⅱ 级生物安全柜中进行。

建议对临床标本浓缩后再涂片做抗酸染色，与不浓缩标本相比，可提高检验的敏感度。

临床常规送检抗酸染色标本有痰、支气管灌洗液和肺泡灌洗液、无菌体液和组织。痰是临床最常见送检抗酸染色的标本。呼吸道分泌物中的分枝杆菌在肺内经过夜积累,晨痰中的分枝杆菌含量最多,通常连续 3 天送检抗酸染色标本;支气管灌洗液、肺泡灌洗液和胸水等无菌体液标本需离心浓缩再涂片染色。

可用 5％次氯酸钠处理标本 15 分钟,再将标本加入带螺旋盖的无菌离心管,需使用有安全装置的离心机离心,离心后用沉淀物涂片。涂片剩余标本临时保存在冰箱,以备标本染色失败或结果可疑时再涂片。涂片后的玻片在生物安全柜中风干,并用电加热器固定 65～75℃ 至少 2 小时后再染色。

2.石炭酸复红染色法

Ziehl-Neelsen 抗酸染色方法是初染剂碱性复红和酚的混合液一起加热染色,在涂标本部位覆盖 2cm×3cm 的滤纸,滴加石炭酸复红浸染,置电子加热架上加热染色 5 分钟,有助于碱性复红进入细胞,并可防止因加热产生结晶,当染液快干时补充滴加,不要重新加热;用镊子去掉滤纸,水冲玻片;再用 3％酸-乙醇脱色 2 分钟;水冲后玻片尽量少带水;亚甲蓝复染后呈蓝色,酸性乙醇对抗酸性菌不易脱色而保持红色,非抗酸性细菌可被酸性乙醇脱色。抗酸染色方法可用于筛查引起结核病和麻风病的致病性分枝杆菌。由于加热固定和染色不一定能杀死分枝杆菌,操作时应戴手套,玻片的最终处理方法是应投入利器盒并按生物安全要求进行。

Kinyoun 抗酸染色法可用于确认培养物的抗酸性,要求使用新的干净玻片染色。用石炭酸复红浸染玻片,染色 2～5 分钟,水冲洗;用 3％酸-乙醇冲淋玻片,直到没有更多的颜色洗脱下来;水冲洗后去掉玻片上多余的水,用亚甲蓝复染 20～30 秒。水冲洗后晾干,勿用滤纸吸干;×1000 油镜观察。

注意抗酸染色阳性时,不一定是结核分枝杆菌,也可能是非结核分枝杆菌。

3.荧光染色法

临床标本抗酸染色推荐用荧光染色方法,初染液用金胺 O 或金胺 O 罗丹明试剂初染 15 分钟;水冲后去除多余的水分;用 0.5％酸-乙醇脱色 2 分钟;水冲后去除多余的水分;复染用高锰酸钾或吖啶橙试剂 2 分钟,用高锰酸钾复染时应严格计时,复染时间过长可减弱抗酸菌的荧光。抗酸杆菌呈黄色或橘色,易识别,可增加抗酸杆菌的检出敏感性。

用石炭酸复红染色后用油镜观察的阳性玻片标本,经二甲苯脱油后,可直接进行荧光染色,以确认阳性结果。应保留抗酸染色阳性的涂片 1 年。

4.抗酸染色方法结果观察及报告解释

荧光染色涂片可在 ×25 或 ×40 物镜下筛查,Kinyoun(石炭酸复红)染色涂片用 ×100 物镜观察。分枝杆菌长 1～10 微米,为典型的细杆菌。然而,菌体形态可呈弯曲或曲线形、球杆菌甚至丝状,也可呈珠状或带状。

5.抗酸染色的敏感性及特异性

抗酸染色方法不够敏感,敏感率在 22％～81％,检测限仅在 5000～10000 个杆菌/mL 痰,因此,阴性结果不能排除结核病;抗酸染色是非特异性方法,慢生长分枝杆菌(不只是结核分枝杆菌)具持续抗酸性。

6.改良 Hanks 抗酸染色

分枝杆菌以外的微生物也有不同程度的抗酸性,包括诺卡菌、马红球菌、军团菌、隐球菌属的包囊和环孢菌属。

改良的 Hanks 抗酸染色法用于检测部分抗酸细菌,如诺卡菌属。石炭酸复红与 Kinyoun 试剂相同,脱色剂为 1% H_2SO_4,复染剂为 2.5%亚甲蓝溶于 95080 乙醇中。Kinyoun 石炭酸复红初染 5 分钟,倾掉多余试剂,用 50%乙醇冲洗玻片后,立即用水冲;用 1% H_2SO_4 脱色,水冲;复染亚甲蓝 1 分钟。抗酸细菌保持石炭酸复红颜色,呈红色,背景是蓝色。部分抗酸细菌还需经生化试验做进一步鉴别。

(五)吖啶橙染色

1.吖啶橙染色原理

吖啶橙是与细菌和其他细胞核酸结合的一种荧光染料,在 UV 灯下,吖啶橙染色的 RNA 和单链 DNA 呈橙色;双链 DNA 显示绿色。当缓冲液 pH 在 3.5~4.0,可将吖啶橙染色的细菌与细胞相区别,细菌和真菌都染成亮橘色,人类上皮细胞核炎症细胞及残渣背景染成淡绿色至黄色。有活性的白细胞染成黄色、橘色或红色,依据产 RNA 的活性水平和数量,活性越高,荧光颜色越深。红细胞无色或呈淡绿色。

2.吖啶橙染色的临床意义

吖啶橙染色可用于帮助检测革兰染色看不到的微生物,常受到大量宿主细胞残渣的干扰。平皿上有菌落生长,但染色未见(如支原体);仪器报告阳性的血培养瓶转种,但涂片革兰染色未见有菌时;肉汤目测浑浊但革兰染色未见有菌时;临床标本(尿、CSF、体液),当可见白细胞但未见微生物或培养物时,医生会对疑难诊断提出额外检查要求。

3.吖啶橙染色步骤

吖啶橙染液应于 15~30℃避光保存。由于吖啶橙是致癌剂,可通过皮肤吸收,故染色时应戴手套;涂片方法和革兰染色涂片方法相同,要求涂平薄且均匀,空气中干燥,用纯甲醇试剂覆盖玻片,去除多余甲醇后,空气中干燥;用吖啶橙覆盖玻片染色 2 分钟,去掉多余染色剂并水冲,空气干燥;无需盖玻片,用荧光显微镜×40 物镜和×1000 油镜观察,寻找区分细菌和真菌形态。

4.吖啶橙染色结果报告

根据所见微生物形态报告染色阴性或阳性结果,重新对照革兰染色结果、对比微生物形态。如果革兰染色中未见,报告"用吖啶橙染色所见培养(或标本)的细菌阳性;革兰染色未见此细菌"。如果从血培养阳性转种培养物涂片,用吖啶橙染色阳性,根据最可能的细菌形态报告。如果直接标本涂片染色阴性,报告"吖啶橙染色未见细菌"。

5.吖啶橙染色结果解释

如果用未浓缩标本,每个油镜视野出现 1 个或多个细菌大约相当于菌落计数在 10^5 CFU/mL 或以上。

(六)芽孢染色

Schaeffer-Fulton 方法中,将有芽孢的细菌涂片,空气中干燥;将玻片在火焰上固定,滴加孔雀绿试剂后加热玻片,有利于染料透入内生孢子;水冲洗去除细胞内残留染料,再用番红复染,最好的结果是在桃红色至红色细胞中出现绿色芽孢。油镜下观察,芽孢的形态报告:圆形或卵圆形,芽孢位置报告:中央、末端或次末端;芽孢大小报告:菌体细胞是否膨大。

（七）鞭毛染色

细菌鞭毛是纤细丝状运动细胞器,直径为 10～30nm,只能用电子显微镜直接看到。用光学显微镜观察鞭毛必须用媒染剂如单宁酸、明矾钾处理,使鞭毛变粗,再用副品红或碱性复红染色。用于观察鞭毛的有无或分布、非发酵菌分类等。鞭毛的位置有单端鞭毛或双端鞭毛、周生鞭毛,鞭毛数量有单鞭毛、双鞭毛、多鞭毛。

（八）Giemsa 染色

Ciemsa 染色法用于检测细胞内结构,用于检验骨髓组织标本和白细胞中的可疑荚膜组织胞浆菌。

骨髓片标本涂片要薄,在一个干净玻片的一端点 1 滴标本,用另一张玻片的一端接触标本推片,空气中干燥。在纯甲醇试剂中固定 1 分钟,取出并空气中干燥,用蒸馏水 1：10 稀释的 Giemsa 染液浸染玻片 5 分钟;水冲并空气中自然干燥,勿用滤纸吸干。

标本中坏死细胞可见粉色细胞质,而正常细胞的细胞质呈浅蓝色至淡紫色;吞噬的酵母菌细胞染色从淡蓝至深蓝,并每个都有清楚的光环围绕,在多形核白细胞(PMN)和单核细胞内寻找紫色的有荚膜酵母形态的荚膜组织胞浆菌。

（九）免疫荧光染色

嗜肺军团菌可引起军团病,可通过对下呼吸道标本进行免疫荧光染色来检测。此技术使用特异性抗体结合标本中的特异性军团菌抗原,抗原-抗体复合物通过附着的荧光染料可被检测。有两种方法用于免疫荧光染色,直接荧光抗体(DFA)和非直接荧光抗体试验(IFAT),但这些试验对军团菌感染来说预测价值均很低。

镜检是诊断人肺孢子菌(PCP)的主要工具,因 PCP 在普通的培养基上不生长,理想的标本类型是支气管肺泡灌洗液(BAL)、诱导痰或肺组织。

第六节　药物耐药性监测技术

随着抗微生物药物广泛使用,耐药现象日益严重,及时、准确地向临床提供抗微生物药物敏感性结果及流行病学资料,是感染性疾病精准治疗、预防的基础,也是经验性治疗的参考,是抗微生物药物合理使用,遏制耐药性增长的关键。

耐药性监测是系统、连续地收集资料,定量分析,报告抗微生物药物敏感性、耐药性的发生和分布,为制定评估感染性疾病诊断、治疗、预防指南提供有用信息。耐药性监测的目的是:①发现、认识、预测耐药性;②发现新耐药机制;③经验性治疗,感染控制,公共卫生指南的制定以及实施效果监测、评估;④发现耐药细菌的暴发;⑤监测生物恐怖事件;⑥提供新抗感染药物研发需求及作用位点;⑦提供新诊断试验研发需求;⑧教育医务人员、患者、大众;⑨向管理部门提供信息。理论上说,耐药趋势监测目标可包括:①抗菌药物耐药性;②特殊耐药机制;③特殊耐药克隆监测。耐药性监测系统分为地方性、区域性、国家性、国际性监测系统,无论为何监测系统,所有数据均来自临床微生物实验室。临床微生物实验室的诊断能力、质量保证是耐药性监测的基础和前提,抗微生物药物敏感性试验,细菌耐药性检测是其中的重要环节。

一、抗微生物药物敏感性试验

抗微生物药物敏感性试验(AST)简称药敏试验,是在体外测定抗微生物药物抑制或杀灭微生物能力的试验,其主要目的是预测抗菌药物治疗的结果。敏感指检测菌引起的感染用该药物的推荐剂量治疗时可能有效。耐药指用该药物治疗检测菌所致感染时,无论剂量如何,感染发生于何部位,临床均无效。中介对于毒性低,可以加大剂量或在感染局部药物浓度高的抗菌药物,可以用于临床治疗,对于毒性大的药物,为敏感与耐药之间的缓冲,避免因实验误差导致严重或极严重错误。但有些情况,如葡萄球菌对苯唑西林敏感性,只分为敏感和耐药。

(一)常用抗菌药物

抗菌药物包括对细菌有活性的抗生素、半合成抗生素及化学合成药物。

1.β-内酰胺类

β-内酰胺类抗菌药物化学结构中均有一个四元β-内酰胺环,其抗菌机制为抑制细菌细胞壁的合成,包括青霉素类、头孢菌素类、碳青霉烯类、单环类、头霉素类及其他非典型β-内酰胺类。

青霉素类对不产β-内酰胺酶的需氧革兰阳性菌和某些苛养菌、需氧革兰阴性菌及某些厌氧菌具有抗菌活性。氨基青霉素(氨苄西林、阿莫西林)对肠杆菌科某些细菌的抗菌活性有所增加。羧基青霉素(羧苄西林、替卡西林)和酰脲青霉素(美洛西林、哌拉西林)明显扩展了对革兰阴性菌,包括假单胞菌属和伯克霍尔德菌属的抗菌谱。对青霉素酶稳定的青霉素(包括氯唑西林、双氯西林、甲氧西林、萘夫西林和苯唑西林),对大多数革兰阳性菌有效,包括产青霉素酶的葡萄球菌属。头霉素类包括头孢西丁、头孢替坦等,对β-内酰胺酶的稳定性较多数头孢菌素强。青霉烯类包括碳青霉烯类和青霉烯类,抗菌谱广,对革兰阳性和阴性菌,需氧菌、厌氧菌皆有很强抗菌活性,对β-内酰胺酶稳定。迄今上市的单环类仅有氨曲南,它对需氧革兰阴性菌的作用强,对多种质粒介导和染色体介导的β-内酰胺酶稳定。

2.糖肽类

肽类抗菌药物包括万古霉素和替考拉宁,作用机制为抑制细胞壁合成,但作用位点与β-内酰胺类不同,对需氧革兰阳性菌具有强大作用。

3.氨基糖苷类

主要作用于细菌细胞内核糖体,抑制细菌蛋白质合成,对葡萄球菌属、需氧革兰阴性杆菌具有良好抗菌活性。

4.大环内酯类

因具有大环内酯环基本结构而命名,在核糖体水平抑制细菌蛋白质的合成,对需氧革兰阳性菌、革兰阴性球菌、厌氧球菌、某些苛养革兰阴性杆菌及不典型病原体有良好作用。

5.喹诺酮类

属化学合成抗菌药,包括喹诺酮类和氟喹诺酮类,可抑制许多革兰阳性和革兰阴性菌的DNA促旋酶和拓扑异构酶Ⅳ的活性。

6.四环素类

抗菌药物亦在核糖体水平抑制细菌蛋白质的合成,对一些革兰阳性菌和革兰阴性菌均具有抗菌活性。

7.林可酰胺类

包括林可霉素和克林霉素,作用机制和抗菌谱与大环内酯类相似。

8.磺胺类和甲氧苄啶

系化学合成药,通过干扰细菌叶酸代谢而抑制核酸和蛋白质合成。甲氧苄啶与磺胺药合用可双重阻断细菌叶酸合成代谢。

(二)常规试验和选择性报告的抗菌药物选择

微生物实验室常规试验和报告的药物,除需遵循相关技术标准外,尚需根据本院患者的特点与相关人员讨论后确定。我国普遍遵循美国临床实验室标准化研究所(CLSI)制定的药敏试验指南。

根据 CLSI 指南,常规药敏试验药物分为 A、B、C、U 组。A 组药物通常为疗效确切、毒副作用小、价格不贵的老药,需常规试验并报告。B 组包括临床上重要的,特别是针对医院感染的药物,常规试验,选择性报告,报告指征为 A 组同类药物耐药或患者不耐受时;特定的标本来源(如对脑脊液中的肠道杆菌用三代头孢菌素或者对泌尿道的分离菌株用 TMP/SMZ);多种细菌感染;多部位感染;流行病学调查。C 组为替代或补充性的抗菌药物,选择性报告,报告指征为对数种基本药物(特别是同类药物)耐药,且存在潜在的局部流行或广泛流行的菌株;对基本药物过敏的患者;少见菌感染;流行病学调查。U 组仅用于治疗泌尿道感染的药物。O 组,对该组细菌有临床适应证,但一般不用于常规试验与报告的药物。Inv 组,对该菌群作研究,尚未经 FDA 批准的药物。科学地选择性报告药敏试验结果有助于减低抗菌药物选择性压力。

(三)抗菌药物敏感性试验方法

抗菌药物敏感性试验方法包括纸片扩散法、稀释法、E 试验方法和自动仪器法。稀释法包括琼脂稀释法和肉汤稀释法(分为常量、微量)。临床微生物实验室可以根据操作易行性、价格、试验药物选择的灵活性、结果准确性等选择。以下简述常用药敏试验方法及其质量保证。

1.纸片扩散法及其质量保证

纸片扩散法又称 Kirby-Bauer(K-B)法,是将含有定量抗菌药物的纸片贴在已接种测试菌的琼脂平板上,纸片中所含的药物吸收琼脂中水分溶解后向周围扩散,形成递减的浓度,纸片周围抑菌浓度范围内测试菌的生长被抑制,形成透明带为抑菌圈。抑菌圈的大小反映测试菌对测定药物的敏感程度,与该药对测试菌的最小抑菌浓度(MIC)呈负相关。

抗菌药物纸片选择直径为 6.35mm,吸水量为 $20\mu L$ 的专用纸片,用逐片加样或浸泡方法使每片含药量达规定标准。水解酪蛋白(MH)培养基是 CLSI 推荐采用的兼性厌氧菌和需氧菌药敏试验标准培养基,pH 为 7.2~7.4,对营养要求高的细菌如流感嗜血杆菌、淋病奈瑟菌、链球菌等需添加血液或其他添加剂。

纸片扩散法操作环节多,其质量保证需注意以下方面。①药敏纸片贮存与使用:以低温干燥保存为佳,纸片密封贮存于 2~8℃或 −14℃以下无霜冷冻箱(避免反复冻融),β-内酰胺类药敏纸片应冷冻贮存。使用前将贮存容器移至室温平衡 1~2 小时后开启,以免纸片产生冷凝水。②培养基:准确量取培养基,以保证每个培养基厚度为 4mm。配制当天使用或置密封袋中 4℃ 保存,使用前置 35℃ 温箱孵育 15 分钟,使其表面干燥。培养基的成分直接影响结果的准确性,有些抗菌药物的抑菌或杀菌能力可被多种物质拮抗,如某些蛋白质及氨基酸对磺胺类药物有不同程度的拮抗作用;培养基的酸碱度以 pH 7.2~7.4 最适宜,碱性可扩大氨基糖苷类药物的抑菌圈,酸性可扩大四环素类药物的抑菌圈。③菌液浓度、接种:定期校准比浊管,以保证接种菌液浓度符合标准(加大菌量抑菌圈减小,相反则抑菌圈扩大)。标准浓度的菌液应在15 分钟内用无菌棉拭子蘸取,在管内壁旋转挤去多余菌液,均匀涂抹于培养基,室温下干燥3~5 分钟贴纸片,但不宜太久,否则在贴纸片前细菌已开始生长可使抑菌圈缩小。④贴纸片:各纸片中心相距>24mm,纸片距平板内缘>15mm,纸片紧贴于琼脂表面,纸片只要接触琼脂就不可再移动,因为抗菌药物会自动扩散入培养基。⑤孵育:通常 35℃ 孵育 16~18 小时,但甲氧西林、苯唑西林、萘夫西林和万古霉素必须孵育 24 小时。检测甲氧西林耐药葡萄球菌(MRS)菌株温度不超过 35℃。⑥抑菌圈测量:定期确认测量抑菌圈直径量具的准确性,通常忽略抑菌圈边缘仅能在放大镜下观察到的细小菌落生长,但需特别注意以下情况,即甲氧苄啶和磺胺类药物应忽略 20% 或更低生长的薄菌苔,测量抑菌圈直径较为明显的生长界限;忽略变形杆菌属细菌在某些抗菌药物抑菌圈内的迁徙性生长;链球菌属测量抑菌圈而非溶血圈;采用透射光观察万古霉素对葡萄球菌属或肠球菌属、利奈唑胺对葡萄球菌属、苯唑西林对葡萄球菌属抑菌圈,任何可辨菌落或生长薄膜,经确认为非污染菌,均提示耐药;对于其他细菌,若抑菌圈内出现散在菌落,可能为菌种不纯,需重新分离、鉴定和做药敏试验,也可能提示为高频突变耐药株。⑦质量控制:质控菌株对每种抗菌药物的抑菌圈允许范围为 95% 的可信限,即实验室日间质控抑菌圈直径在连续 20 个数值中,仅允许 1 个超出范围。要获得准确的药敏试验结果,应特别注意标准菌株种类、质控频率符合相应指南要求。标准菌株的保存、使用规范,避免发生突变、衰老等。

纸片扩散法的优点:操作简单,试剂费用相对较低,定性试验结果易理解,无需特殊设备,抗菌药物选择灵活,被 WHO 推荐为定性药敏试验的基本方法,是目前已建立且证实为最好的药敏试验方法之一。其局限性为已标准化的细菌谱覆盖不广,如未覆盖厌氧菌、棒状杆菌属等;难以准确检测万古霉素中介金黄色葡萄球菌(VISA),某些苯唑西林异质性耐药葡萄球菌和万古霉素低水平耐药肠球菌等多重耐药菌;为定性结果,特殊情况下需要采用定量试验,如青霉素和头孢菌素对肺炎链球菌和某些草绿色链球菌的敏感性。目前抑菌圈直径的测量与判读、数据保存及解释已出现自动化设备,减少结果错误。

2.稀释法

(1)肉汤稀释法

①方法:对于常见需氧菌和兼性厌氧菌,需要使用离子校正的 M-H 肉汤(CAMHB)和对药物进行倍比稀释。配制 0.5 麦氏浓度菌液,用肉汤(宏量稀释法)、生理盐水(微量稀释法)稀释菌液,使最终菌液浓度(每管或每孔)为 5×10^5 CFU/mL;35℃ 孵育 16~20 小时,葡萄球菌和肠球菌对苯唑西林和万古霉素的药敏试验应孵育 24 小时。

②抗菌药物选择:遵循美国 CLSI 制定的抗菌药物选择原则。A 组,包括对特定菌群的常

规试验并常规报告的药物;B组,包括一些临床上重要的,特别是针对医院内感染的药物,也可用于常规试验,但只是选择性地报告;C组,包括一些替代性或补充性的抗菌药物,在 A、B 组过敏或耐药时选用;U组,仅用于治疗泌尿道感染的抗菌药物;O组,对该组细菌有临床适应证但一般不允许常规试验并报告的药物,Inv 组:目前正在进行抗菌活性评估,还未被 FDA批准。

在参考 CLSI 指南的基础上,每个临床微生物学实验室应该和感染相关科室、药剂科和感控科一起协商决定哪些药物常规报告(A组)、哪些药物仅仅选择性报告(B组)。选择性报告应该促进临床合理用药,并且使由于广谱抗菌药物滥用选择出多重耐药菌株最小化。罕见耐药表型经过确认后应该报告,例如铜绿假单胞菌对一线抗菌药物阿米卡星耐药,但对二线抗菌药物妥布霉素敏感,如果经过确认,两个药物药敏结果都应该报告。

③结果判读:在试管内或小孔内完全抑制细菌生长的最低药物浓度为 MIC(μg/mL)。依据 CLSI 最新发布的标准判断敏感、中介和耐药。

敏感(S)指当使用常规推荐剂量的抗菌药物进行治疗时,该抗菌药物在患者感染部位通常所能达到的浓度可抑制分离菌株的生长。

中介(I)有下列几种不同的含义:a.抗菌药物的 MIC 接近血液和组织中通常可达到的浓度,分离株的临床应答率可能低于敏感菌株;b.根据药代动力学资料分析,若某药在某些感染部位被生理性浓缩(如喹诺酮类和 β-内酰胺类药物通常在尿中浓度较高),则中介意味着该药常规剂量治疗该部位的感染可能有效;若某药在高剂量使用时是安全的(如 β-内酰胺类药物),则中介意味着高于常规剂量给药可能有效;c.在判断药敏试验结果时,中介意味着一个缓冲区,以防止一些小的、不能控制的技术因素导致的结果解释偏差,特别对毒性范围较窄的药物。

耐药(R)指使用常规推荐剂量的抗菌药物治疗时,患者感染部位通常所能达到的药物浓度不能抑制菌株的生长;和(或)证明 MIC 或抑菌圈直径可能处于特殊的微生物耐药机制范围(如 β-内酰胺酶),抗菌药物对菌株的疗效尚未得到可靠临床治疗研究的证实。2014 年,CLSI首次在细菌药敏中提到剂量依赖性敏感(SDD)这个概念。SDD 分类提示菌株敏感性依赖于患者使用药物的剂量。当药敏试验的结果是 SDD 时,为了达到临床疗效,采用的修正用药方案(例如高剂量、增加给药频率或两者兼有)达到的药物浓度比设定敏感折点所使用的用药方案所达到的药物浓度高。

非敏感(NS)指由于尚未发现或罕见耐药株出现,此分类用于只有敏感解释标准的分离株。当分离株的 MIC 值高于(或抑菌圈直径低于)敏感折点时,应报告为非敏感。但非敏感并不意味着菌株必然携带某种耐药机制。

有时对于稀释法的批量试验,需要报告 MIC_{50}、MIC_{90}。MIC_{50} 是指抑制 50% 试验菌的最低药物浓度,MIC_{90} 是指抑制 90% 试验菌株的最低药物浓度。

④注意事项

a.严格按照 CLSI 的 M07-A9 进行肉汤稀释法药敏试验,注意细节,如肉汤 pH 值、离子浓度、菌液接种浓度等,这些都会影响 MIC 值。

b.接种后将接种物作传代培养以检测"纯度"和菌落计数,仔细检查"纯度验证平皿"以保证接种物为纯菌。

c.每板都应带生长对照和质控。

d.因培养基存在磺胺类药物的拮抗剂,可允许细菌轻微生长,读取菌量减少80％的药物浓度。

e.存在1个跳孔,读最高MIC,多于1个跳孔需重复试验。

f.当进行以下检测时,需用MIC法而不能用纸片扩散法:葡萄球菌-万古霉素、达托霉素,肠球菌-万古霉素"中介"结果、达托霉素,不动杆菌属、洋葱伯克霍尔德菌、嗜麦芽窄食单胞菌对许多药物,肺炎链球菌-青霉素,头孢噻肟和头孢曲松,草绿色链球菌-青霉素,β-溶血链球菌-达托霉素。

g.临床疗效与药物MIC密切相关,有条件尽可能检测药物对菌株的MIC。以下疾病报告MIC值对临床意义重大:心内膜炎、脑膜炎、脓毒症、骨髓炎、免疫抑制和假体装置;虽然体外"敏感",但是对抗菌药无反应的患者需要检测MIC值。

h.结果复核中需要注意的问题:CLSIM100附录A对其进行了详细的阐述,总结下列情况需要进行复核。

一些菌对一些抗菌药物体外敏感但体内无效,不应向临床报告该药。沙门菌属和志贺菌属对一代、二代头孢菌素、头霉素和氨基糖苷类体外可能敏感,但是临床无效,因此不能报告敏感。苯唑西林耐药葡萄球菌对青霉素类、β-内酰胺类/β-内酰胺酶抑制剂复方制剂、抗葡萄球菌头孢菌素(对MRSA有活性的除外)和碳青霉烯类体外敏感,但是临床无效,因此不能报告敏感。肠球菌属对氨基糖苷类(除高浓度)、头孢菌素类、克林霉素和复方磺胺体外敏感,但是临床无效,因此不能报告敏感。

对一些罕见耐药表型需进行再复核,包括重新菌株鉴定和药敏试验。如万古霉素耐药的葡萄球菌和链球菌、利奈唑胺耐药的葡萄球菌和肠球菌等。

一些菌对一些抗菌药物天然耐药,遇到敏感时应复核。如嗜麦芽窄食单胞菌对碳青霉烯类天然耐药。CLSIM100附录列出了常见菌属天然耐药情况。

i.脑脊液分离的细菌不报告下列抗菌药物:只有口服剂型的抗菌药物、一代和二代头孢菌素(除头孢呋辛静脉给药外)、头霉素类、克林霉素、大环内酯类、四环素类和氟喹诺酮类,它们对脑脊液中细菌感染无效。

j.细菌对四环素敏感,可推测其对多西环素和米诺环素敏感;但是,一些细菌对四环素中介或耐药,可能对多西环素、米诺环素敏感。

k.当治疗由大肠埃希菌、肺炎克雷伯菌和奇异变形杆菌引起的非复杂性尿路感染时,头孢唑林结果可用于预测口服制剂头孢克洛、头孢地尼、头孢泊肟、头孢丙烯、头孢呋辛酯、头孢氨苄和氯碳头孢结果。头孢泊肟、头孢地尼和头孢呋辛酯的敏感性可能需要单独检测,因为一些菌株对头孢唑林耐药时可能对这些药物敏感。分离自脑脊液的菌株需要检测头孢噻肟或头孢曲松,不用检测头孢唑林。

l.粪便分离的沙门菌和志贺菌仅报告氨苄西林、氟喹诺酮类和复方磺胺。肠道外分离的沙门菌,报告三代头孢菌素,需要时可报告氯霉素。肠道和肠道外分离的伤寒样沙门菌(伤寒沙门菌和甲、乙、丙型副伤寒沙门菌)要做药敏试验,肠道分离的非伤寒样沙门菌一般不做药敏试验。

m.利福平不单独用于葡萄球菌感染治疗。青霉素敏感葡萄球菌也对其他用于治疗葡萄球菌的 β-内酰胺类敏感,青霉素耐药的葡萄球菌对青霉素酶不稳定的青霉素类耐药。苯唑西林耐药葡萄球菌对所有 β-内酰胺类耐药(除外抗-MRSA 的头孢菌素)。因此,测试青霉素和头孢西丁或苯唑西林的敏感性或耐药性可以推测其他 β-内酰胺类的敏感性或耐药性(除外抗-MRSA 活性的 β-内酰胺类),其他 β-内酰胺类不常规测试。

n.呼吸道分离的菌株不报告达托霉素。

o.葡萄球菌对氨基糖苷类敏感时,氨基糖苷类仅仅联合其他敏感的药物联合使用。

p.对于肠球菌,氨苄西林的敏感性可以预测阿莫西林的敏感性;对于不产 β-内酰胺酶的肠球菌,氨苄西林的敏感性可以预测阿莫西林/克拉维酸、氨苄西林/舒巴坦、哌拉西林和哌拉西林/他唑巴坦的敏感性;如果鉴定是粪肠球菌,氨苄西林的敏感性可以预测亚胺培南敏感性。

q.不产 β-内酰胺酶的肠球菌对青霉素敏感可以预测对氨苄西林、阿莫西林、氨苄西林/舒巴坦、阿莫西林/克拉维酸、哌拉西林和哌拉西林/他唑巴坦敏感。尽管如此,肠球菌对氨苄西林敏感不能推测对青霉素敏感。氨基糖苷类(除外高水平庆大霉素和链霉素耐药)联合氨苄西林、青霉素或万古霉素(对敏感菌株)用于严重肠球菌感染,如感染性心内膜炎,这种组合有协同作用。

(2)琼脂稀释法

①方法:对于常见需氧菌和兼性厌氧菌,制备含倍比稀释药物的 MH 琼脂,将 0.5 麦氏浊度菌液稀释 10 倍,以多点接种器吸取(1~2μL)接种于琼脂表面,使平皿接种菌量为 1×10^4 CFU/点。接种后置 35℃ 孵育 16~20 小时,葡萄球菌和肠球菌对苯唑西林和万古霉素的药敏试验应孵育 24 小时。

②抗菌药物选择:同肉汤稀释法。

③结果判读:将平板置于暗色、无反光表面上判断试验终点,以抑制细菌生长的药物稀释度为终点浓度。依据 CLSI 最新发布的标准判断敏感、中介和耐药。

④注意事项

a.M-H 琼脂为一般细菌药敏试验的最佳培养基,M-H 琼脂厚度为 3~4mm,调整 pH 为 7.2~7.4,pH 过高或过低会影响药物效能。

b.琼脂不可过热,药液和琼脂要充分混匀。

c.若检测链球菌的敏感性,则推荐 MH 琼脂在被高压灭菌并冷却后,以无菌操作加入 5%(v/v)脱纤维羊血或马血并检测 pH。

d.室温凝固后的平皿装入密闭塑料袋中,置 2~8℃,贮存时间为 5 天,对易降解药物如头孢克洛,在使用 48 小时之内制备平板,使用前应在室温中平衡,放于温箱中 30 分钟使琼脂表面干燥。

e.接种最初和最后要分别点种两块不含抗菌药物的 MH 平皿,即进行"质控前"(检查生长菌的生长性和纯度)和"质控后"(检验在接种过程中有无污染)分析。

f.如果在明显的终点之上的抗微生物药浓度中,持续存在两个或更多的菌落,或者如果在低浓度时无菌生长而高浓度时有菌生长,就应检查培养的纯度,并尽可能重复试验。

3.E 试验法及其质量保证

E 试验(E-test)法是一种结合稀释法和扩散法原理对抗微生物药物直接定量检测的实验技术。E 试条是 5mm×50mm 的无孔试剂载体,一面固定呈连续指数增长的某一种抗菌药物,另一面标识相应浓度。将 E 试条贴在接种细菌的琼脂平板,孵育过夜,试条与其周围椭圆形抑菌圈交点的刻度即为该药物的 MIC。E 试验法质量保证与纸片扩散法、稀释法相同。E 试验法可确定少见抗菌药物的 MIC;可检测苛养菌或厌氧菌 MIC,但其费用高。

4.抗菌药物药效学的其他试验

常用的是杀菌试验、联合药物敏感性试验。

(1)杀菌试验:临床实验室常用最低杀菌浓度(MBC)定量评价抗菌药物杀菌效力。最低杀菌浓度指抗菌药物杀灭 99.9% 以上测试菌的最低药物浓度。测定方法是在稀释法 MIC 测定基础上,通过再转种、再孵育,最终测得某种抗菌药物对被测菌的 MBC。时间-杀菌曲线主要用于评价一种抗菌药物对测试菌的杀菌效率及 2 种或 2 种以上抗菌药物对测试菌的联合杀菌活性。培养基和测试菌的准备等与测定 MIC 的肉汤稀释法相同,设定 0 小时、4 小时、8 小时、24 小时等不同培养时间试验管,每管均设生长对照管,孵育后,立即连同生长对照管转种血平板进行菌落计数,将各时间点测得的平均菌落计数在半对数坐标纸上绘制杀菌曲线。

(2)联合药物敏感性试验:体外联合药敏试验的临床意义在于,扩大抗菌谱,治疗混合感染;预防或延缓细菌耐药性的发生;减小剂量以减少毒性;治疗某些耐药细菌引起的严重感染。

联合药物敏感性试验包括联合抑菌试验、联合杀菌试验,可出现 4 种试验结果。①无关作用:两种药物联合作用的活性等于其单独活性。②拮抗作用:两种药物联合作用显著低于单独抗菌活性。③累加作用:两种药物联合作用时的活性等于两种单独抗菌活性之和。④协同作用:两种药物联合作用显著大于其单独作用的总和。

联合抑菌试验方法有棋盘(方阵)稀释法、微量棋盘(方阵)稀释法、琼脂棋盘(方阵)稀释法,分别利用肉汤稀释法、琼脂稀释法原理,首先测定各拟联合抗菌药物对检测菌的 MIC。根据所得 MIC,确定药物稀释度(一般为 6~8 个稀释度),药物最高浓度为其 MIC 的 2 倍,依次对倍稀释。两种药物的稀释分别在方阵的纵列和横列进行,得到不同浓度组合的两种药物混合液。接种菌量为 $5×10^5$ CFU/mL,35℃孵育 18~24 小时或以后观察结果。计算部分抑菌浓度(FIC)指数。

FIC 指数=A 药联合时的 MIC/A 药单测 MIC+B 药联合时的 MIC/B 药单测 MIC。判断标准:FIC 指数<0.5 协同作用;0.5~1 相加作用;1~2 无关作用;>2 拮抗作用。

联合杀菌试验方法与时间一杀菌曲线法相同。分别测定并绘出两种药物对被测菌的单独杀菌曲线和联合杀菌曲线,根据杀菌曲线判断联合用药的结果。

(四)厌氧菌的体外药物敏感试验

目前,厌氧菌体外药物敏感试验可选择的方法有限制性琼脂稀释法、微量肉汤稀释法(脆弱类杆菌族)及 E 试验。CLSI 将琼脂稀释法作为厌氧菌药敏试验参考方法,该方法复杂,费用较高。培养基为布氏血琼脂,贮存期不超过 7 天(4~10℃),含亚胺培南和克拉维酸的培养基必须当天制备。目前,微量肉汤稀释法适用于脆弱类杆菌,其他药物及菌属尚在评估中,推荐培养基为布氏肉汤,添加 X 因子、维生素 K_1 及溶解马血。E 试验与 CLSI 参考方法相关性好,操作灵活方便,但费用较高。除考虑使用青霉素外,β-内酰胺酶检测作用有限。

(五)分枝杆菌的体外药物敏感性试验

1.结核分枝杆菌

药敏试验方法有部分浓度法、放射性核素法或 BACTEC460TB、绝对浓度法、耐药比率法。琼脂部分浓度法和 BACTEC460TB 仍是美国和欧洲最常用的方法。近来出现的,包括手工和自动的快速药敏试验,采用非放射性肉汤培养基,克服了放射性底物的局限性,如 ESP Ⅱ 培养系统、MGIT 及 MB/BacT ALERT 3D。快速药敏试验应与快速培养和鉴定方法联合使用,以尽早检测耐药性。

2.鸟分枝杆菌复合体

目前欧洲采用琼脂稀释法,培养基为 M-H 添加十八烯酸-清蛋白-葡萄糖-触酶。美国认为放射性常量和微量肉汤稀释法准确、可靠。

3.其他缓慢生长分枝杆菌

尽管缺少相关药物治疗资料,但药敏试验结果有助于感染的治疗。此外,本底资料亦有助于复发的治疗。由于药敏试验过程及结果解释的复杂性,常在有条件的实验室进行。

4.快速生长分枝杆菌

试验方法有微量肉汤稀释法、纸片扩散法、E 试验法和琼脂纸片洗脱法,CLSI 仅有微量肉汤稀释法的相关标准。

(六)酵母样真菌的体外药物敏感性试验

抗真菌药敏试验有纸片扩散法和肉汤稀释法。

1.纸片扩散法

方法同细菌纸片扩散法。培养基为 M-H＋2％葡萄糖＋0.5μg/mL 亚甲蓝染液(GMB)。孵育时间为 20～24 小时,如 24 小时生长不良继续孵育至 48 小时。结果报告为敏感(S)、敏感剂量依赖(S-DD)、耐药(R)。质控菌株包括白假丝酵母菌 ATCC90028、近平滑假丝酵母菌 ATCC22019、热带假丝酵母菌 ATCC750、克柔假丝酵母菌 ATCC6258。目前该方法只能测试氟康唑的敏感性。

2.肉汤稀释法

不同于普通肉汤稀释法的操作步骤。①培养基含谷氨酰胺和 pH 指示剂,不含碳酸氢钠 RPMI1640。检测 5-氟胞嘧啶(5-FC)或吡咯类对白假丝酵母菌敏感性时,用丙磺酸吗啉缓冲液(MOPS)调整 pH 为 7.0(25℃)。②药物原液 10 倍于最高试验浓度。非水溶性药物用100％非水溶性溶剂对倍稀释,浓度范围为原液浓度至试验终浓度的 100 倍,再以 RPMI1640 培养基 10 倍稀释作为试验用量。水溶性药物直接用 RPMI1640 培养基对倍稀释,浓度范围为原液至 10 倍于试验最终浓度。③检测菌接种于沙氏培养基或马铃薯葡萄糖琼脂,35℃孵育 24 小时(假丝酵母菌)或 48 小时(隐球菌)至少传代 2 次,以保证纯种和活力。挑取菌落于 5mL 生理盐水中混匀,在波长 530nm 调整分光光度计至 0.5 麦氏比浊度,此时菌液为 $1×10^6$～$5×10^6$CFU/mL,再以 RPMI1640 培养基稀释 1∶2000,即 $5×10^2$～$2.5×10^3$CFU/mL。④结果判断:常量稀释法 46～50 小时,或 70～74 小时(新生隐球菌),微量稀释法生长对照孔出现生长时判读结果。两性霉素 B 以抑制测试菌肉眼可见生长的最低药物浓度为 MIC,5-FC 或吡咯类采用 80% MIC 为判断标准。⑤质控菌株为近平滑假丝酵母菌 ATCC22019、克柔假丝酵母菌 ATCC6258。

(七)病毒体外药物敏感性试验

抗病毒药物药敏试验对明确病毒耐药机制,确定耐药病毒突变体出现的频率,检测药物间的交叉耐药性及评估新的抗病毒药物都是必需的。最近,CLSI 发布了 HSV 药敏试验的推荐性标准,其他病毒尚无推荐的标准方法。抗病毒药物药敏试验标准化存在的困难是,许多因素影响实验结果,包括细胞系,病毒接种物滴度,孵育时间,抗病毒药物的浓度范围,参考菌株,试验终点的标准,计算及解释等。

(八)寄生虫体外药物敏感性试验

通过准确的方法确定寄生虫对药物的反应在某些方面证实是有效的。寄生虫药敏试验分为 4 类:体内试验、体外试验、动物模型试验及分子水平试验。体内试验直接评价药物的临床疗效。体外试验可重复评估多种药物包括试验药物,但缺乏标准化方法。动物模型试验可检测无法体外培养的寄生虫或尚未批准用于临床的药物。分子水平试验可检测耐药相关的遗传变异,可用于大规模的流行病学研究。

二、临床重要的耐药菌及其检测

(一)细菌的耐药机制

1.产生灭活抗菌药物的各种酶

细菌可产生灭活抗菌药物的酶,包括水解酶、钝化酶及修饰酶。

(1)β-内酰胺酶:产生 β-内酰胺酶是细菌对 β-内酰胺类抗菌药物耐药的主要原因。β-内酰胺酶通过其丝氨酸活性位点与 β-内酰胺类抗菌药物分子中的酰胺环结合并打开 β-内酰胺环,导致药物失活。根据 1995 年 Bush 提出的功能分类,按照底物和抑制物分为 4 组(其中 2 组和 3 组又分亚组),根据氨基酸序列分属于 A、B、C、D 4 种分子类别(Ambler 分子分类)。

(2)钝化酶:氨基糖苷类钝化酶是细菌对氨基糖苷类产生耐药性的最重要原因,此外还有氯霉素乙酰转移酶、红霉素酯化酶等。氨基糖苷类钝化酶通常由质粒介导染色体编码,同时与可移动遗传因子(整合子、转座子)亦有关,质粒的交换和转座子的转座作用均有利于耐药基因插入敏感菌的遗传物质中。

(3)修饰酶:氨基糖苷类修饰酶催化氨基糖苷类药物氨基或羟基的共价修饰,使氨基糖苷类药物与核糖体的结合减少,促进药物摄取 EDP-Ⅱ 也被阻断,因而导致耐药。氨基糖苷类修饰酶主要包括 N-乙酰转移酶(AAC)、O-核苷转移酶(ANT)和 O-磷酸转移酶(APH)。

2.药物作用靶位改变

如青霉素结合蛋白(PBP)的改变导致 β-内酰胺类抗菌药物耐药,DNA 拓扑异构酶的改变引起喹诺酮类抗菌药物耐药。

3.抗菌药物渗透障碍

细胞外膜上存在多种孔蛋白,系营养物质和亲水性抗菌药物的通道。细菌突变造成某种孔蛋白减少、缺失或结构变异时,即可阻碍抗菌药物进入细菌,导致细菌耐药性的发生。此外,许多细菌可吸附于生物材料或机体腔道表面,分泌多糖基质、纤维蛋白、脂蛋白等,形成生物膜。生物膜可通过物理阻挡作用保护细菌逃逸宿主免疫和抗菌药物的杀伤作用,同时在较低药物浓度下,易开启耐药基因,是形成耐药的原因之一。

4.药物的主动外排

主动外排泵是细菌耐药的又一机制。根据氨基酸序列同源性分为 5 类:①主要易化子超家族(MFS)。②耐药结节细胞分化(RND)家族。③多药和毒物排除(MATE)家族。④小多重耐药家族。⑤ATP 结合盒(ABC)家族。在这些超家族中,仅 ABC 超家族以水解 ATP 供能,其余均以质子驱动力供能。

(二)特殊耐药性检测

1.酶介导的耐药性检测

(1)β-内酰胺酶检测:β-内酰胺酶试验有 3 种方法,即产酸法、碘还原法和色原法。3 种方法所用的试验菌均需取自非选择性平板上的菌落。

产酸法所用的底物为青霉素,将试验菌种入含底物的枸橼酸缓冲液中,试验菌所产生的β-内酰胺酶将青霉素水解为青霉噻唑酸,使溶液的 pH 降低,溶液中的指示剂酚红由红色(阴性)变为黄色(阳性)。

碘还原法所用的底物亦为青霉素,溶解于磷酸盐缓冲液中,指示剂为碘淀粉复合物。当试验菌产生β-内酰胺酶时,底物水解产生的青霉噻唑酸使碘淀粉复合物中的碘还原,后者不能和淀粉结合致溶液由蓝色(阴性)转为无色(阳性)。出现淡蓝紫色时亦判为阴性。

色原法的底物是色原头孢菌素(头孢硝噻吩),可以将其用磷酸盐缓冲液(pH 7.0)配成溶液,置于试管中,再种入试验菌以观察颜色变化,亦可将其制成纸片,直接刮取菌落,涂菌部位纸片由黄色变为红色(阳性),则试验菌产 β-内酰胺酶,即 nitrocefin 被水解而引起电子转移。

以上 3 种试验方法的影响因素:产酸法和碘还原法的底物青霉素保存不当会自发降解而致假阳性;血清可以引起 nitrocefin 产生颜色反应。金黄色葡萄球菌和路邓葡萄球菌常需通过诱导才能产生 β-内酰胺酶,若诱导前试验阴性,可用亚抑菌浓度的头孢西丁(0.25μg/mL)诱导后再测,或于 β-内酰胺类抗菌药物纸片抑菌圈的边缘取菌苔进行测定,该试验至少 60 分钟后才能报告阴性。

临床实验室常规检测 β-内酰胺酶的细菌为流感嗜血杆菌、卡他莫拉菌、淋病奈瑟菌、肠球菌属(仅无菌体液)、类杆菌属、普雷沃菌属及其他革兰阴性厌氧菌(脆弱类杆菌组除外)。

(2)超广谱 β-内酰胺酶(ESBLs)筛选和确证:常规筛选 ESBLs 的菌株为肺炎克雷伯菌、产酸克雷伯菌、大肠埃希菌、奇异变形杆菌(与临床相关时)。ESBLs 大多由 TEM-1、2,SHV-1型突变而来。其他基因型还有 CTX-M、TOHO 等。

ESBLs 可以水解青霉素类、头孢菌素类、氨曲南,即使体外试验有时敏感,临床上对以上药物治疗仍然无效,故应报告耐药。但头霉素类和碳青霉烯类不受 ESBLs 影响。

2.葡萄球菌属苯唑西林耐药性检测

耐甲氧西林葡萄球菌(MRS)多由 mecA 基因介导,其基因产物是低亲和力的 PBP2a。CLSI 建议用头孢西丁纸片检测 mecA 基因介导的苯唑西林耐药性,结果容易观察,且对于凝固酶阴性葡萄球菌(SCN)的特异性更高。金黄色葡萄球菌和路邓葡萄球菌亦可采用头孢西丁肉汤稀释法检测 mecA 基因介导的苯唑西林耐药性。苯唑西林耐药性和头孢西丁检测 mecA 基因介导的苯唑西林耐药性试验。

除上述方法外,目前尚有一些商品化快速方法检测葡萄球菌属苯唑西林耐药性,包括 3 种乳胶凝集法分别为 MRSA 筛选试验(检测 PBP2a)、PBP2a 乳胶凝集试验和 Mastalex 试验(检测 mecA 基因)。除 Mastalex 试验外其余 2 种方法获得了美国 FDA 批准。MRSA 筛选试验仅用于检测金黄色葡萄球菌,具有较高的敏感性和特异性。PBP2a 乳胶凝集试验可用于检测金黄色葡萄球菌和 SCN,但目前为止尚无评估性数据。

3.克林霉素诱导耐药试验

对大环内酯类耐药的葡萄球菌属和 β 溶血链球菌可能对克林霉素结构性或诱导性耐药(erm,基因编码的 23S rRNA 甲基化,导致大环内酯类、林可酰胺类、链阳霉素 B 耐药,即 MLSB 型耐药)或只对大环内酯类耐药(msrA 或 mef 编码的外排泵)。

4.氨基糖苷类高水平耐药(HLAR)检测

筛选肠球菌属高浓度庆大霉素或链霉素耐药,可预测氨苄西林、青霉素或万古霉素和一种氨基糖苷类的协同效应。

5.万古霉素敏感性中介/耐药阳性球菌检测

纸片扩散法检测万古霉素耐药肠球菌(VRE),孵育时间为 24 小时,测量抑菌圈直径肘,用透射光仔细观察抑菌圈内微小菌落或膜状生长,当万古霉素抑菌圈直径≤14mm 和(或)在抑菌圈内发现任何生长均提示万古霉素耐药。对于中介(15～16mm)的结果,需进一步检测 MIC 及动力和色素产生,有助于区别万古霉素获得性耐药(vanA 和 vanB)和固有、中介水平耐药(vanC)。

1997 年日本发现第一株万古霉素中介金黄色葡萄球菌(VISA),此后一些国家陆续报道了 VISA。自 2002 年,美国相继发现 6 株万古霉素耐药金黄色葡萄球菌(VRSA),万古霉素 MIC 16～1024μg/mL,这些菌株均含有 vanA 基因。

研究显示,目前 VRSA 可通过参考肉汤稀释法、琼脂稀释法、E-test、纸片扩散法、万古霉素筛选平板、microscan overnight and synergies plus、BDphoenix 检测。VISA 检测方法主要为非自动化仪器方法,包括参考肉汤稀释法、琼脂稀释法、E-test。自动化仪器和万古霉素筛选平板可检测 MIC 为 8μg/mL 的 VISA,而 MIC 为 4μg/mL 的 VISA 检测的敏感性尚需确定。纸片扩散法不能检出 VISA。

对于疑似 VISA/VRSA 的细菌可用 MIC 法或纸片扩散法加万古霉素筛选平板(含 6μg/mL 万古霉素心脑浸液琼脂)进行检测,若万古霉素 MIC≤2μg/mL 且万古霉素筛选平板无菌生长,报告万古霉素敏感金黄色葡萄球菌(VSSA);若万古霉素 MIC≥2μg/mL 和(或)万古霉素筛选平板有菌生长,可能为 VISA/VRSA;若万古霉素抑菌圈直径≥15mm 且万古霉素筛选平板无菌生长,可能为 VSSA;若万古霉素抑菌圈直径<15mm,但万古霉素筛选平板有菌生长或万古霉素抑菌圈直径<15mm 和(或)万古霉素筛选平板有菌生长,可能为 VISA/VRSA。对于可能为 VISA/VRSA 的菌株首先检查纯度,确认菌株鉴定无误,用可靠的 MIC 方法重新检测,保存 VISA/VRSA 菌株,并向有关部门报告,将菌株送参考实验室确证。

6.KPC 酶检测

KPC 酶属于碳青霉烯酶,分子分类法的 A 组丝氨酸酶、功能分类法(Bush)的 2f 组,主要由质粒介导,酶活性可受酶抑制药抑制,可水解青霉素类、广谱头孢菌素、氨曲南及碳青霉烯类,即使体外试验有时敏感,临床上对以上药物治疗仍然无效,故应报告为耐药。

目前发现的 KPC 酶有 KPC-1～KPC-4 等 4 种,它们之间只有个别氨基酸发生了突变。KPC-1 是 1996 年在美国一株对碳青霉烯类耐药的肺炎克雷伯菌中发现,仅几年时间,已在美国,特别在美国的东北部各州蔓延。

临床常见产 KPC 酶的菌株为肺炎克雷伯菌,其他肠杆菌科细菌如产酸克雷伯菌、弗劳地枸橼酸菌、大肠埃希菌、肠杆菌属、沙门菌属、沙雷菌属亦有报道。

厄他培南和美罗培南可用于检测 KPC 酶,检测能力存在差异。厄他培南敏感性最好,但缺乏特异性。产 KPC 酶菌株通常对碳青霉烯类低水平耐药(MIC 升高,但在敏感范围内)。纸片扩散法筛查 KPC 酶时,大多数菌株对厄他培南表现为"中介"或"耐药"。

KPC 酶确证试验为 PCR 扩增 biaKPC,亦可采用改良 Hodge 试验,检测敏感性为 100%。具体方法:0.5 麦氏浊度单位(1:10)大肠埃希菌 ATCC25922 涂布 MH 平板,中间贴厄他培南或美罗培南(10μg)纸片,接种待检菌的无菌接种环自纸片外缘向平板边缘划线,35℃过夜培养。结果判断:厄他培南或美罗培南抑菌圈内出现待检菌矢状生长者为产碳青霉烯酶菌株。

第二章　内科护理

第一节　慢性阻塞性肺疾病

慢性阻塞性肺疾病(COPD)是一种以气流受限为特征的可以预防和治疗的疾病,气流受限不完全可逆,呈进行性发展。与肺部对香烟烟雾等有害气体或颗粒的异常炎症反应有关,COPD主要累及肺脏,也可以引起显著的全身反应。

一、流行病学

COPD是呼吸系统最常见的疾病之一,据WHO的调查,1990年全球COPD病死率占各种疾病病死率的第6位,到2020年将上升至第3位,我国COPD患病率占40岁以上人群的8.2%。另有调查显示COPD患病率在吸烟者、戒烟者中比不吸烟者明显升高,男性比女性高,40岁以上者比40岁以下者高。

二、病因

COPD的病因至今仍不十分清楚,但已知与某些危险因素有关。

(一)环境因素

1.吸烟

已知吸烟为COPD最主要的危险因素,吸烟数量愈大,年限愈长,则发病率愈高。被动吸烟也可以导致COPD的发生。

2.职业性粉尘和化学物质

包括有机或无机粉尘,化学物质和烟雾,如煤尘、棉尘、二氧化硅等。

3.室内空气污染

用木材、畜粪等或煤炭做饭或取暖,通风不良也可发生COPD。

4.室外空气污染

汽车、工厂排放的废气,如二氧化氮、二氧化硫等可引起COPD的急性加重。

(二)易感性

包括易感基因和后天获得的易感性。

1.易感基因

比较明确的是表达先天性 α_1 抗胰蛋白酶缺乏的基因,是COPD的一个致病原因。

2.出生低体重

学龄儿童调查发现出生低体重者肺功能较差,这些儿童以后若吸烟,可能是COPD的一个易感因素。

3.儿童时期下呼吸道感染

儿童时期患下呼吸道感染的儿童若以后吸烟,则COPD的发病率显著增加。

4.气道高反应性

气道高反应性是COPD的一个危险因素。气道高反应性除与基因有关外也可后天获得,继发于环境因素。

三、发病机制

发病机制至今尚不完全明确。

(一)气道炎症

香烟的烟雾与大气中的有害物质能激活气道内的肺泡巨噬细胞,它被激活后释放各种细胞因子,这些因子使气道发生慢性炎症,并损伤气道上皮细胞。气道炎症引起的分泌物增多,使气道狭窄,炎症细胞释放的介质可引起气道平滑肌的收缩,使其增生肥厚,导致阻塞性通气障碍。

(二)蛋白酶与抗蛋白酶的失衡

肺组织中的弹性蛋白酶来自巨噬细胞和中性粒细胞,能够分解弹性纤维,引起肺气肿。弹性蛋白酶抑制因子可抑制此酶的活性,避免肺气肿的发生。当蛋白酶增多和(或)抗蛋白酶减少或功能不足引起两者失衡时,可发生肺气肿。

四、临床表现

(一)症状

临床主要症状为咳嗽、咳痰、气短、喘息等。随着疾病进展,急性加重变得越来越频繁。上述症状常常有昼夜节律,晨起咳嗽、咳痰重和季节性(冬春)发作等特点。吸烟、接触有害气体(SO_2、NO_2、Cl_2)、过度劳累、气候突然变化、感冒等经常是上述症状的诱因。后期可存在活动后气短,如跑步、上楼或地面上快行,甚至洗脸、穿衣或静息时也有气短症状。经休息、吸氧、吸入药物等气短可缓解。长期患病有乏力、体重下降等表现。急性发作期可存在神志改变、睡眠倒错等。

(二)体征

早期多无异常,或可在肺底部闻及散在干湿啰音,咳嗽排痰后啰音可消失,急性发作期肺部啰音可增多。后期体位呈前倾坐位或端坐呼吸。辅助呼吸肌参与呼吸运动,出现三凹征。眼球结膜充血、水肿。甲床、口唇发绀。胸廓外形前后径增宽,肋间隙宽度,剑突下胸骨下角(腹上角)增宽。呼吸运动速率加快,幅度增大,语颤减弱。叩诊肝界下移,肺底移动度减小,心浊音界缩小。听诊肺部呼吸音减弱,呼气相延长,可闻及干湿啰音。剑突下心音清晰、心率加快、心律不规则等。如并发气胸、肺源性心脏病等可存在相应体征。

五、实验室检查

(一)血常规

缓解期患者白细胞总数及分类多正常;急性发作期,尤其是并发细菌感染时白细胞总数和中性粒细胞可升高,伴核左移。

(二)血气分析

对于晚期 COPD 患者,动脉血气分析测定非常重要,可以确定患者是否并发有呼吸衰竭和酸碱失衡;在海平面及呼吸室内空气的条件下,$PaO_2 < 8.0kPa(60mmHg)$,伴或不伴 $PaCO_2 > 6.0kPa(45mmHg)$,诊断为呼吸衰竭。

(三)痰培养

可检出病原菌,常见的病原菌有肺炎链球菌、流感嗜血杆菌、卡他莫拉菌、肺炎克雷伯杆菌、白色念珠菌等。同时做药物敏感试验可指导临床合理应用抗生素治疗。

(四)α_1 抗胰蛋白酶($\alpha_1 AT$)

$\alpha_1 AT$ 是肝脏合成的急性期蛋白,其主要作用是抗蛋白水解酶特别是对中性粒细胞释放的弹力酶的抑制作用;目前有一种学说认为肺气肿的发生是由于蛋白酶和抗蛋白水解酶之间不平衡所致,$\alpha_1 AT$ 是人体最重要的抗蛋白水解酶,$\alpha_1 AT$ 缺乏的纯合子易患肺气肿,但我国极少有此型遗传缺陷。

(五)肺功能检查

它是判断气流受限的主要客观指标,对 COPD 诊断、严重程度评价、疾病进展、预后及治疗反应等有重要意义。检查可见 FEV_1(第 1 秒用力呼气量)或 FEV_1/FVC(用力肺活量)、MVV(最大通气量)下降,RV(残气量)/TLC(肺总量)加大。

(六)胸部 X 线检查

COPD 早期胸片可无变化,以后可出现肺纹理增粗、紊乱等非特异性改变,也可出现肺气肿改变。X 线胸片改变对 COPD 诊断特异性不高,主要作为确定肺部并发症及与其他肺疾病鉴别之用。

(七)胸部 CT 检查

CT 检查不应作为 COPD 的常规检查。高分辨 CT 对有疑问病例的鉴别诊断有一定意义。

六、治疗

(1)教育与管理:通过教育与管理可以提高患者及有关人员对 COPD 的认识和自身处理疾病的能力,更好地配合治疗和实施预防措施,减少反复加重,维持病情稳定,提高生活质量。主要内容包括:

①教育与督促患者戒烟。

②使患者了解 COPD 的病理生理与临床基础知识。

③掌握一般和某些特殊的治疗方法。

④学会自我控制病情的技巧,如腹式呼吸及缩唇呼吸锻炼等。

⑤了解赴医院就诊的时机。

⑥社区医生定期随访管理。

(2)控制职业性或环境污染,避免或防止粉尘、烟雾及有害气体吸入。

(3)药物治疗:用于预防和控制症状,减少急性加重的频率和严重程度,提高运动耐力和生活质量。

①支气管扩张剂

a.β_2受体激动剂:可通过吸入或口服应用,如沙丁胺醇气雾剂、沙美特罗等。

b.抗胆碱药:异丙托溴铵气雾剂等。

c.茶碱类药物:茶碱缓释片。

②糖皮质激素:目前认为$FEV_1<50\%$预计值并有并发症或反复加重的COPD患者可规律性吸入糖皮质激素治疗,有助于减少急性发作频率,提高生活质量。

③其他药物:如祛痰药、抗氧化剂、免疫调节剂、疫苗和中医治疗等。

(4)氧疗:发生低氧血症者可用鼻导管吸氧,或文丘里面罩吸氧。一般吸入氧浓度为25%~29%,避免吸入氧浓度过高而引起二氧化碳麻醉现象,加重呼吸衰竭。

(5)康复治疗。

(6)外科治疗:包括肺容量减容术、肺大疱切除术和肺移植等。

七、护理措施

1.基础护理

(1)急性发作期:有发热、喘息时应卧床休息,取舒适坐位或半卧位,衣服要宽松,被褥要松软、暖和,以减轻呼吸运动的限制。视病情安排适当的活动,以不感到疲惫、不加重症状为宜。保持室内空气的新鲜与流通,冬季注意保暖,避免直接吸入冷空气,室内禁止吸烟。

(2)饮食护理:对心、肝、肾功能正常的患者,应给予充足的水分和热量。每日饮水量应在1500mL以上,充足的水分有利于维持呼吸道黏膜的湿润,使痰的黏稠度降低,咳痰变得容易。适当增加蛋白质、热量和维生素的摄入。COPD患者在饮食方面需采用低碳水化合物、高蛋白、高纤维食物,同时避免产气食物。餐后避免平卧,有利于消化。少食多餐,每餐不要太饱,少食可以避免腹胀和呼吸短促。腹胀患者宜进软食,细嚼慢咽,避免产气食物如汽水、啤酒、豆类、马铃薯等。

2.专科护理

(1)对症护理:主要为咳嗽、咳痰的护理,发作期的患者呼吸道分泌物增多、痰液黏稠,咳痰困难,严重时可因痰堵塞引起窒息。因此,护士应通过为患者实施胸部物理疗法,帮助患者清除积痰、控制感染、提高治疗效果。胸部物理疗法包括深呼吸和有效咳嗽、胸部叩击、体位引流及吸入疗法。

①深呼吸和有效咳嗽:鼓励和指导患者进行有效咳嗽,这是一项重要的护理。通过深呼吸和有效咳嗽,可及时排出呼吸道内分泌物。指导患者每2~4小时定时进行数次随意的深呼

吸,在吸气终了屏气片刻爆发性咳嗽,促使分泌物从远端气道随气流移向大气道。

②胸部叩击:通过叩击震动背部,间接地使附在肺泡周围及支气管壁的痰液松动脱落。方法为五指并拢,向掌心弯曲,里空心掌,胸部放松,迅速而规律地叩击胸部。叩击顺序为从肺底部到肺尖、从肺外侧到内侧,每一肺叶叩击 1～3 分钟。叩击同时鼓励患者做深呼吸和咳嗽、咳痰。叩击时间以 15～20 分钟为宜,每日 2～3 次,餐前进行。叩击时应询问患者的感受,观察面色、呼吸、咳嗽、排痰情况,检查肺部呼吸音及啰音的变化。

③体位引流:按病灶部位,协助患者取适当体位,使病灶部位开口向下,利用重力,借助有效咳嗽和胸部叩击将分泌物排出体外。引流多在早餐后 1 小时、晚餐前及睡前进行,每次 10～15 分钟,引流期间应防止头晕等意外危险,观察引流效果,注意神志、呼吸及有无发绀。

④吸入疗法:利用雾化器将祛痰平喘药加入湿化瓶中,使液体分散成极细的颗粒,吸入呼吸道以增强吸入气体的湿度,达到湿润气道黏膜、稀释气道痰液的作用,常用的祛痰平喘药为盐酸氨溴索(沐舒坦)、异丙托溴铵(爱全乐)等。在湿化过程中气道内黏稠的痰液和分泌物可湿化而膨胀,如不及时清除,有可能导致或加重气道狭窄甚至气道阻塞。在吸入疗法过程中,应密切观察病情,协助患者翻身、拍背,以促进痰液排出。

(2)氧疗过程中的护理:COPD 急性发作期,大多数伴有呼吸衰竭、低氧血症及二氧化碳潴留。Ⅰ型呼吸衰竭患者可按需吸氧,根据缺氧程度适当调节氧流量,但应避免长时间高浓度吸氧,以防氧中毒。Ⅱ型呼吸衰竭患者宜给予低流量吸氧,以免抑制呼吸。用氧前应向患者及家属做好解释工作,讲明用氧的目的、注意事项,嘱患者勿擅自调节氧流量或停止吸氧,以免加重病情。在吸氧治疗中应监测患者的心率、血压、呼吸频率及血气指标的变化,了解氧疗效果。注意勿使吸氧管打折,鼻腔干燥时可用棉签蘸水湿润鼻黏膜。患者出院后大多需要进行家庭氧疗,需向患者详细讲解氧疗方法及相关注意事项。

氧疗有效指标:患者呼吸困难减轻、呼吸频率减慢、发绀减轻、心率减慢、活动耐力增加。

(3)呼吸功能锻炼:COPD 患者急性症状后应尽早进行呼吸功能锻炼,教会患者及家属呼吸功能锻炼技术,督促实施并提供有关咨询资料。可以在下述呼吸方法中选用一种或熟练后两种交替进行。

①腹式呼吸锻炼:由于气流受限,肺过度充气,膈肌下降,活动受限,呼吸类型改变,通过呼吸肌锻炼,使浅快呼吸变为慢有效呼吸,利用腹肌帮助膈肌运动,调整呼吸频率,呼气时间延长,以提高潮气容积,减少无效腔,增加肺泡通气量,改变气体分布,降低呼吸功耗,缓解气促症状。方法:患者取立位,体弱者也可取坐位或仰卧位,上身肌群放松,呼气时腹部内陷,尽量将气体呼出,一般吸气 2 秒、呼气 4～6 秒,吸气与呼气时间比为 1:2 或 1:3。用鼻吸气,用口呼气,要求缓呼深吸,不可用力,每分钟呼吸速度保持在 7～8 次,开始每日 2 次,每次 10～15 分钟,熟练后可增加次数和时间,使之成为自然的呼吸习惯。腹式呼吸需要增加能量消耗,因此指导患者只能在疾病恢复期如出院前进行训练。

②缩唇呼吸:通过缩唇呼吸徐徐呼气,可延缓呼气气流压力的下降,提高气道内压,避免胸膜腔内压增加对气道的动态压迫,使等压点移向中央气道,防止小气道的过早闭合,使肺内残气更易排出,有助于下一吸气周期进入更多的新鲜空气,增强肺泡换气,改善缺氧。方法:用鼻吸气,缩唇做吹口哨样缓慢呼气,在不感觉费力的情况下,自动调节呼吸频率、呼吸深度和缩唇

程度,以能使距离口唇 30cm 处与唇等高点水平的蜡烛火焰随气流倾斜又不致熄灭为宜。每天 3 次,每次不超过 10 分钟或适当延长。

3.用药护理

COPD 反复感染者长期应用抗生素,对许多药物已不敏感,应视感染程度或根据药物敏感试验选用抗生素。轻中度呼吸道感染,治疗以口服药为主。用药期间观察用药后患者体温是否下降,咳嗽、咳痰症状是否减轻,肺部啰音是否消失,并注意观察药物的不良反应。感染控制后应及时停药。

(1)祛痰止咳药物应用护理:常用的祛痰类药物如下。

①祛痰药:有氧化铵、碘化钾等,其作用方式为通过促进气道黏膜纤毛上皮运动,加速痰液的排出;能增加呼吸道腺体分泌,稀释痰液,使痰液黏稠度降低,以利咳出。

②黏液溶解剂:有盐酸氨溴索(沐舒坦)、舍雷肽酶片、溴己新、糜蛋白酶等,通过降低痰液黏稠度,使痰液易于排出。

③镇咳药:如可待因,直接作用于咳嗽中枢。对痰量少的刺激性干咳可选用镇咳药,痰多者应以祛痰药为主。

④其他:还有中药化痰制剂。用药时应观察用药后痰液是否变稀、容易咳出。多数祛痰药物不良反应小,但氯化铵等对胃肠道有强烈刺激作用,可引起恶心、呕吐及上腹部疼痛,溃疡病及肝肾功能不全者慎用。碘化钾可引起皮疹、鼻黏膜卡他症状和过敏表现。注意事项:对呼吸储备功能减弱的老年人或痰量较多者,应以祛痰药为主,协助排痰,不应选用强烈镇咳药物,以免抑制呼吸中枢及加重呼吸道阻塞和炎症,导致病情恶化。

(2)解痉平喘药物应用护理:解痉平喘药物可解除支气管痉挛,使通气功能有所改善,也有利于痰液排出。用药后注意患者咳嗽是否减轻,气喘是否消失。

有些尚有抗过敏作用,与祛痰药合用效果更好。常用的有以下几种。

①M 受体阻滞药:如溴化异丙托品定量吸入剂。

②β_2 受体激动剂:有沙丁胺醇。β_2 受体激动剂常同时有心悸、心率加快、肌肉震颤等不良反应,用药一段时间后症状可减轻,如症状明显应酌情减量。

③茶碱类:有氨茶碱等。茶碱引起的不良反应与其血药浓度水平密切相关,个体差异较大,常有恶心、呕吐、头痛、失眠,严重者出现心动过速、精神失常、昏迷等,应严格掌握用药浓度及滴速。

4.心理护理

COPD 患者长期患病,影响工作和日常生活,出现焦虑、抑郁、紧张、悲观失望等不适心理。针对病情及心理特征及时给予精神安慰和心理疏导,做好患者及家属工作,鼓励他们在任何情况下,都要给予患者精神安慰,调动各种社会关系给予精神及物质关怀,介绍类似疾病治疗成功的病例,强调坚持康复的重要性,以取得主动配合,树立战胜疾病的信心。指导患者放松技巧,教会患者缓解焦虑的方法,如听音乐、做游戏等娱乐活动,以分散注意力,减轻焦虑。

5.健康指导

(1)疾病预防指导:告诉患者及家属 COPD 患者应避免烟尘吸入,要坚持不懈有效地进行健康锻炼,嘱家属督促实施,嘱患者做到生活规律、劳逸结合,气候骤变时注意保暖、预防感冒,避免受凉以及与上呼吸道感染患者接触。加强体育锻炼,要根据每个人的病情、体质及年龄等情况量力而行,循序渐进,天气良好时到户外活动,如散步、慢跑、打太极拳等,以不感到疲劳为宜,增加呼吸道局部抵抗能力。

(2)自我监测指导:教会患者学会自我监测病情变化,尽早治疗呼吸道感染,可在家中配备常用药物及掌握其使用方法。

(3)饮食指导:呼吸功的增加可使热量和蛋白质消耗增多、导致营养不良,应制定高热量、高蛋白、高维生素的饮食计划。重视营养的摄入,改善全身营养状况,提高呼吸肌力量。

(4)家庭氧疗指导:严重低氧血症者坚持长期家庭氧疗(持续低流量吸氧 $1\sim2L/min$,每天 15 小时以上),可明显提高生活质量和劳动能力,延长寿命。家庭氧疗注意供氧装置周围严禁烟火,防止氧气燃烧爆炸,氧疗装置定期更换、清洁、消毒。

第二节　支气管哮喘

支气管哮喘是致敏因素或非致敏因素作用于机体引起可逆的支气管平滑肌痉挛、黏膜水肿、黏液分泌增多等病理变化,是由多种细胞特别是肥大细胞、T 淋巴细胞参与的气道炎症,本病常发生于过敏体质和支气管反应过度增高的人,支气管哮喘与变态反应关系密切,在易感者中此处炎症可引起反复发作的喘息、气促、胸闷或咳嗽等症状,多在夜间和凌晨发生,本病后期可继发慢性阻塞性肺气肿及慢性肺心病,可严重影响心肺功能,已成为严重威胁公众健康的一种主要慢性疾病,我国哮喘的患病率约为 1%,儿童可达 3%,据测算全国约有 1000 万以上哮喘患者。

一、病因及发病机制

本病的病因还不十分清楚,目前认为哮喘是多基因遗传病,受遗传因素和环境因素双重影响。

(一)遗传因素

哮喘患者的亲属患病率高于群体患病率,且亲缘关系越近病情越严重,其亲属患病率也越高。有研究表明,与气道高反应、IgE 调节和特应性反应相关的基因在哮喘的发病中起着重要作用。

(二)环境因素

主要为哮喘的激发因素,包括:①吸入性变应原,如尘螨、花粉、真菌、动物毛屑、二氧化硫、氨气等各种特异和非特异性吸入物。②感染,如细菌、病毒、原虫、寄生虫等。③食物,如鱼、虾、蟹、蛋类、牛奶等。④药物,如普萘洛尔(心得安)、阿司匹林等。⑤其他如气候改变、运动、妊娠等。

二、临床表现

（一）症状

典型的支气管哮喘,发作前有先兆症状如打喷嚏、流涕、咳嗽、胸闷等,如不及时处理,可因支气管阻塞加重而出现呼吸困难,严重者被迫采取坐位或呈端坐呼吸;干咳或咳大量白色泡沫痰,甚至出现发绀等。一般可自行缓解或用平喘药物等治疗后缓解。某些患者在缓解数小时后可再次发作,甚至导致重度急性发作。

此外,在临床上还存在非典型表现的哮喘。如咳嗽变异型哮喘,患者在无明显诱因咳嗽2个月以上,常于夜间及凌晨发作,运动、冷空气等诱发加重,气道反应性测定存在高反应性,抗生素或镇咳药、祛痰药治疗无效,使用支气管解痉剂或皮质激素有效,但需排除引起咳嗽的其他疾病。

（二）体征

发作时,体检可见患者取坐位,双手前撑,双肩耸起,鼻翼翕动,辅助呼吸肌参与活动,颈静脉压力呼气相升高(由于呼气相用力,使胸腔内压升高),胸部呈过度充气状态,两肺可闻及哮鸣音,呼气延长。

重度或危重型哮喘时,患者在静息时气促,取前倾坐位,讲话断续或不能讲话,常有焦虑或烦躁。危重时则嗜睡或意识模糊,大汗淋漓,呼吸增快多大于30次/分,心率增快达120次/分,胸廓下部凹陷或出现胸腹矛盾运动,喘鸣危重时哮鸣音反而减轻或消失。也可出现心动过缓,有奇脉。

三、实验室检查

（一）血象

嗜酸性粒细胞在发作期可增高。呼吸道感染时,白细胞总数及中性粒细胞可增加。重症哮喘时可有血液浓缩。

（二）痰液检查

哮喘患者痰液可多可少,在没有并发呼吸道感染时的痰液多呈白色泡沫样,晨起的痰液较为黏稠,可含有半透明且质地呈弹性的胶冻样颗粒,称为"哮喘珠"。白天的痰液多较稀薄。并发感染时痰呈黄色或绿色,较浓厚而黏稠。显微镜检查可发现库什曼螺旋体及夏克-雷登晶体。痰涂片可见较多嗜酸性粒细胞,有助于哮喘的诊断。嗜酸性粒细胞阳离子蛋白(ECP)是嗜酸性粒细胞脱颗粒活化物标志,也是引起气道炎症及气道高反应性的一种毒性蛋白,在过敏性哮喘患者中水平升高。临床上可用于判断气道的炎症程度。除并发感染外,哮喘患者的痰细菌培养通常无致病菌生长。

（三）血气分析

对判断哮喘病情轻重及治疗具有重要意义。哮喘发作轻者仅见低氧血症(PaO_2降低)或伴有低碳酸血症($PaCO_2$降低);重症哮喘或哮喘持续状态时可见严重低氧血症(PaO_2明显降低,可<60mmHg)及高碳酸血症($PaCO_2$升高,可>50mmHg),$PaCO_2$升高提示气道阻塞非常严重或呼吸肌疲劳衰竭,出现呼吸性酸中毒和代谢性酸中毒,甚至出现Ⅱ型呼吸衰竭、肺性脑病。

(四)细胞因子及其受体的检测

哮喘是一种慢性的气管炎症,其中各种细胞的功能、细胞间的相互作用及细胞的生长和分化分别受到各种细胞因子的调节。与哮喘发病关系密切的细胞因子有 IL-3、IL-4、IL-5、GMCSF、MCP-1、MCP-3、ICAM-1、VCAM-1 等。检测支气管哮喘患者血清中、肺泡灌液中,特别是后者的细胞因子浓度,能够反映支气管哮喘患者局部气管炎症的程度,为抗感染治疗提供依据。

(五)特异性 IgE 抗体检测

支气管哮喘的发病机制是过敏原与血清中特异的 IgE 抗体结合,导致哮喘,因此检测特异性 IgE 抗体是支气管哮喘病因学诊断和免疫治疗疗效观察的可靠指标,此方法敏感性好、特异性高。血清中总 IgE 水平的升高提示患者为特异性体质,但对确定过敏原无特异性。

(六)通气功能检测

在哮喘发作时呈阻塞性通气功能障碍,呼气流速指标显著下降,第 1 秒用力呼气容积（FEV$_1$）、第 1 秒用力呼气容积占用力肺活量比值（FEV$_1$/FVC%）、最大呼气中期流速（MMEF）以及呼气峰值流速（PEF）均减少。肺容量指标见用力肺活量减少、残气量增加、功能残气量和肺总量增加,残气占肺总量百分比增高。缓解期上述通气功能指标可逐渐恢复。

(七)支气管激发试验（BPT）

用以测定气道反应性。常用吸入激发剂为醋甲胆碱、组胺。吸入激发剂后其通气功能下降、气道阻力增加。运动亦可诱发气道痉挛,使通气功能下降。激发试验只适用于 FEV$_1$ 在正常预计值的 70%以上的患者。在设定的激发剂量范围内,如 FEV$_1$ 下降＞20%,可诊断为激发试验阳性。通过剂量反应曲线计算使 FEV$_1$ 下降 20%的吸入药物累积剂量（PD$_{20}$-FEV$_1$）或累积浓度（PC$_{20}$-FEV$_1$）,可对气道反应性增高的程度做出定量判断。

(八)支气管扩张试验（BDT）

用以测定气道气流受限的可逆性。常用的吸入型支气管扩张剂有沙丁胺醇、特布他林等,如 FEV$_1$ 较用药前增加＞15%,且其绝对值增加＞200mL,可诊断为舒张试验阳性。

(九)PEF 及其变异率测定

PEF 可反映气道通气功能的变化。哮喘发作时 PEF 下降。此外,由于哮喘有通气功能时间节律变化的特点,常于夜间或凌晨发作或加重,使其通气功能下降。若昼夜(或凌晨与下午)PEF 变异率≥20%,则符合气道气流受限可逆性改变的特点。

(十)胸部 X 线检查

在哮喘发作早期可见两肺透亮度增加,呈过度充气状态;在缓解期多无明显异常。如并发呼吸道感染,可见肺纹理增加及炎性浸润阴影。同时要注意肺不张、气胸或纵隔气肿等并发症的存在。

四、治疗

(一)发作期治疗

解痉、抗炎、保持呼吸道通畅是治疗关键。以下药物可提供临床选择。

1.β_2 受体激动剂

β_2 受体激动剂为肾上腺素受体激动剂中对 β_2 受体具有高度选择性的药物。另外一些较老的肾上腺素受体激动剂如肾上腺素、异丙肾上腺素、麻黄碱等,因兼有 α_1 受体及 β_2 受体激动作用易引起心血管不良反应而逐渐被 β_2 受体激动剂代替。β_2 受体激动剂可扩张支气管平滑肌,增加黏液纤毛清除功能,降低血管通透性,调节肥大细胞及嗜碱粒细胞介质释放。常用药品有:①短效 β_2 受体激动剂,如沙丁胺醇、特布他林,气雾剂吸入 $200\sim400\mu g$ 后,$5\sim10$ 分钟见效,维持 $4\sim6$ 小时,全身不良反应(心悸、骨骼肌震颤、低钾血症等)较轻;以上两药口服制剂一般用量每次 $2\sim4mg$,每日 3 次,但心悸、震颤等不良反应较多。克伦特罗平喘作用为沙丁胺醇的 100 倍,口服每次 $30\mu g$,疗效 $4\sim6$ 小时,也有气雾剂。②长效 β_2 受体激动剂,如丙卡特罗,口服每次 $25\mu g$,早、晚各 1 次;施立稳,作用长达 $12\sim24$ 小时。β_2 受体激动剂久用可引起 β_2 受体功能下调和气道不良反应性更高,应引起注意。使用 β_2 受体激动剂若无疗效,不宜盲目增大剂量,以免严重不良反应发生。

2.茶碱

有扩张支气管平滑肌作用,并具强心、利尿、扩张冠状动脉作用,尚可兴奋呼吸中枢和呼吸肌。研究表明茶碱有抗炎和免疫调节功能。①氨茶碱,为茶碱与乙二胺的合成物,口服一般剂量为每次 $0.1g$,每日 3 次。为减轻对胃肠刺激,可在餐后服用,亦可用肠溶片。注射用氨茶碱 $0.125\sim0.25g$ 加入葡萄糖溶液 $20\sim40mL$ 缓慢静脉注射(注射时间不得少于 15 分钟),此后可以 $0.4\sim0.6mg/(kg\cdot h)$ 静脉点滴以维持平喘。②茶碱控释片,平喘作用同氨茶碱,但血浆茶碱半衰期长达 12 小时,且昼夜血液浓度稳定,作用持久,尤其适用于控制夜间哮喘发作。由于茶碱的有效血浓度与中毒血浓度十分接近,且个体差异较大,因此用药前需询问近期是否用过茶碱,有条件时最好做茶碱血药浓度监测,静脉用药时务必注意浓度不能过高,速度不能过快,以免引起心律失常、血压下降甚至突然死亡。某些药物如喹诺酮类、大环内酯类、西咪替丁等能延长茶碱半衰期,可造成茶碱毒性增加,应引起注意。茶碱慎与 β_2 受体激动剂联用,否则易致心律失常,如需两药合用则应适当减少剂量。

3.抗胆碱能药物

包括阿托品、东莨菪碱、山莨菪碱、异丙托溴铵等。做平喘应用时,主要以雾化吸入形式给药,可阻断节后迷走神经传出,通过降低迷走神经张力而舒张支气管,还可防止吸入刺激物引起反射性支气管痉挛,尤其适用于夜间哮喘及痰多哮喘,与 β_2 受体激动剂合用能增强疗效。其中异丙托溴铵疗效好,不良反应小。有气雾剂和溶液剂两种,前者每日喷 3 次,每次 $25\sim75\mu g$;后者为 $250\mu g/mL$ 浓度的溶液,每日 3 次,每次 $2mL$,雾化吸入。

4.肾上腺糖皮质激素(简称激素)

激素能干扰花生四烯酸代谢,干扰白三烯及前列腺素的合成,抑制组胺生成,减少微血管渗漏,抑制某些与哮喘气道炎症相关的细胞因子的生成及炎性细胞趋化,并增加支气管平滑肌对 β_2 受体激动剂的敏感性。因此激素是治疗哮喘的慢性气道炎症及气道高反应性的最重要、最有效的药物。有气道及气道外给药两种方式,前者通过气雾剂喷药或溶液雾化给药,疗效好,全身不良反应小;后者通过口服或静脉给药,疗效更好,但长期大量应用可发生很多不良反应,严重者可致库欣综合征、二重感染、上消化道出血等严重并发症。气雾剂目前主要有二丙酸倍氯米松和布地奈德两种,适用于轻、中、重度哮喘的抗感染治疗,剂量为每日 $100\sim600\mu g$,需长期用,喷药后应清水漱口以减轻和避免口咽部念珠菌感染和声音嘶哑。在气管给药哮喘不能控制、重症哮喘或哮喘患者需手术时,估计有肾上腺皮质功能不足等情况下,可先静脉注射琥珀酸钠氢化可的松 $100\sim200mg$,其后可用氢化可的松 $200\sim300mg$ 或地塞米松 $5\sim10mg$静脉滴注,每日用量视病情而定,待病情稳定后可改用泼尼松每日清晨顿服 $30\sim40mg$,哮喘控制后,逐渐减量。可配用气雾剂,以求替代口服或把泼尼松剂量控制在每日 $10mg$ 以下。

5.钙通道阻滞剂

硝苯地平,每次 $10\sim20mg$,每日 3 次,口服或舌下含服或气雾吸入,有一定平喘作用,此外维拉帕米、地尔硫草也可试用。其作用机制为,此类药物能阻止钙离子进入肥大细胞,抑制生物活性物质释放。

(二)缓解期治疗

为巩固疗效,维持患者长期稳定,以避免肺气肿等严重并发症发生,应强调缓解期的治疗。

(1)根据患者具体情况,包括诱因和以往发作规律,进行有效预防。如避免接触过敏原,增强体质,防止受凉等。

(2)发作期病情缓解后,应继续吸入维持剂量糖皮质激素至少 $3\sim6$ 个月。

(3)保持医生与患者联系,对患者加强自我管理教育,监视病情变化,逐日测量 PEF,一旦出现先兆,及时用药以减轻哮喘发作症状。

(4)色甘酸钠雾化吸入,酮替芬口服有抗过敏作用,对外源性哮喘有一定预防价值。

(5)特异性免疫治疗:通过以上治疗基本上可满意地控制哮喘,在无法避免接触过敏原或药物治疗无效者,可将特异性致敏原制成不同浓度浸出液,做皮内注射,进行脱敏。一般用 $1:5000$、$1:1000$、$1:100$ 等几种浓度,首先以低浓度 $0.1mL$ 开始,每周 $1\sim2$ 次,每周递增 $0.1mL$ 直至 $0.5mL$,然后提高一个浓度再按上法注射。15 周为 1 疗程,连续 $1\sim2$ 疗程或更长。但应注意制剂标准化及可能出现的全身过敏反应和哮喘严重发作。

(三)重度哮喘的处理

重度及危重哮喘均有呼吸衰竭等严重并发症,可危及生命,应立即正确处理。

1.氧疗

可给予鼻导管吸氧,当低氧又伴有低碳酸血症,$PaO_2<8.0kPa(60mmHg)$,$PaO_2<4.7kPa(35mmHg)$,可面罩给氧。若以上氧疗及各种处理无效,病情进一步恶化,出现意识障碍甚至昏迷者,则应及早应用压力支持等模式机械通气。氧疗要注意湿化。

2.补液

通气增加,大量出汗,往往脱水致痰液黏稠,甚至痰栓形成,严重阻塞气道是重度哮喘重要发病原因之一,补液非常重要。一般用等渗液体每日 $2000\sim3000mL$,以纠正失水,稀释痰液。

补液同时应注意纠正电解质紊乱。

3.糖皮质激素

静脉滴注氢化可的松 100～200mg,静脉注射后 4～6 小时才能起效。每日剂量 300～600mg,个别可用 1000mg。还可选用甲泼尼龙每次 40～120mg,静脉滴注或肌内注射,6～8 小时后可重复应用。

4.氨茶碱

如患者在 8～12 小时内未用过氨茶碱可 0.25g 加入葡萄糖溶液 40mL 缓慢静脉注射(15 分钟以上注射完),此后可按 0.75mg/(kg·h)的维持量静脉滴注。若 6 小时内用过以上静脉注射剂量者可用维持量静脉滴注。若 6 小时内未用到以上剂量则可补足剂量再用维持量。

5.β₂ 受体激动剂

使用气雾剂喷入,或用氧气为气源雾化吸入,合用异丙托溴铵气道吸入可增加平喘效果。

6.纠正酸碱失衡

可根据血气酸碱分析及电解质测定,分析酸碱失衡类型决定治疗方案,如单纯代谢性酸中毒可酌情给予 5％碳酸氢钠 100～250mL 静脉滴入。

7.抗生素

重度哮喘往往并发呼吸系统感染,合理应用抗生素是必要的。

五、护理评估

(一)健康史

(1)询问患者发作时的症状、持续时间、诱发或缓解因素,了解既往治疗经过和检查。

(2)了解患者对哮喘知识的掌握程度,询问患者是否熟悉哮喘急性发作的先兆和处理方法,发作时有无按医嘱治疗。

(3)评估患者呼吸困难对日常生活、工作的影响程度,了解患者的家族史。

(4)评估与患者哮喘发生的各种病因和诱因,如有无接触变应原、吸烟等。

(二)心理社会评估

哮喘急性和反复发作,可影响患者的睡眠、体力活动,应评估患者有无烦躁、焦虑、恐惧等心理反应,并注意给予心理安慰;因哮喘需要终身防治,评估患者的家庭社会支持系统,及对疾病治疗的信心,应加强与患者的沟通,增加患者的信心和对疾病的了解。

六、护理问题

1.气体交换受损

与支气管痉挛、气道炎症、黏液分泌增加、气道阻塞有关。

2.清理呼吸道无效

与气道平滑肌痉挛、痰液黏稠、排痰不畅、疲乏有关。

3.知识缺乏

缺乏正确使用吸入药物治疗的相关知识。

4.焦虑

哮喘反复发作或症状不缓解,使患者容易出现焦虑情绪。

5.潜在并发症

呼吸衰竭、气胸或纵隔气肿。

七、计划与实施

(一)目标

(1)患者呼吸困难缓解,能平卧。

(2)能进行有效咳嗽,痰液能咳出。

(3)能正确使用吸入药物治疗。

(4)尽快使患者胸闷、呼吸困难得到缓解,增加舒适感,心理护理缓解焦虑恐惧情绪。

(5)护士严密监测和管理患者,及时发现并发症并配合医师抢救。

(二)实施与护理

1.生活护理

(1)发现和避免诱发因素:询问患者导致发作的因素,如能发现和避免诱发因素,有助于哮喘症状的控制,并保持环境清洁、空气新鲜。

(2)饮食护理:根据需要供给热量,必要时可静脉补充营养。禁食用可能诱发哮喘的食物,如鱼、虾、蟹、牛奶及蛋类。

2.心理护理

哮喘反复发作可以导致心理障碍,而心理障碍也会影响哮喘的临床表现和治疗效果。正确认识和处理这些心理问题,有利于提高哮喘的治疗成功率。护士应关心、体贴患者。通过暗示、说服、示范、解释、训练患者逐渐学会放松技巧及转移自己的注意力。

3.治疗配合

(1)病情观察:密切观察患者症状体征的变化,了解其呼吸困难的程度,辅助呼吸肌的活动情况,测量和记录体温、脉搏和呼吸及哮喘发作的持续时间。配合医师监测肺功能指标(FEV_1或 PEF),进行动脉血气分析,防止出现并及时处理危及生命的严重哮喘发作。当 $PaO_2<60mmHg$、$PaCO_2>50mmHg$ 时,说明患者已经进入呼吸衰竭状态。发现上述情况及时通知医师,并做相应的护理。

(2)对症护理

①体位:让患者取坐位,将其前臂放在小桌上,背部靠着枕头,注意保暖,防止肩部着凉。

②氧疗:患者哮喘发作严重,遵医嘱给予鼻导管或面罩吸氧,改善呼吸功能。

③保持呼吸道通畅:遵医嘱给予祛痰药和雾化吸入,以湿化气道,稀释痰液,利于排痰。在气雾湿化后,护士应注意帮助患者翻身拍背,引流排痰。

④重度哮喘发作有可能导致呼吸衰竭,有窒息等危险,可准备物品行气管插管进行机械通

气。因此,应备好气管插管和所需物品及各种抢救物品,配合医师抢救。

4.用药护理

(1)糖皮质激素(简称激素):是当前治疗哮喘最有效的药物。可采取吸入、口服和静脉用药。指导患者吸入药物后用清水充分漱口,使口咽部无药物残留,减轻局部反应。长期用药可引起骨质疏松等全身反应,指导患者联合用药,减轻激素的用量。口服用药时指导患者不可自行停药或减量。

(2)色甘酸钠:是一种非皮质激素抗炎药物。能预防变应原引起速发和迟发反应,以及运动和过度通气引起的气道收缩。少数病例可有咽喉不适、胸闷,偶见皮疹,孕妇慎用。

(3)β_2 受体激动药(沙丁胺醇):可舒张气道平滑肌,解除气道痉挛和增加黏液纤毛清除功能等。吸入后 5～10 分钟即可起效,药效可维持 4～6 小时,多用于治疗轻度哮喘急性发作的患者,用药方法应严格遵医嘱间隔给药。用药期间应注意观察不良反应,如心悸、低血钾和骨骼肌震颤等。但一般反应较轻,停药后症状即可消失,应宽慰患者不必担心。

(4)茶碱:具有松弛支气管平滑肌、兴奋呼吸中枢等作用。主要不良反应为胃肠道症状(恶心、呕吐),心血管症状(心动过速、心律失常、血压下降)。最好用药中监测血浆氨茶碱浓度。发热、妊娠、小儿或老年,患有肝、心、肾功能障碍及甲状腺功能亢进者尤须慎用。

(5)其他药物:半胱氨酰白三烯受体拮抗药主要的不良反应是胃肠道症状,通常较轻微,少数有皮疹,血管性水肿,转氨酶升高,停药后可恢复正常。吸入抗胆碱药物不良反应少,少数患者有口苦或口干感。

(三)健康教育

(1)指导患者注意哮喘发作的前驱症状,自我处理并及时就医,鼓励并指导患者坚持每日定时测量峰流速值(PEF),监视病情变化,记录哮喘日记。指导患者各种雾化吸入器的正确使用方法。

(2)积极参加锻炼,尽可能改善肺功能,最大限度恢复劳动能力,预防疾病向不可逆性发展,预防发生猝死。

(3)指导患者了解目前使用的每一种药物的主要作用、用药的时间、频率和方法及各种药物的不良反应。

(4)指导峰流速仪的使用。

①站立水平位握峰流速仪,不要阻挡游标移动。游标放在刻度的最基底位"0"处。

②深吸气,嘴唇包住口器,尽可能快地用力呼气。

③记录结果,将游标拨回"0"位,再重复 2 次,取其最佳值。

④当峰流速值用诊断时,首先用患者峰流速值与预计值比较。儿童一般根据性别、身高而调整确定其正常范围,亦可通过 2～3 周的正规治疗及连续观察,取无症状日的下午所测 PEF 为患儿个人最佳值。若该值低于一般统计正常值的 80%,则考虑为中度发作,应调整原有治疗。

⑤$PEF 变异率 = \dfrac{最高 PEF - 最低 PEF}{1/2(最高器 EF + 最低 PEF)} \times 10^0 \%$

当变异率<20%提示轻度哮喘,变异率在 20%～30%为中度哮喘,变异率>30%时为重度哮喘。

(5)指导患者识别和避免过敏原或诱因,并采取相应措施。

①在花粉和真菌最高季节应尽量减少外出。

②保持居住环境干净、无尘、无烟,窗帘、床单、枕头应及时清洗。

③避免香水、香的化妆品及发胶等可能的过敏原。

④回避宠物,不用皮毛制成的衣物或被褥。如必须拜访有宠物家庭,应提前吸入气雾剂。

⑤运动性哮喘患者在运动前应使用气雾剂。

⑥充分休息、合理饮食、定期运动、情绪放松、预防感冒。

(6)推荐患者家属参与哮喘的管理,起到监督管理的作用。

第三节　胃炎

一、急性胃炎

急性胃炎是多种原因引起的急性胃黏膜炎症。临床常急性发病,可有明显上腹部症状,内镜检查可见胃黏膜充血、水肿、出血、糜烂、浅表溃疡等一过性的急性病变。急性胃炎主要包括:急性幽门螺杆菌(H.pylori)感染引起的急性胃炎、除幽门螺杆菌之外的病原体感染及其毒素对胃黏膜损害引起的急性胃炎和急性糜烂出血性胃炎。后者是指由各种病因引起的、以胃黏膜多发性糜烂为特征的急性胃黏膜病变,常伴有胃黏膜出血和一过性浅溃疡形成。

(一)病因与发病机制

引起急性糜烂出血性胃炎的常见病因有以下几种。

1.药物

常见的有非甾体类抗炎药(NSAID)如阿司匹林、吲哚美辛等,某些抗肿瘤药、口服氯化钾及铁剂等。

2.应激

严重创伤、大面积烧伤、大手术、颅内病变、败血症及其他严重脏器病变或多器官功能衰竭等均可使机体处于应激状态而引起急性胃黏膜损害。

3.乙醇

由乙醇引起的急性胃炎有明确的过量饮酒史,乙醇有亲脂性和溶脂能力,高浓度乙醇可直接破坏胃黏膜屏障,引起上皮细胞损害、黏膜出血和糜烂。

(二)临床表现

1.症状

急性糜烂出血性胃炎通常以上消化道出血为主要表现,一般出血量较少,呈间歇性,可自止,但也可发生大出血引起呕血和(或)黑粪。部分 H.pylori 感染引起的急性胃炎患者可表现为一过性的上腹部症状。不洁食物所致者通常起病较急,在进食污染食物后数小时至 24 小时发病,表现为上腹部不适、隐痛、食欲减退、恶心、呕吐等,伴发肠炎者有腹泻,常有发热。

2.体征

多无明显体征,个别患者可有上腹轻压痛。

(三)辅助检查

1.内镜检查

胃镜检查最具诊断价值,急性胃炎内镜下表现为胃黏膜局限性或弥散性充血、水肿、糜烂、表面覆有黏液和炎性渗出物,以出血为主要表现者常可见黏膜散在的点、片状糜烂,黏膜表面有新鲜出血或黑色血痂。

2.粪便隐血检查

以出血为主要表现者,粪便隐血试验阳性。

(四)治疗要点

(1)针对病因,积极治疗原发疾病。

(2)去除各种诱发因素:嗜酒者宜戒酒,如由非甾体类抗炎药引起,应立即终止服药并用抑制胃酸分泌药物来治疗,如患者必须长期使用这类药物,则宜同时服用抑制胃酸分泌药物。

(3)对症治疗:可用甲氧氯普胺(胃复安)或多潘立酮(吗丁啉)止吐,用抗酸药或 H_2 受体拮抗药如西咪替丁、雷尼替丁或法莫替丁等以降低胃内酸度,减轻黏膜炎症。保护胃黏膜可用硫糖铝、胶体铋等。

(五)护理措施

1.基础护理

(1)休息:病情较重者应卧床休息,注意胃部保暖。急性大出血者绝对卧床休息。

(2)环境:保持环境安静、舒适,保证患者睡眠。

(3)饮食:以无渣、温凉半流或软饭为宜,提倡少量多餐,避免辛辣、生冷食物;有剧烈呕吐、呕血者禁食。

(4)心理护理:由于严重疾病引起出血者,尤其当出血量大、持续时间较长时,患者往往精神十分紧张、恐惧。护士应关心体贴患者,耐心加以解释,缓解患者紧张情绪,解除其恐惧心理,使患者积极配合治疗,促进身体早日康复。

2.疾病护理

(1)对症护理:观察腹痛的程度、性质及腹部体征的变化;呕吐物及大便的次数、量及性状;观察有无水电解质、酸碱平衡紊乱的表现等。有上消化道出血者更要注意出血量和性状、尿量等的观察。

(2)专科护理:遵医嘱用药,观察药物疗效及不良反应。

3.健康指导

(1)注意饮食卫生,进食规律,避免过冷过热及不洁的食物。

(2)尽可能不用非甾体类抗炎药、激素等药物,如必须服用者,可同时服用抗酸药。

(3)嗜酒者劝告其戒酒。

(4)对腐蚀剂要严格管理,以免误服或被随意取用。

二、慢性胃炎

慢性胃炎系胃黏膜的慢性炎症,胃黏膜层以淋巴细胞和浆细胞浸润为主。本病十分常见,占接受胃镜检查患者的 80%～90%,慢性胃炎的发病率随年龄增加而增加,男性多于女性。慢性胃炎根据病变部位及发病机制可分慢性胃窦炎(B 型胃炎)及慢性胃体炎(A 型胃炎),B 型胃炎主要与幽门螺杆菌感染有关,而 A 型胃炎主要由自身免疫反应引起。

(一)病因与发病机制

发病机制尚未完全阐明,可能与物理、化学及生物性等有害因素长期反复作用于易感人群有关。

1.食物与药物

浓茶、咖啡、油炸或辛辣食品及各种佐料,可促进胃液分泌,使原有胃炎者症状加重,但尚无引起慢性胃炎的直接证据。非甾体抗炎药物如阿司匹林,可引起胃黏膜糜烂,糜烂愈合后可遗留慢性胃炎。

2.吸烟与饮酒

严重吸烟者,慢性胃炎的发病率明显上升,每天吸烟 20 支以上的人,40% 可发生胃黏膜炎症。慢性嗜酒者多有浅表性胃炎,若不戒酒,可发展成萎缩性胃炎,但也有资料证实饮酒与胃炎没有因果关系。

3.幽门螺杆菌(Hp)感染

胃腔中有高浓度的胃酸存在,在这种酸性条件下,普通细菌很难生长。1983 年澳大利亚两位学者由胃窦部分离出 Hp,此菌可抵御胃酸侵蚀,长期在胃窦部寄生。这与 Hp 菌体内的尿素酶分解尿素产生氨,中和了胃酸,使菌体周围呈现局部中性环境有关。目前认为慢性胃炎最主要的病因是 Hp 感染,研究表明慢性胃炎患者 Hp 感染率为 90% 以上,其致病机制与以下因素有关:①Hp 呈螺旋状,具鞭毛结构,可在黏液层中自由活动,并与黏膜上皮紧密接触,直接侵袭黏膜;②Hp 代谢产物(如氨)及分泌的毒素(如空泡毒素蛋白)可致炎症反应;③Hp 抗体可造成自身免疫损伤。

4.免疫因素

胃黏膜萎缩伴有恶性贫血者 80%～90% 血液内因子抗体为阳性,胃体萎缩性胃炎常可检测到壁细胞抗体(PCA),萎缩性胃炎常有细胞免疫功能异常,这些都说明胃炎特别是萎缩性胃炎的发生与免疫因素有关。

5.十二指肠液反流

当幽门括约肌功能不全时,胆汁、胰液和十二指肠液反流入胃,削弱胃黏膜屏障功能,使胃黏膜遭受胃酸和胃蛋白酶的侵袭产生炎症。

6.其他因素

遗传、缺铁性贫血、铅接触、放射线、其他细菌或肝炎病毒感染等。

慢性萎缩性胃炎多见于老年人,50 岁以上者发病率达 50% 以上,这可能与胃黏膜一定程度退行性病变及黏液-黏膜屏障功能减低有关。慢性右心功能衰竭、肝硬化门静脉高压均可致黏膜淤血,使新陈代谢受影响而发病。

（二）临床表现

病程迁延,大多无明显症状,而部分有消化不良表现,可有上腹部不适,以进餐后为甚,和无规律的隐痛、嗳气、反酸、烧灼感、食欲缺乏、恶心、呕吐等,少数可有消化道出血症状,一般为少量出血。A 型胃炎可以明显表现厌食和体重减轻,也可伴贫血,在有典型恶性贫血发生时,可出现舌炎、舌萎缩周围神经病变如四肢感觉异常,特别是两足。

（三）实验室及其他检查

1.胃液分析

目前常用的为五肽胃泌素试验。慢性浅表性胃炎与 B 型胃炎胃酸多为正常,少数可增高或降低(如大量 G 细胞消失时出现)。A 型胃酸降低甚至无基础胃酸,与腺体萎缩成正比。

2.血清学检查

A 型胃炎血清胃泌素含量增高。血清中可测到抗壁细胞抗体(90％)和抗体内因子抗体(75％),维生素 B_{12} 水平明显降低。B 型胃炎血清胃泌素含量降低,血清 70％测不到抗壁细胞抗体和抗体内因子抗体,存在者滴度低。

3.X 线钡餐造影

用气钡双重造影方法,可较清晰显示胃黏膜,但一般浅表性和萎缩性胃炎可无异常表现,因此,钡透无异常,不能完全否定胃炎。严重萎缩性胃炎者,可见黏膜皱襞变细、减少或结构紊乱。

4.胃镜及活组织检查

胃镜及活组织检查是诊断胃炎最可靠的诊断方法。

(1)浅表性胃炎:病变以胃窦部为主,呈弥散性,也可呈局限性的黏膜充血、水肿,有时有糜烂、出血,黏膜呈红白相间或花斑状,黏液分泌增多,常有灰白色或黄白色渗出物。活组织检查可见炎性细胞浸润,胃腺体正常。

(2)萎缩性胃炎:病变呈弥散性,也可为局限性。黏膜呈灰白色或苍白色,黏膜红白相间、以白为主。皱襞变细、平坦,黏膜变薄,使血管分支透现。因病变分布不均,可见高低不平。胃小凹上皮增生,使黏膜表面呈颗粒状或小结节状。活组织检查除炎性细胞浸润外,主要为腺体减少或消失。

活组织标本还可做 Hp 检查,常用的有快速尿素酶试验,也可做 Giemsa 或 Warthin-Starry 染色寻找 Hp。

（四）治疗

消除病因,缓解症状,控制胆道细菌感染,防止胆汁反流,纠正低胃酸及短期抗菌治疗。有癌变者可采取手术治疗。总体来说,慢性胃炎的预后较为良好,绝大多数浅表性胃炎经积极治疗可痊愈,仅有少数发展为萎缩性胃炎。

（五）护理措施

1.常规护理

(1)休息:指导患者急性发作时卧床休息,并可用转移注意力、做深呼吸等方法减轻疼痛。恢复期患者应避免劳累,注意劳逸结合,保证充分休息。

（2）饮食

①急性发作时可给予少渣半流食,恢复期患者指导其服用富含营养、易消化的食物,避免食用辛辣、生冷等刺激性食物及浓茶、咖啡等饮料。

②嗜酒患者嘱其戒酒。

③指导患者加强饮食卫生,并养成良好的饮食习惯,定时进餐、少量多餐、细嚼慢咽。

④胃酸缺乏者可酌情食用酸性食物,如山楂、食醋等。

⑤饮食要有规律性,选择具有丰富维生素、蛋白质且易消化的食物,避免进食粗糙、辛辣、坚硬的食物;要少食多餐,避免暴饮暴食。

（3）活动:病情缓解时进行适当的锻炼,以增强机体抵抗力。嘱患者生活要有规律,避免过度劳累,注意劳逸结合。

（4）环境:为患者创造良好的休息环境,定时开窗通风,保证病室的温湿度适宜。

（5）基础护理:除日常漱洗外,定时沐浴、洗头、剪指（趾）甲、理发、剃须、更衣。重症卧床者做床上擦浴、更衣和换被单。长期卧床者制定预防压疮的措施,定时翻身、变换体位,受压部位以温水擦拭及按摩,保持床位平整、清洁、干燥、舒适。

2.专科护理

（1）对症护理:主要是减少或避免损害胃的因素,如有胆汁反流应遵医嘱使用考来烯胺等;因其他疾病需用阿司匹林、激素、铁剂等对胃损害较大的药物时嘱患者餐后服用,或从小剂量开始;对幽门螺杆菌感染者遵医嘱使用抗菌药物。

（2）药物治疗的护理

①抗酸分泌治疗:临床常用抑制胃酸分泌药物 H_2 受体拮抗药（如雷尼替丁、西咪替丁等）和质子泵抑制药（如奥美拉唑、泮托拉唑、雷贝拉唑等）,胃溃疡质子泵抑制药的疗程一般为 6～8 周,十二指肠溃疡质子泵抑制药的服药疗程为 4～6 周,质子泵抑制药需餐前 30 分钟服用。

②保护胃黏膜治疗:胃黏膜保护药主要有硫糖铝、达喜等,达喜一般餐后 2 小时嚼服。

（3）病情观察:观察患者对慢性胃炎的病因、诱因的了解情况,了解患者对如何防治慢性胃炎的基本知识的掌握情况,例如,饮食方面应注意什么、为什么要戒烟酒等。有无腹痛及腹痛的性质、部位、时间、程度以及疼痛的规律性和与饮食的关系。粪便的性质、大便潜血和肠鸣音情况。有无头晕、心悸、出汗、黑粪等症状,有无出血的可能。有无腹胀、嗳气、反酸、恶心、呕吐,呕吐后症状是否缓解。了解饮食、生活习惯,既往有无溃疡病史。有无紧张、焦虑等。

（4）恶心、呕吐的护理

①协助患者采取正确体位,头偏向一侧,防止误吸。

②安慰患者,消除患者紧张、焦虑的情绪。

③呕吐后及时为患者清理,更换床单元并协助患者采取舒适体位。

④观察呕吐物的性质、量及呕吐次数。

⑤必要时遵医嘱给予镇吐药物治疗。

（5）营养不良的护理

①提供可口、不油腻、高营养、易咀嚼的食物,如鱼、蛋。

②注意少量多餐,当患者感到恶心、呕吐时,暂停进食。

③预防性使用镇吐药,观察药物疗效。

④告诉患者减轻和预防恶心、呕吐的方法,如深呼吸、分散注意力等。

⑤指导患者进食易消化的优质蛋白,如动物瘦肉、鱼肉、蛋类、奶类,进食各种新鲜蔬菜、水果,以补充维生素类。

⑥加强口腔护理,保持口腔湿润、清洁,以增进食欲。

⑦患者进餐时,给患者充分的咀嚼、吞咽时间,喂饭速度不要快。

⑧遵医嘱给予肠道外营养,如静脉滴注复方氨基酸、脂肪乳剂。

(6)腹痛的护理

①评估患者疼痛的部位、性质及程度。

②嘱患者卧床休息,协助患者采取有利于减轻疼痛的体位。

③可利用局部热敷、针灸等方法缓解疼痛。

④必要时遵医嘱给予镇痛药物。

(7)活动无耐力的护理:协助患者进行日常生活活动。指导患者改变体位时动作要慢,以免发生直立性低血压。根据患者病情与患者共同制订每天的活动计划,指导患者逐渐增加活动量。

3.健康指导

(1)饮食指导

①注意进食具有营养的食物。多食高蛋白、高维生素食物,保证机体的各种营养素充足,防止贫血和营养不良。对贫血和营养不良者,应增加富含蛋白质和血红素铁的食物,如瘦肉、鸡肉、鱼肉、肝、猪腰等动物内脏。高维生素的食物和新鲜蔬菜及水果,如绿叶蔬菜、番茄、茄子、红枣等。每餐最好食用2~3个新鲜山楂,以刺激胃液的分泌。

②注意饮食的酸碱平衡:当胃酸分泌过多时,可饮牛奶、豆浆,食用馒头或面包以中和胃酸,当胃酸分泌减少时,可用浓缩的肉汤、鸡汤、带酸味的水果或果汁,以刺激胃液的分泌,帮助消化,要避免引起腹部胀气和含纤维较多的食物,如豆类、豆制品、蔗糖、芹菜、韭菜等。萎缩性胃炎患者宜饮酸奶,因酸奶中的磷脂类物质会紧紧地吸附在胃壁上,对胃黏膜起保护作用,使已受伤的胃黏膜得到修复,酸奶中特有的成分乳糖分解代谢所产生的乳酸和葡萄糖醛酸能增加胃内的酸度,抑制有害菌分解蛋白质产生毒素,同时使胃免遭毒素的侵袭,有利于胃炎的治疗和恢复。

③当口服抗生素治疗某些炎症性疾病时,应同时饮用酸奶,既补充了营养,又避免了抗生素对人体产生的不良反应,因为酸奶中含有大量的活性杆菌,可以使抗菌药物引起的肠道菌群失调现象重新获得平衡,同时保护了胃黏膜。平时一定要把握进餐量,不能因喜好的食物而多食,一定要少食多餐,以增进营养,减轻胃部负担为原则,同时要禁忌烟酒。

(2)心理指导:减轻焦虑,提供安全舒适的环境,减少患者的不良刺激。树立信心,向患者讲解疾病的病因及防治知识,指导患者如何保持合理的生活方式和去除对疾病的不利因素。可以请有过类似疾病的患者讲解采取正确应对机制所取得的良好效果。

（3）出院指导

①向患者及家属讲解引起慢性胃炎的有关病因，指导患者如何防止诱发因素，从而减少或避免复发。

②保持良好的心理状态，生活要有规律，合理安排工作和休息时间，注意劳逸结合，积极配合治疗。

③保持乐观情绪，避免精神过度紧张、焦虑、愤怒、抑郁。

④加强饮食卫生和饮食营养，养成有规律的饮食习惯。

⑤嗜酒者应戒酒，防止酒精损伤胃黏膜。

⑥选择营养丰富、易于消化的食物、定时定量，少量多餐，不暴饮暴食。

⑦应以富含营养、新鲜、易消化的细软食物为主，多食植物蛋白多、维生素多的食物，避免过硬、过辣、过咸、过热、过分粗糙、刺激性强的食物及浓茶、咖啡等饮料。

⑧对胃酸缺乏者，宜选酸性食物及水果；萎缩性胃炎患者不宜多食脂肪。

⑨用餐时及用餐后 2～3 小时应尽量少饮水，勿食过冷、过热、易产气的食物和饮料等。

⑩胃酸过多者应避免进食能刺激胃酸分泌的食物。

⑪养成细嚼慢咽的习惯，使食物和唾液充分混合，以帮助消化。

⑫避免使用对胃黏膜有刺激的药物，如阿司匹林、对乙酰氨基酚、保泰松、吲哚美辛、四环素、红霉素、泼尼松等药物，尤其在慢性胃炎活动期。必须使用时应同时服用制酸药或胃黏膜保护药。

⑬介绍药物的不良反应，本病易复发，Hp 感染严重时可出现急性胃炎表现，部分病例可有癌变倾向，应嘱患者定期复查。对萎缩性胃炎要追踪观察。

⑭定期做纤维胃镜检查，轻度萎缩性胃炎 1～1.5 年复查 1 次，重度者 3～6 个月复查 1 次。

第四节　消化性溃疡

消化性溃疡主要指发生于胃和十二指肠的慢性溃疡，是一种多发病、常见病。溃疡的形成有各种因素，其中酸性胃液对黏膜的消化作用是溃疡形成的基本因素，因此得名。酸性胃液接触的任何部位，如食管下段、胃肠吻合术后吻合口、空肠以及具有异位胃黏膜的 Meckel 憩室，绝大多数的溃疡发生于十二指肠和胃，故又称胃、十二指肠溃疡。

一、病因及发病机制

近年来的实验与临床研究表明，胃酸分泌过多、幽门螺杆菌感染和胃黏膜保护作用减弱等因素是引起消化性溃疡的主要环节。胃排空延缓和胆汁反流、胃肠肽的作用、遗传因素、药物因素、环境因素和精神因素等，都和消化性溃疡的发生有关。

二、临床表现

1.疼痛

(1)长期性:由于溃疡发生后可自行愈合,但每于愈合后又好复发,故常有上腹疼痛长期反复发作的特点。整个病程平均 6～7 年,有的可长达一二十年,甚至更长。

(2)周期性:上腹疼痛呈反复周期性发作,为此种溃疡的特征之一,尤以十二指肠溃疡更为突出。中上腹疼痛发作可持续几天、几周或更长,继以较长时间的缓解。春、秋季节发作多见。

(3)节律性:溃疡疼痛与饮食之间的关系具有明显的相关性和节律性。在一天中,凌晨 3 点至早餐的一段时间,胃酸分泌最低,故在此时间内很少发生疼痛。十二指肠溃疡的疼痛好发生于两餐之间,疼痛持续不减直至下餐进食或服制酸药物后缓解。一部分十二指肠溃疡患者,由于夜间的胃酸较高,尤其在睡前曾进餐者,可发生半夜疼痛。胃溃疡疼痛的发生较不规则,常在餐后 1 小时内发生,经 1～2 小时后逐渐缓解,直至下餐进食后再次出现上述节律。

(4)疼痛部位:十二指肠溃疡的疼痛多出现于中上腹部,或在脐上方、脐上方偏右处;胃溃疡疼痛的位置也多在中上腹,但稍偏高处,或在剑突下和剑突下偏左处。疼痛范围约数厘米直径大小。因为空腔内脏的疼痛在体表上的定位一般不十分确切,所以,疼痛的部位也不一定准确反映溃疡所在解剖部位。

(5)疼痛性质多呈钝痛、灼痛或饥饿样痛,一般较轻能耐受,持续性剧痛提示溃疡穿透或穿孔。

(6)影响因素:疼痛常因精神刺激、过度疲劳、饮食不慎、药物影响、气候变化等因素诱发或加重,可因休息、进食、服抑酸药、以手按压疼痛部位、呕吐等方法而减轻或缓解。

2.消化性溃疡其他症状与体征

(1)其他症状:本病除中上腹疼痛外,尚可有唾液分泌增多、烧心、反酸、嗳气、恶心、呕吐等其他胃肠道症状。食欲多保持正常,但偶可因进食后疼痛发作而惧食,以致体重减轻。全身症状可有失眠等神经症的表现,或有缓脉、多汗等植物神经系统不平衡的症状。

(2)体征:溃疡发作期,中上腹部可有局限性压痛,程度不重,其压痛部位多与溃疡的位置基本相符。

三、辅助检查

1.内镜检查

纤维胃镜或电子胃镜,均可作为确诊消化性溃疡的主要方法。在内镜直视下,消化性溃疡通常呈圆形、椭圆形或线形,边缘锐利,基本光滑,为灰白色或灰黄色苔膜所覆盖,周围黏膜充血、水肿,略隆起。

2.X 线钡餐检查

消化性溃疡的主要 X 线下影像是壁龛或龛影,为钡悬液填充溃疡的凹陷部分所造成。在正面观,龛影呈圆形或椭圆形,边缘整齐,因溃疡周围的炎性水肿而形成环形透亮区。

3.Hp 感染的检测

Hp 感染的检测方法大致分为四类:①直接从胃黏膜组织中检查 Hp,包括细菌培养、组织涂片或切片染色镜检细菌;②用尿素酶试验、呼吸试验、胃液尿素氮检测等方法测定胃内尿素酶的活性;③血清学检查抗 Hp 抗体;④应用聚合酶链反应(PCR)技术测定 Hp-DNA。细菌培养是诊断 Hp 感染最可靠的方法。

4.胃液分析

正常男性和女性的基础酸排出量(BAO)平均分别为 2.5mmol/h 和 1.3mmol/h(0～6mmol/h),男性和女性十二指肠溃疡患者的 BAO 平均分别为 5.0mmol/h 和 3.0mmol/h。当 BAO＞10mmol/h,常提示胃泌素瘤的可能。五肽胃泌素按 6μg/kg 注射后,最大酸排出量(MAO),十二指肠溃疡者常超过 40mmol/h。由于各种胃病的胃液分析结果中,胃酸幅度与正常人有重叠,对溃疡病的诊断仅作参考。

四、治疗

1.上腹痛

内镜或 X 线检查＋活检＋Hp 检查,超声、血生化除外肝胆胰疾患→GU 疑似胃癌者 2～4 周治疗后复查内镜或 X 线检查。

2.出血

查血常规,判断出血量,监护,静脉输液＋抗酸药→内镜(在休克纠正后进行)明确出血部位、病因及镜下止血治疗→诊断不明确者近日内复查内镜。

3.幽门梗阻

禁食、胃管减压、输液＋抗酸药→内镜、泛影葡胺造影→2～4 周治疗后复查内镜→外科手术。

4.良、恶性胃溃疡诊断无法明确时

正规 PPI 治疗 2～4 周后复查胃镜取活检,或 EUS 明确病变来源。

消化性溃疡药物治疗的目的是迅速缓解症状,促进溃疡面愈合,并预防复发和并发症的出现。治疗药物主要包括抗酸剂、抑酸剂和胃黏膜保护剂。

内镜检查确诊为消化性溃疡:

(1)Hp(＋)者质子泵抑制剂(PPI)＋2 种抗生素三联或再加铋剂四联 1～2 周治疗,此后继续用抑酸剂保证溃疡愈合(胃溃疡 6～8 周,十二指肠溃疡 4 周),停药 4 周后复查胃镜或 13C 尿素呼气试验看 Hp 是否根除,不必用抗酸药维持治疗。

(2)Hp(－)者寻找并去除溃疡诱因(如服用非甾体类药物史),用 H_2 受体拮抗剂或 PPI 治疗(胃溃疡 6～8 周,十二指肠溃疡 4 周)后,维持治疗 12～18 周。

(3)胃溃疡可加用胃黏膜保护剂或促动力药。

(4)幽门梗阻时禁食、胃管减压,静脉予抗酸药,若 4 周后幽门梗阻依然存在,应考虑外科手术。

(5)伴有消化道出血者,应在 24 小时内行急诊内镜检查明确诊断,与静脉曲张、血管畸形、贲门黏膜撕裂、出血性胃炎及肿瘤等出血相鉴别,内镜下喷洒、电凝、微波、激光、注射硬化剂、肽夹等是止血治疗的重要部分,此外,必要时可行选择性血管造影加栓塞及外科手术治疗。

(6)对可疑癌变的患者,正规抗溃疡治疗 2～4 周内复查胃镜,或行超声胃镜明确病变性质,必要时外科手术治疗。

五、护理措施

(一)常规护理

1.基础生命体征观察

(1)大量出血后,多数患者在 24 小时内出现低热,一般不超过 38.5℃,持续 3～5 天。

(2)出血时先出现脉搏加快,再出现血压下降。

(3)注意测量坐卧位血压和脉搏(如果患者卧位改坐位血压下降＞20mmHg,心率上升＞10 次/分,提示血容量明显不足,是紧急输血的指征)。

2.活动与体位

病室环境应安静、舒适;疼痛剧烈者应给予卧床休息,避免头晕跌倒;有大出血时应绝对卧床休息,并取平卧位、下肢稍抬高,出现休克时应注意保暖,并给予氧气吸入;呕吐时头偏向一侧;床边悬挂防跌倒牌,休克患者平卧位拉起床挡。做好禁食患者的口腔护理,解释禁食的目的。

3.饮食护理

出血期禁食。关注补液量是否恰当,防止血容量不足。恢复期根据医嘱给予适当饮食,如流质、无渣半流等。饮食从流质、无渣(低纤维)半流到低纤维普食。

4.心理指导

教育患者及家属保持良好的心态,正确对待疾病,安慰鼓励患者,出血患者急需心理支持,保持情绪稳定。

(二)专科护理

1.对症护理

(1)帮助患者减少或去除加重或诱发疼痛的因素,停服非甾体抗炎药物;避免食用刺激性食物;戒除烟酒。因酒精可刺激黏膜引起损伤,烟中的尼古丁不仅能损伤黏膜,刺激壁细胞增生和胃酸分泌,还可降低幽门括约肌张力,使胆汁易反流入胃,并抑制胰腺分泌,削弱十二指肠腔内对胃酸的中和能力。

(2)如十二指肠溃疡表现空腹痛或午夜痛,指导患者在疼痛前进食制酸性食物,如苏打饼干或服用制酸药物,以防疼痛发生,也可采用局部热敷或针灸镇痛。

(3)发生并发症时应有针对性地采取相关护理措施,并通知医师,协助救治。

(4)确定有急性穿孔时,应立即禁食、禁水,留置胃管抽吸胃内容物并做胃肠减压。

(5)患者若无休克症状可将床头抬高 35°～45°,以利于胃肠漏出物向下腹部及盆腔引流,并可松弛腹肌,减轻腹痛及有毒物的吸收。

(6)迅速建立静脉通道,做好备血等各项术前准备工作。

（7）幽门梗阻频繁呕吐者需禁食、置胃管进行连续的胃肠减压。

（8）每天清晨和睡前可给3％氯化钠溶液或2％碳酸氢钠溶液洗胃，加强支持疗法，静脉补液，2000～3000mL/d，以保证机体能量供给。

2.药物治疗护理

遵医嘱给患者进行药物治疗，并注意观察药效及不良反应。

（1）生长抑素及其类似物：善宁和思他宁静脉推注时需注意药物的连续性、速度，注意有无不良反应，如恶心、呕吐等。静脉推注生长抑素前需先缓慢手推250μg，停止用药＞5分钟应重新手推25μg。

（2）根除幽门螺杆菌治疗：幽门螺杆菌阳性患者，常服用杀幽门螺杆菌的三联用药：质子泵抑制药＋阿莫西林（需做青霉素皮试）＋克拉霉素。疗程一般为7天。

（3）保护胃黏膜治疗：胃黏膜保护药主要有硫糖铝、达喜等，达喜一般餐后2小时嚼服。硫糖铝片只在酸性条件下有效，故对十二指肠溃疡疗效好；应在餐后2～3小时给药，也可与抗胆碱药同服，不能与多酶片同服，以免降低二者的效价；可有口干、恶心、便秘等不良反应。铋剂在酸性环境中才能起作用，故应餐前服用，并向患者说明服药期间粪便可呈黑色。

（4）抗酸分泌治疗：临床常用抑制胃酸分泌药物有H_2受体拮抗药（如雷尼替丁、西咪替丁等）和质子泵抑制药（如奥美拉唑、泮托拉唑、雷贝拉唑等），胃溃疡质子泵抑制药的疗程一般为6～8周，十二指肠溃疡质子泵抑制药的服药疗程4～6周，质子泵抑制药需餐前30分钟服用；抗酸药乳剂给药前要充分摇匀，服用片剂时应嚼服；抗酸药与奶制品相互作用可形成络合物，要避免同时服用。酸性的食物及饮料不宜与抗酸药同服。氢氧化铝凝胶能阻碍磷的吸收，老年人长期服用应警惕引起骨质疏松。H_2受体拮抗药长期使用可导致乏力、腹泻、粒细胞减少、皮疹，部分男性患者可有乳房轻度发育等不良反应，亦可能出现头痛、头晕、疲倦等反应，治疗过程中应向患者解释并注意观察，出现不良反应时应及时告知医师；另外，这类药物口服给药，空腹吸收快，药物应在餐中或餐后即刻服用，也可将一天剂量一次在夜间服用，但不能与抗酸药同时服用；静脉给药时注意控制速度，速度过快可引起低血压和心律失常。质子泵抑制药可引起头晕，特别是用药初期，应嘱患者避免开车或做其他必须注意力高度集中的事。

3.输血护理

（1）立即配血，建立静脉通道，配合医师迅速、准确地实施输血、输液，输注速度根据病情需要而定，也可测定中心静脉压，调整输液量和速度；输血输液过程中应加强观察，防止发生急性肺水肿。

（2）遵医嘱应用止血药物和其他抢救药物，并观察其疗效和不良反应，如去甲肾上腺素可引起高血压，故有高血压的患者应慎用。

（3）向患者和家属说明安静休息有利于止血，躁动会加重出血；要关心、体贴和安慰患者，抢救工作要忙而不乱，以减轻患者的紧张情绪；要经常巡视病房，大出血和有休克时应陪伴患者，使之有一种安全感；解释各项检查、治疗措施，听取和解答患者及家属的提问，以消除他们的疑问；患者呕血和黑粪后要及时清除血迹和污物，以减少对患者的不良刺激。

4.其他应急措施及护理

(1)消化道出血

①凡年龄在45岁以上、有长期溃疡病史反复发作者,8小时内输血400～800mL,血压仍不见好转者或大出血合并幽门梗阻或穿孔时,需做好术前准备。

②冰生理盐水洗胃法:其作用主要是利用冰生理盐水来降低胃黏膜的温度,使血管收缩,血流量减少,以达止血目的。洗胃过程中要密切观察患者腹部情况,有无急性腹痛、腹膜炎,并观察心跳、呼吸和血压的变化。

(2)活动无耐力:活动后乏力、虚弱、气喘、出汗、头晕、眼前发黑、耳鸣。注意休息,适量活动,贫血程度轻者可参加日常活动,无须卧床休息。对严重贫血者,应根据其活动耐力下降程度制订休息方式、活动强度及每次活动持续时间。增加患者的营养,提供高蛋白、高维生素、易消化饮食,必要时静脉输血、血浆、白蛋白。

(3)穿孔:应早期发现,立即禁食,补血,补液,迅速做好术前准备,置胃管给予胃肠减压,争取6～12小时紧急手术。

(4)幽门梗阻:轻症患者可进流质饮食,重症患者需禁食、静脉补液,每天清晨和睡前准备3%氯化钠溶液或2%碳酸氢钠溶液洗胃,保留1小时后排出。必要时行胃肠减压,一般连续吸引72小时,使胃得到休息,幽门部水肿消退,梗阻松解,准确记录出入量,定期复查血电解质。

(5)癌变。

(三)健康指导

1.休息与活动

保持乐观情绪。指导患者规律生活,避免过度紧张、劳累,选择适当的锻炼方式,提高机体抵抗力。向患者及家属讲解引起及加重溃疡病的相关因素。

2.用药指导

教育患者按医嘱正确服药,学会观察药物疗效及不良反应,不随便停药、减量,防止溃疡复发。指导患者慎用或勿用致溃疡药物,如阿司匹林、咖啡因、泼尼松等。若出现呕血、黑粪应立即就医。

3.饮食指导

(1)进餐和少量多餐,让患者养成定时进餐的习惯,每餐不宜过饱,以免胃窦部过度扩张而刺激胃酸分泌。在病变活动期还应少量多餐,每天4～6餐,使胃酸分泌有规律。症状缓解后应及时恢复正常餐次饮食。

(2)忌食刺激性强的食物,机械性刺激较强的食物包括生、冷、粗、硬类(如水果、蔬菜等)以及产气性食物(如洋葱、芹菜、玉米、干果等)。化学性刺激强的食物多为产酸类或刺激胃酸大量分泌类,如浓肉汤、咖啡、油炸食物、酸辣、香料等调味品及碳酸饮料类等。应戒除烟、酒。

(3)选择营养丰富、易消化的食物。主食以面食为主,因面食较柔软、含碱、易消化,不习惯于面食者可以用软饭、米粥代替。蛋白质类食物具有中和胃酸作用,适量饮用脱脂淡牛奶能稀释胃酸,宜安排在两餐之间饮用,因其钙质吸收可刺激胃酸分泌,故不宜多饮。脂肪到达十二指肠时可使小肠分泌肠抑促胃液素,抑制胃酸分泌,但又因其可使胃排空延缓而促进胃酸分泌,故应摄入适量的脂肪。协助患者建立合理的饮食习惯和结构。

4.心理指导

(1)不良的心理因素可诱发和加重病情,而消化性溃疡的患者因疼痛刺激或并发出血,易产生紧张、焦虑等不良情绪,使胃黏膜保护因素减弱、损害因素增加,导致病情加重。

(2)应为患者创造安静、舒适的环境,减少不良刺激。

(3)多与患者交谈,使患者了解疾病的诱发因素、疾病过程和治疗效果,增强治疗信心,克服焦虑、紧张心理。

(4)针对溃疡病患者临床心理特点,心理护理工作首先要重视患者的情绪变化。

(5)除了通过解释、支持、暗示等基本心理护理技术以外,应选择认知调整指导模式。

(6)要耐心倾听患者的痛苦与忧伤,了解患者的不良精神因素及各种应激。

(7)在取得患者绝对信任的基础上,指导患者调整各种不良的生活方式与饮食习惯,消除各种心理社会压力。例如,帮助患者建立正确的自我观念,不苛求自己,不给自己造成过重的压力;要学会放松自己,做到接受自己和喜欢自己;学会表达自己的内心感受,让别人理解自己;应适当处理自己的不良情绪,不过分压抑自己。在人际关系处理上学会顺其自然,不过分关注自己,克服以自我为中心;也不要过分地迎合别人,以致委曲求全。

5.出院指导

(1)向患者及家属讲解引起溃疡病的主要病因,以及加重和诱发溃疡病的有关因素。

(2)本病治愈率较高,但易复发,病程迁延,易出现相应并发症,故积极消除诱因、合理饮食、按时服药,对预防复发十分重要。

(3)指导患者合理安排休息时间,保证充足的睡眠,生活要有规律,避免精神过度紧张,长时间脑力劳动后要适当活动,保持良好的心态。

(4)指导患者规律进食,少量多餐,强调正确饮食的重要性。

(5)嘱患者按医嘱服药,指导患者正确服药的方法,学会观察药效及不良反应,不随便停用药物,以减少复发,尤其在季节转换时更应注意。

(6)嘱患者注意病情变化,定期复诊,及早发现和处理并发症,如上腹疼痛节律发生变化并加剧,或出现呕血、黑粪应立即就医。

(7)养成排便后观察粪便的习惯。

6.随访指导

定期复诊(规则治疗1个月应复查)。若出现上腹疼痛节律发生变化或加剧等症状应及时就诊。

第五节　胃癌

胃癌是人类最常见的恶性肿瘤之一,居消化道肿瘤的首位。男性胃癌的发病率和病死率均高于女性,男女之比约为2:1。发病年龄以中老年居多,高发年龄为55~70岁,在40~60岁者中占2/3,40岁以下占1/4,余者在60岁以上。一般而言,有色人种比白种人易患本病。我国发病率以西北地区最高,中南和西南地区则较低。全国平均年病死率约为16/10万。

一、病因与发病机制

胃癌的发生是一个多因素参与,多步骤进行性发展的过程,一般认为其发生是下列因素共同参与所致。

(一)环境与饮食因素

流行病学调查资料显示,从胃癌高发区国家向低发区国家的移民,第一代仍保持胃癌高发病率,但第二代显著下降,而第三代发生胃癌的危险性已接近当地居民。由此提示本病与环境相关。长期食用霉变食品,可增加胃癌发生的危险性。长期食用含高浓度硝酸盐的食物(如烟熏、腌制鱼肉、咸菜等)可增加胃癌发生的危险性。硝酸盐被摄入后能很快被吸收,经唾液分泌,再回到胃内。高盐饮食致胃癌危险性增加的机制尚不清楚,可能与高浓度盐造成胃黏膜损伤,使黏膜易感性增加而协同致癌有关。流行病学研究提示,多吃新鲜水果和蔬菜、使用冰箱及正确储藏食物,可降低胃癌的发生。

(二)幽门螺杆菌感染

已证实幽门螺杆菌是胃腺癌与胃淋巴瘤的诱发因素之一,1994 年国际癌症研究中心(IARC)将幽门螺杆菌列为 I 类致癌因子。

(三)遗传因素

遗传素质对胃癌的发病亦很重要。胃癌的家族聚集现象和可发生于同卵同胞则支持这种看法,致癌物质对有遗传易感性者或更易致癌。

(四)生活习惯

国内外已对吸烟在胃癌发生中的作用进行了大量流行病学研究,大多数研究表明吸烟与胃癌呈正相关。烟草及烟草烟雾中含有多种致癌物质和促癌物质,如苯并芘、二甲基亚硝胺、酚类化合物、放射性元素等,其他严重有害物质包括尼古丁、一氧化碳和烟焦油。研究发现,不同类型的酒与胃癌的相关程度不尽相同,一般认为饮烈性酒的危险性高于饮啤酒等低度酒的危险性,也有学者认为乙醇本身可能不致癌,但可以增强其他致癌物的作用。

(五)癌前病变

根据长期临床观察,有五种病易演变成胃癌,称为癌前情况:①慢性萎缩性胃炎伴肠化生与不典型增生;②胃息肉,增生型者不发生癌,但广基腺瘤型息肉＞2cm 者易癌变;③残胃炎,特别是行 Billroth II 式胃切除者,癌变常在术后 15 年以上才发生;④恶性贫血,胃体有显著萎缩者;⑤少数胃溃疡患者。

二、临床表现与诊断

(一)临床表现

早期胃癌无症状,也无体征。有些轻度非特异性消化不良者,很难归咎于癌肿。

1.症状

没有特异性表现。癌症早期几乎不会有症状,以消瘦为最多,其次为胃区疼痛、食欲缺乏、呕吐等。初诊时患者多已属晚期。早期胃癌的首发症状,可为上腹不适(包括上腹痛,多偶发),或饱食后剑突下胀满、烧灼或轻度痉挛性疼痛,可自行缓解;或食欲缺乏,稍食即饱。发生于贲门者有进食哽噎感,位于幽门部者食后有饱胀痛,偶因癌破溃出血而有呕血或柏油便,或因胃酸低、胃排空快而腹泻,或患者原有长期消化不良病史,致发生胃癌时虽亦出现某些症状,但易被忽略。少数患者因上腹部肿物或因消瘦、乏力、胃穿孔或转移灶而就诊。

2.体征

(1)早期胃癌可无任何体征。

(2)中晚期胃癌以上腹压痛最常见。1/3 患者可扪及结节状肿块,坚实而可移动,多位于腹部偏右相当于胃窦处,有压痛。胃体肿瘤有时可触及,但位于贲门者则不能扪及。

(3)转移性体征:转移到肝者可使之肿大并可扪及实性结节,腹膜有转移时可发生腹水,出现移动性浊音。有远处淋巴结转移时可摸到 Virchow 淋巴结,质硬而不能移动。直肠指检在直肠膀胱间凹陷处可摸到肿块。在脐孔处也可扪及坚硬结节,并发 Krukenberg 瘤时阴道指检可扪及两侧卵巢肿大。

(4)伴癌综合征:包括反复发作性血栓静脉炎(Trousseau 征)、黑棘皮病(皮肤皱褶处有色素沉着,尤其在两腋)、皮肌炎、膜性肾病、微血管病性溶血性贫血等。

3.并发症

有出血、梗阻、穿孔、胃肠瘘管、胃周围粘连或脓肿等。

(二)诊断

1.实验室检查

(1)血液检查:约 50% 有缺铁性贫血,是长期失血所致,如有恶性贫血,则见巨幼细胞贫血;红细胞沉降率增快。

(2)大便隐血试验:常持续阳性监测方便,有辅助诊断的意义。

(3)肿瘤标志物:目前临床所用胃癌标志物主要有 CEA、CA19-9 等,但特异性均不强,联合检测可增加其灵敏性及特异性。

2.影像学检查

(1)上消化道造影检查:作为胃癌诊断首选常规检查。行气钡双重对比造影有助于观察肿瘤在胃腔内浸润范围、肿块部位及胃腔狭窄程度、有无幽门梗阻等,并可通过观察胃黏膜的形态、胃壁的柔软程度等,与胃炎性病变及胃淋巴瘤等相鉴别。

(2)CT 检查:已广泛应用于临床,有助于观察胃部肿瘤对胃壁的浸润深度、与周围脏器的关系、有无淋巴结转移和远处(如肝、卵巢、腹膜、网膜等)转移。

(3)MRI 检查:受设备、扫描技术及检查费用等因素影响,MRI 检查目前尚不能作为胃癌患者的常规检查,但对于超声或 CT 检查怀疑肝转移的患者,MRI 检查有助于明确诊断。

3.腔镜检查

(1)内镜检查:是胃癌诊断中最重要的手段之一,对于胃癌的定性定位诊断和手术方案的选择具有重要作用。对拟行手术治疗的患者此为必需的常规检查项目。镜下仔细观察各部位,采集图片,对可疑部位应用染色和放大技术进一步观察,进行指示性活检,这是提高早期胃癌检出率的关键。提高胃癌的发现率,是现阶段降低胃癌病死率的重要手段之一。

(2)超声内镜:可直接观察病变本身,还可通过超声探头探测肿瘤浸润深度及胃周肿大淋巴结,是一种较为可靠的胃癌术前分期方法,有助于胃癌的诊断、临床分期及制订手术方案。

4.细胞学检查

(1)内镜细胞学检查:在纤维镜直视下,用冲洗、擦刷及印片三种方法取细胞,其阳性率较高;或插入胃管用缓冲液反复冲洗胃壁,再收集缓冲液,沉渣后做涂片进行细胞学检查,两种细胞学检查阳性率均可达90%以上。

(2)腹水细胞学或术中腹腔冲洗或灌洗细胞学检查:可明确是否存在腹腔游离癌细胞(FCC),对指导临床分期具有重要意义。

(3)穿刺细胞学检查:明确诊断锁骨上淋巴结有无转移。

三、治疗

(一)手术治疗

手术效果取决于胃癌的病期、癌肿侵袭深度和扩散范围。对早期胃癌,胃部分切除术属首选,如已有局部淋巴结转移,亦应同时加以清扫,仍有良好效果。对进展期患者,如未发现有远处转移,应尽可能手术切除,有些需做扩大根治术。对已有远处转移者,一般不做胃切除,仅做姑息手术(如胃造瘘术、胃-空肠吻合术)以保证消化道通畅和改善营养。

(二)内镜治疗

以往认为手术是胃癌根治的唯一手段,现随着内镜技术的迅速发展,在内镜下对早期胃癌进行根治已成为现实。

1.内镜下黏膜切除术(EMR)

根据2001年日本胃癌协会制订的胃癌治疗原则,EMR的绝对适应证为隆起型病变直径<2cm;平坦型或凹陷型病变直径<1cm;无溃疡或溃疡瘢痕;局限于黏膜内直径<3cm的肠型腺癌,无淋巴结转移。随着内镜技术的不断成熟,目前早期胃癌无淋巴结转移者内镜治疗后5年生存率可达95%,有1~3组淋巴结转移者5年生存率<90%,3组以上淋巴结转移者5年生存率则<80%,与手术切除效果相似。

2.内镜下黏膜切割术(ESD)

内镜下黏膜切割术是在EMR基础上发展的新技术,这使得直径>2cm的早期胃癌在内镜下一次性完整切除成为可能。

3.腹腔镜下楔形切除(LWR)

腹腔镜下楔形切除是治疗早期胃癌的另一种方法。对胃镜下行EMR或ESD困难的病例,如病变位于胃体小弯和胃体后壁处,或者应用EMR或ESD无法完整切除者可以选择在腹腔镜下完成。LWR不仅可以进行全腹探查,而且操作灵便,切除充分,病理组织检查全面,同时可对胃前哨淋巴结进行切除或活检,基本上可以保证手术的根治性。

(三)化学治疗

中晚期癌能被手术切除者必须给予化疗;未做根治切除的患者或不能实施手术者,应给予化疗。常用的化疗制剂有氟尿嘧啶(5-FU)、卡培他滨、替吉奥、顺铂、表柔比星、多西紫杉醇、紫杉醇、奥沙利铂、伊立替康等。药物单用效果差,联合用药可提高疗效。

对 HER-2 表达呈阳性(免疫组化染色呈＋＋＋,或免疫组化染色呈＋＋且 FISH 检测呈阳性)的晚期胃癌患者,可考虑在化疗的基础上,联合使用分子靶向治疗药物曲妥珠单抗。

(四)放射治疗

光子类和粒子类射线对乏氧细胞有杀灭作用,但对胃肠道肿瘤敏感程度较低。有研究证实,术前放疗可使 60％的肿瘤有不同程度的缩小,有利于提高手术切除率和 5 年生存率。

(五)生物治疗

生物治疗是指通过肿瘤宿主防御机制或生物制剂的作用,来调节机体自身的生物学反应,从而抑制或消除肿瘤生长的一种治疗方法。伴随近年来人类基因组研究取得的丰硕成果,以免疫治疗为主的生物治疗已成为胃癌治疗中最为活跃的研究领域之一,并逐渐成为临床上重要而有效的辅助治疗手段。目前用于临床的细胞因子主要有干扰素(INF)、白细胞介素 2(IL-2)、肿瘤坏死因子(TNF)、集落刺激因子(CSF)等。在胃癌生物治疗中常用的为 INF、IL-2 和 TNF。

(六)中医治疗

中医治疗的主要作用是扶正补虚、活血化瘀、清热解毒、疏肝理气等,对延长患者的生存期、改善生活质量方面有很大的优势,在综合治疗中占有一定的地位。

(七)支持治疗

肠内外营养支持治疗对于改善胃癌患者营养状况,提高手术耐受力,降低术后并发症的发生,提高生存质量,均起到重要的积极作用。

四、护理措施

1.一般护理

早期胃癌经过治疗后可从事轻体力工作,但应避免劳累。中、晚期患者则多卧床静养,避免体力消耗。保持环境安静、舒适,减少不良刺激。长期卧床的患者,应鼓励其进行深呼吸和有效咳嗽,定时更换体位,以防止肺炎及肺不张。鼓励患者多进食,给予适合患者口味的高热量、高蛋白易消化饮食,可少量多餐。对有吞咽困难者及不能进食的中晚期患者,遵医嘱给予胃肠外营养,以维持机体营养平衡。

2.病情观察

胃癌疼痛时,应密切观察疼痛的部位、性质、程度,有无伴随恶心、呕吐、消化道出血,有无进行性加重的吞咽困难及幽门梗阻等表现。如有突发腹部剧痛及腹膜刺激征,应怀疑急性穿孔,须及时通知医生并协助做好相关检查或术前准备。

3.用药护理

近年来,新一代的化疗药物被用于胃癌患者,提高了胃癌的治疗水平。这些化疗药物除了具有细胞毒性药物的一般不良反应(静脉炎、胃肠反应、骨髓抑制、脱发等)外,也具有各自特殊的毒性反应,护士应做好相应的护理,使药物的毒性不良反应降至最低。

(1)神经毒性:奥沙利铂骨髓抑制轻微,不产生心脏毒性,没有肾损害及听力损害,但周围神经损害是奥沙利铂最常见的不良反应。神经毒性以急性、短暂的症状较为常见,并可能出现可逆的累积性的感觉神经异常,主要表现为四肢麻木、刺痛感,有时可以出现口腔周围、上消化道及上呼吸道的痉挛及感觉障碍。冷刺激可激发或加重急性感觉障碍及感觉异常。护理：

①奥沙利铂必须用 5％葡萄糖注射液溶解、稀释，禁用生理盐水、碱性制剂等一起使用，也不能用含铝的静脉注射器具，以免产生难溶物质及铂被铝氧化置换而增加其毒性。

②化疗前必须向患者详细告知奥沙利铂的神经毒性，以利于患者观察发现，及时告知医务人员。

③从用药之日起至用药周期结束，每天评估患者口周、肢端感觉及其他外周神经反应的程度及持续时间，做好记录，并及时反馈给医生。

④指导患者化疗期间不能接触冷刺激，应使用温水洗脸、漱口及避免进食冷饮等，天气寒冷时在注射肢体远端置热水袋，热水袋温度低于 50℃，并加棉被，穿贴身松软保暖衣服，戴手套等。

⑤遵医嘱配合应用神经营养剂，如维生素 B_1、维生素 B_6 或复合维生素 B 等。

⑥滴注奥沙利铂出现外渗禁止冷敷，以免诱发或加重毒副反应，可选用 5％ GS 20mL＋地塞米松 5mg＋2％普鲁卡因 2mL 局部封闭，疗效较好。

（2）腹泻：胃癌患者接受 FOFIRI（伊立替康联合氟尿嘧啶）、XELIRI（伊立替康联合卡培他滨）方案治疗容易出现腹泻。腹泻分为急性腹泻和迟发性腹泻，多在化疗第一周期出现。护理：

①注药前嘱患者禁食 2 小时，遵医嘱给予预防性药物，如阿托品等。

②一旦出现稀便即遵医嘱给予苯丁哌胺（易蒙停）抗腹泻治疗。

③指导患者进食少渣、无刺激性饮食，鼓励多饮水，每日 3000mL 以上。

（3）口腔黏膜炎：胃癌患者使用氟尿嘧啶时口腔黏膜损害发生率较高，护理如下。

①指导患者进食高蛋白、高热量、细软、温度适宜，不含辛辣刺激性的食物，戒烟酒。

②餐前、餐后及睡前及时漱口，清除食物残渣，宜用软毛牙刷及无刺激性牙膏刷牙，禁用牙签剔牙。

③出现口腔黏膜炎时及时用生理盐水 250mL＋庆大霉素 8 万 U 与碳酸氢钠交替漱口；疼痛者可用庆大霉素与维生素 B_{12}＋0.5％普鲁卡因交替漱口；在溃疡面上涂以 0.5％金霉素甘油或锡类散等促进溃疡愈合。

（4）手足综合征：手足综合征（HFS）也叫肢端红斑，目前已被证明是卡培他滨的剂量限制性毒性所致，有较高的发病率。按照美国国立癌症研究所（NCI）的分级标准分为 3 度，Ⅰ度：轻微的皮肤改变或皮炎（如红斑、脱屑）或感觉异常（如麻木感、针刺感、烧灼感），但不影响日常活动；Ⅱ度：皮肤改变伴疼痛，轻度影响日常活动，皮肤表面完整；Ⅲ度：溃疡性皮炎或皮肤改变伴剧烈疼痛，严重影响日常生活，明显组织破坏（如脱屑、水疱、出血、水肿）。护理：

①做好关于化疗药物的健康宣教，促使患者自觉监测 HFS 症状和体征，减少 HFS 发生率和程度。

②告知患者用药期间避免日光照射，洗浴时水温不可过高。穿宽松的衣服和舒适、透气的鞋袜，以避免对皮肤产生不必要的压迫；坐或躺在松软的表面上且尽可能抬高腿部促进血液回流，减轻水肿。

③遵医嘱进行预防性治疗，口服大剂量维生素 B_6 预防治疗能减少 HFS 的发生。对于出

现 HFS 的患者,给予大剂量维生素 B_6 治疗的同时保持患者皮肤湿润,可控制患者局部症状的加重。

4.对症护理

(1)吞咽困难:贲门癌患者出现吞咽困难时应评估患者进食梗阻的程度,是否仅在进食干燥食物时有哽噎感,还是逐步加重,甚至发展到进半流食、饮水都有困难。指导患者饮食以温热食物为宜,避免进食冷食及辛辣刺激性食物,以免引起食道痉挛,发生恶心呕吐,疼痛等。当患者出现哽噎感时,不要强行吞咽,否则会刺激局部癌组织出血、扩散、转移和疼痛。在哽噎严重时应进流食或半流食,对于完全不能进食的贲门癌患者,应采取静脉输注高营养物质以维持机体代谢需要。

(2)幽门梗阻:禁食,进行胃肠减压,遵医嘱静脉补充液体和营养物质。

5.心理护理

护士应及时了解患者及家属的心理状态,并给予心理上的安慰和支持。适时提供疾病治疗及检查的信息,及时解答患者及家属所提出的疑问。帮助患者面对现实,调整情绪,以积极的态度应对疾病。对采取了保护性隐瞒病情措施的患者,应与医生沟通,统一内容回答患者的疑问。对晚期患者要充满爱心,给予人文关怀,使患者能较安详、无憾有尊严地离开人世。

6.健康教育

(1)宣传与胃癌发生的相关因素,指导群众注意饮食卫生,避免或减少摄入可能的致癌物质,如熏烤、腌制和霉变食物。提倡多食富含维生素 C 的新鲜蔬菜、瓜果。

(2)防治与胃癌有关的疾病,如慢性萎缩性胃炎、胃息肉、胃溃疡等,定期随访并做内镜检查,以便及时发现癌变。

(3)重视可疑征象,对下列情况应深入检查并定期复查:原因不明的上腹部不适、隐痛、食欲缺乏及进行性消瘦,特别是中年以上者;原因不明的呕血、黑便或大便潜血阳性者;原有长期胃病史,近期症状加重者;中年既往无胃病史,短期出现胃部症状者;多年前因胃良性疾病做胃大部切除手术,近年又出现消化道症状者。

第六节　炎症性肠病

一、溃疡性结肠炎

溃疡性结肠炎(UC)又称慢性非特异性溃疡性结肠炎,是一种病因不明的直肠和结肠慢性炎性疾病。病变主要累及结肠黏膜及黏膜下层,范围自直肠远段结肠开始,逆行向近段发展,甚至累及全结肠,5%病例可累及末段回肠(倒灌性回肠炎),呈连续性分布。临床主要表现为腹泻、腹痛和黏液脓血便和里急后重。病情轻重不等,多反复发作。

溃疡性结肠炎可以发生于任何年龄阶段,但多见于 20～40 岁,亦可见于儿童或老年。平均来说,溃疡性结肠炎好发于 35 岁左右。发达国家多于发展中国家,城市多于农村。

（一）病因及发病机制

病因尚未完全阐明,目前认为与遗传、感染、免疫异常、精神因素相关。

1.遗传

本病发病率在种族之间有明显差别,系统的家系研究显示本病血缘家族的发病率高,患者的亲属中5%～15%患有本病,提示遗传因素可能占有一定地位。此外,女性与男性比例0.8:1,而其他报道为1.3:1。显然地理上和种族上的差异影响本疾病的发生。

2.感染

溃疡性结肠炎的病理变化与临床表现和结肠感染性疾病如细菌性痢疾等相似,因此长期以来曾考虑感染是本病的病因,但迄今未能找出致病细菌、病毒或真菌。

3.免疫

本病多伴有关节炎、结肠性红斑、虹膜炎、血管炎等自体免疫性肠外表现,肾上腺糖皮质激素治疗能使病情缓解,而且在患者血清中常能检出抗结肠抗体。

（二）临床表现

1.症状

(1)腹泻:为主要症状,系因炎症刺激使肠蠕动增加及肠腔水、钠吸收障碍所致。腹泻轻重不一,轻者每天3～4次,或腹泻与便秘交替出现。重者排便频繁,可每1～2小时一次。粪质多糊状,混有黏液、脓血,也可只排黏液、脓血,而无粪质,常有里急后重。

(2)腹痛:腹痛部位一般在左下腹或下腹部,亦可波及全腹,常为痉挛性疼痛,多发生于便前或餐后,有腹痛-便意-便后缓解规律。

(3)全身症状:急性发作期常有低热或中等发热,重症可有高热,但不伴畏寒或寒战。其他还有上腹不适、暖气、恶心、消瘦、贫血、水电解质平衡紊乱、低蛋白血症。

(4)肠外表现:包括外周关节炎、结节性红斑、坏疽性脓皮病、巩膜炎、前葡萄膜炎、口腔复发性溃疡等,这些肠外表现在结肠炎控制或结肠切除术后可缓解或恢复;骶髂关节炎、强直性脊柱炎、原发性硬化性胆管炎等,可与UC共存,但与UC的病情变化无关。国内报道肠外表现的发生率低于国外。

2.体征

轻、中型患者仅有左下腹轻压痛。重型和暴发型患者常有明显压痛和肠型。若有腹肌紧张、反跳痛、肠鸣音减弱应注意中毒性巨结肠、肠穿孔等并发症。直肠指检可有触痛及指套带血。

3.并发症

有大出血、中毒性巨结肠、肠穿孔和癌变等。病程超过8年的UC患者需定期结肠镜检查并多部位活检以监测不典型增生或癌变。

4.临床类型

初发型:指无既往史的首次发作。

慢性复发型:临床上最多见,发作期与缓解期交替。

慢性持续型:症状持续,间以症状加重的发作。

急性暴发型:少见,急性起病,病情严重,全身毒血症状明显,可伴各种并发症。

5.病情严重程度

(1)轻型:腹泻每日 4 次以下,便血轻或无,无发热、脉速,贫血无或轻,血沉<30mm/h。

(2)重型:腹泻频繁(每日 6 次或更多)并有明显脓血便,有发热(T>37.5℃),心率>90次/分,贫血(HGB<75%正常值),血沉>30mm/h。

(3)中型:介于轻型与重型之间。

6.病情分期

分为活动期和缓解期。

(三)辅助检查

1.实验室检查

(1)血液检查:血红蛋白在轻型病例多正常或轻度下降,中、重型病例有轻或中度下降,甚至重度下降。白细胞计数在活动期可有增高。血沉加快和 C 反应蛋白增高是活动期的标志。

(2)粪便检查:黏液脓血便,镜检见大量红、白细胞和脓细胞。急性发作期可见巨噬细胞。粪便病原学检查可排除感染性结肠炎。

(3)免疫学检查:活动期 IgG、IgM 常增高。核周型号抗中性粒细胞胞浆抗体可呈阳性。

2.结肠镜检查

结肠镜检查是本病诊断与鉴别诊断的最重要手段之一。应做全结肠及回肠末段检查,直接观察肠黏膜变化,取活组织检查,并确定病变范围。本病病变呈连续性、弥散性分布,从直肠开始逆行向上扩展,内镜下所见重要改变有以下几方面:①黏膜粗糙呈细颗粒状,弥散性充血、水肿,血管纹理模糊,质脆、出血,可附有脓性分泌物;②病变明显处见弥散性糜烂或多发性浅溃疡;③慢性病变见假息肉及桥状黏膜,结肠袋往往变钝或消失。结肠镜下黏膜活检组织可见弥散性炎症细胞浸润,活动期表现为表面糜烂、溃疡、隐窝炎、隐窝脓肿,慢性期表现为隐窝结构紊乱、杯状细胞减少。对于急性期重型患者结肠镜检查宜慎重,可仅观察直肠、乙状结肠。

3.X 线检查

X 线钡剂灌肠检查所见 X 线征主要有:①黏膜粗乱及(或)颗粒样改变;②多发性浅溃疡,表现为管壁边缘毛糙呈毛刺状、锯齿状以及见小龛影,亦可有炎症性息肉而表现为多个小的圆或卵圆形充盈缺损;③结肠袋消失,肠壁变硬,肠管缩短、变细,可呈钢笔管状。结肠镜检查比X 线钡剂灌肠准确,有条件宜做结肠镜全结肠检查。

(四)治疗

根据病情严重程度、病变范围、病程、既往治疗反应和有无并发症制订个体化的治疗方案。治疗目标是缓解症状及维持治疗。

1.一般治疗

强调饮食和营养。对活动期患者应予流质饮食,待病情好转后改为富营养少渣饮食。病情严重应禁食,并予完全胃肠外营养治疗。患者的情绪变化对病情有影响,可予心理护理,必要时给予心理治疗。

2.药物治疗

(1)氨基水杨酸制剂:柳氮磺吡啶(SASP)是治疗本病的常用药物。适用于轻、中度活动期患者或重度经糖皮质激素治疗已有缓解者。用药方法:4g/d,分 4 次口服;病情缓解可减量使用,改为维持量 2g/d,分次口服。近年来已研制成 5-氨基水杨酸(简称 5-ASA)的特殊制剂,使其能到达结肠发挥药效,这类制剂有美沙拉嗪、奥沙拉嗪和巴柳氮。5-ASA 新型制剂疗效与 SASP 相仿,优点是不良反应明显减少,但价格昂贵,因此其最适用于对 SASP 不能耐受者。5-ASA 的灌肠剂及栓剂适用于病变局限在直肠者。

(2)糖皮质激素:对急性发作期有较好疗效。适用于对氨基水杨酸制剂疗效不佳的轻、中度患者,中度活动期患者及急性暴发型患者。一般予口服泼尼松 0.8～1.0mg/d;重症患者可予静脉制剂,如氢化可的松 300mg/d 或甲泼尼龙 40mg/d,7～14 天后改为口服泼尼松 50～60mg/d。病情缓解后逐渐减量至停药。注意减药速度不要太快以防反跳,减药期间加用氨基水杨酸制剂逐渐接替激素治疗。病变局限在直肠、乙状结肠患者,可用琥珀酸钠氢化可的松(不能用氢化可的松醇溶制剂)100mg 加生理盐水 100mL 做保留灌肠,每天 1 次,病情好转后改为每周 2～3 次,疗程 1～3 个月。也可使用布地奈德灌肠剂 2mg/d。

(3)免疫抑制剂:硫唑嘌呤可用于对激素治疗效果不佳或对激素依赖的慢性持续活动性患者,加用这类药物后可逐渐减少激素用量,甚至停用。对重度全结肠型 UC 急性发作静脉用糖皮质激素治疗无效的病例,应用环孢素 2～4mg/(kg·d),由于其肾毒性,疗程多在 6 个月,其间加用硫唑嘌呤;部分患者可取得暂时缓解而避免急诊手术。

3.外科治疗

紧急手术指征为:并发大出血、肠穿孔、重度 UC 患者特别是合并中毒性巨结肠经积极内科治疗无效且伴严重毒血症状者。择期手术指征为:①并发结肠癌变;②慢性持续型病例内科治疗效果不理想而严重影响生活质量,或虽然用糖尿病皮质激素可控制病情,但糖皮质激素不良反应太大不能耐受者。一般采用全结肠切除加回肠造瘘术。国际上近年主张采用全结肠、直肠切除、回肠贮袋-肛管吻合术(IPAA),即切除全结肠并剥离部分直肠黏膜,保留了肛门排便功能,大大改善了患者的术后生活质量。

(五)护理评估

1.症状

(1)腹痛:发生的部位、性质、时间。

(2)腹泻:颜色、性质、量、次数和有无黏液、脓血等。

(3)血便:有无血便,便血的量,有无血压下降、精神紧张、面色苍白等消化道出血的表现。

(4)伴随症状:食欲缺乏、恶心及呕吐、口腔黏膜溃疡等。

2.身体状况

(1)生命体征:尤其是体温、血压,有无感染的表现。

(2)营养状态:有无贫血、脱水、消瘦及营养不良。

(3)体位及活动:是否存在强迫体位,活动是否无耐力。

(4)出入量:有无脱水,水、电解质紊乱等。

(5)腹部体征:有无腹肌紧张、反跳痛及肠鸣音减弱,有无肠梗阻、肠穿孔的表现。

3.心理状况

(1)有无焦虑、抑郁等不良情绪反应。

(2)疾病有无对患者生活、睡眠产生影响。

（六）护理诊断

1.疼痛

与肠黏膜的炎症有关。

2.腹泻

与肠黏膜的炎症有关。

3.营养失调

低于机体需要量与腹泻和吸收不良有关。

4.体液不足

与腹泻有关。

5.皮肤完整性受损

与大便刺激皮肤、瘘口、肛裂有关。

6.潜在并发症

出血、穿孔、癌变。

（七）护理措施

1.环境与休息

保持室内空气新鲜,定时通风,维持适宜的温湿度。急性发作期或有活动性病变者应绝对卧床休息,其他病例也应休息,注意劳逸结合。

2.饮食护理

急性发作期应给予高营养低残渣饮食,也可用全胃肠外营养治疗,以使肠道获得充分休息,以利于减轻炎症,控制症状。一般患者给予易消化、软质、少纤维素、富于营养的饮食,保证每日摄入所需热量,避免食用刺激性食物或牛奶、乳制品,避免饮用含咖啡因的饮料,以减少对胃肠道的刺激。

3.疼痛护理

腹痛:观察腹痛的部位、性质、时间,注意腹部体征的变化。以便及早发现中毒性巨结肠症及肠穿孔等并发症。

4.皮肤护理

腹泻是本病的主要症状。护士要认真记录大便的次数与性状。血便量多时,应与医生联系,予对症处理,并密切观察生命体征的变化。准确记录出入量,防止发生水、电解质紊乱。腹泻频繁及长期营养不良者,要特别注意臀部及肛周皮肤护理,保持肛周皮肤干燥,及时更换潮湿的被服。每次大便后用软纸擦净肛周皮肤,并用温水洗净,避免使用碱性洗衣液;局部涂油保护。对于有肛瘘的患者,除上述方法外,还应每晚用1∶5000高锰酸钾溶液坐浴。认真留取粪便标本并定期做好粪便的各种检查。因为它是病情变化的一个重要指标。

5.支持疗法

由于重症或慢性反复发作的患者常有贫血、失水、营养不良等。应注意改善全身情况,输血、补液以纠正贫血及低蛋白血症。对于胃肠外营养的患者,应有计划地使用外周血管,必要时留置外周静脉植入的中心静脉导管(PICC),遵以PICC护理常规,并遵医嘱给予静脉高营养及必要的抗感染治疗。

6.用药护理

(1)磺胺类:首选SASP(柳氮磺吡啶),其不良反应为恶心、呕吐、皮疹、白细胞下降等。用药期间注意定期查血象,一旦出现毒副反应,立即报告医生。近几年可用新型5-ASA治疗,以减少磺胺的不良反应。

(2)激素类药物:激素治疗要按医嘱进行,不能随意加减药量或停药。同时要督促患者按时服药,防止患者因种种原因漏服或停服。由于患者使用激素治疗后,机体抵抗力下降,有潜在感染的可能,因此要做好预防感染的工作。保持病房的洁净,尽量减少探视,避免着凉,预防上呼吸道感染。严密观察有无感染病灶,一经发现要立即报告医生妥善处理。同时也要注意防止长期使用皮质激素可能会引起高血压、糖尿病、骨质疏松等其他并发症。

(3)灌肠治疗:灌肠治疗前嘱患者先排便,左侧卧位,选择肛管要细,药液温度控制在37℃左右,防止温度过高或过低刺激肠道,肛管插入要深,药液压力要低,应缓慢滴入,液量一般不超过200mL,以使药液能保留较长时间。若腹痛明显,可在灌肠液中加入利多卡因注射液,以减轻腹痛症状,灌肠后嘱患者膝胸位或俯卧位,亦可用枕头垫高臀部15～30cm,以保证药液充分流入肠内。灌肠液保留的时间越长越好,有利于药液在肠黏膜的充分吸收。灌肠每日早晚各1次或每晚1次。近年来使用5-氨基水杨酸栓剂肛入,也有较好疗效。

7.心理护理

由于本病是一慢性过程,患者往往精神紧张,易出现焦虑、抑郁,因此护士对患者的病情应有全面了解,怀有同理心与理解患者的疾苦,鼓励患者说出内心的压抑,帮助患者消除顾虑,减轻其心理负担。另外,注意保持病室清洁、安静、舒适,使患者身心愉快。

8.健康教育

(1)指导患者合理休息与活动。

(2)指导患者合理饮食。

(3)指导患者坚持治疗,注意观察药物的不良反应。

(4)UC患者病程的长短与患者的心理因素有密切关系,症状反复发作,长期的疾病会对患者的生理、情感、功能状态、社会能力和生活满意度等产生影响。护理人员应指导患者正确认识疾病,保持情绪稳定,对患者进行心理咨询、技术指导、健康教育。鼓励患者参加有益身心的活动,能促进康复,减少并发症的发生和降低复发率,提高患者的生活质量。

二、克罗恩病

克罗恩病(Crohn病)是一种原因不明的胃肠道慢性、反复发作性、非特异性的全壁层炎症性疾病。病变呈节段性分布,以末段回肠、邻近结肠多见,但从口腔至肛门各段消化道均可受累,临床上以腹痛、腹泻、腹部包块、瘘管形成和肠梗阻为特点,伴有发热、贫血、营养障碍以及关节、皮肤、眼、口腔黏膜、肝脏等肠外损害,组织学特征为肉芽性炎性改变,同时伴纤维化和溃疡。发病年龄多在15～30岁,无性别差异,病程迁延反复,难以治愈。

(一)病因与发病机制

病因尚未明了,可能为多种致病因素的综合作用,与免疫异常、感染和遗传因素有关。

1.遗传

本病发病有明显家族聚集性。通常一级亲属中的发病率显著高于普通人群。对双胞胎调查发现单卵双生子与双卵双生子发病率分别是 20%～50% 和 0～7%,表明本病有一定遗传倾向。本病还存在种族差异,白种人发病率较高,黑人、亚洲人发病率低,同一地区犹太人发病率也高于其他民族。

2.感染因素

有研究揭示 Crohn 病的发病可能与结核菌类似的分枝杆菌和一种微小病毒感染有关。Crohn 原本就怀疑本病是由类似结核菌的分枝杆菌引起的。20 世纪 70 年代末至 80 年代初,有学者从 Crohn 病切除的肠段和肠系膜淋巴结中培养出 Kansasii 分枝杆菌或结核菌类似的分枝杆菌,并观察到,若把这些细菌接种于小鼠腹腔,可在动物肝、脾中产生肉芽肿,出现抗酸杆菌;把这些抗酸杆菌再给乳羊口服,2～3 周后可产生体液和细胞介导的免疫反应,5 个月后在羊的回肠末端发生非干酪性肉芽肿,从而认为分枝杆菌可能是 Crohn 病的病因。但也有人观察到这些分枝杆菌在一些非炎症性肠病或正常人的肠道组织中也存在,所以还不能肯定其是否为本病的确切致病因素。

3.宿主易感性的改变

目前认为,Crohn 病的发生可能与机体对致病微生物免疫应答反应的异常有关。①炎性病变中有淋巴细胞、浆细胞和肥大细胞增生;②Crohn 病可伴随其他免疫异常的疾病;③本病许多肠外表现,说明它是一个系统性疾病;④应用免疫抑制药或激素可改善 Crohn 病的临床症状;⑤可出现自身抗体、免疫复合物、T 细胞和吞噬细胞活力的异常。以上几方面说明免疫异常在 Crohn 病的发病机制中所起的重要作用。近年来还发现 Crohn 病患者的免疫功能异常和遗传素质及某些组织相关抗原(HLA)的类型有关。

4.其他因素

精神因素似乎与 Crohn 病的发病有一定关系,也有研究表明本病常伴有抑郁症。

(二)临床表现

本病临床表现多种多样,与肠内病变的部位、范围、严重程度、病程长短及有无并发症有关。典型病例多在青年期缓慢起病,病程常在数月至数年以上。活动期和缓解期长短不一,相互交替出现,反复发作中呈渐进性进展。本病主要有下列表现。

1.肠道症状

(1)腹痛:绝大多数患者有腹痛,性质多为隐痛,阵发性加重或反复发作,以右下腹多见,与末端回肠病变有关,其次为脐周或全腹痛,餐后腹痛与胃肠反射有关。

(2)呕吐:可继发于肠梗阻或因肠痉挛而引起的反射性呕吐。

(3)排便习惯改变:可有腹泻或便秘,或两者交替出现。以腹泻为主,每天排便 2～5 次或更多,呈稀糊状或黏液便,很少脓血便。病变活动期或结肠受累时可有较多血便。病变累及直肠与肛门者可有里急后重。当小肠病变广泛时可出现脂肪泻。

(4)腹块:多位于回盲部所在的右下腹,质中等硬度,移动度小,包块的出现常提示有内瘘及腹内脓肿等。易与腹腔结核和肿瘤等混淆。

(5)肛门症状:偶有以肛门内隐痛、肛旁周围脓肿、肛瘘管形成为首发症状。

(6)其他表现:有恶心,呕吐、纳差等并发症引起的临床表现。

2.全身症状

(1)发热:活动性肠道炎症及组织破坏后毒素的吸收等均能引起发热。1/3者可有中度热或低热,常间歇出现。急性重症病例或伴有化脓性并发症时,多可出现高热、寒战等毒血症症状。

(2)营养不良:因肠道吸收障碍和消耗过多,常引起患者消瘦、贫血、低蛋白血症等表现。

(3)其他表现:全身性病变有关节痛(炎)、口周疱疹性溃疡、结节性红斑、坏疽性脓皮病、炎症性眼病、慢性活动性肝炎、脂肪肝、胆石症、硬化性胆管炎和胆管周围炎、肾结石、血栓性静脉炎、强直性脊柱炎、血管炎、白塞病、淀粉样变性、骨质疏松和杵状指(趾)等,年幼时患者可有生长受阻表现。

(三)实验室及其他检查

1.实验室检查

(1)血常规:常有血红蛋白下降,活动期血白细胞计数可增高>$10×10^9$/L,血沉增快。

(2)粪常规:粪便中可见红细胞、白细胞,大便潜血试验可有阳性;病变活动时,粪便中 $α_1$-抗胰蛋白酶水平升高,如伴有吸收不良综合征,则粪脂含量增加。

(3)血液检查:血清 $α_1$-球蛋白和 $α_2$-球蛋白增高,血浆糖蛋白上升,黏蛋白增加。血清钾、钠、钙、镁等可低于正常水平;血浆凝血酶原时间延长。血清溶菌酶水平升高。

2.特殊检查

(1)结肠镜和活组织检查:通过结肠镜行全结肠及回肠末段检查,可见病变呈节段性(非连续性)分布,可见有纵行或匍行性溃疡,溃疡周围黏膜正常或增生呈鹅卵石样,肠腔狭窄,炎性息肉,病变肠段之间黏膜外观正常。活检病理显示黏膜固有层内有非干酪性肉芽肿或大量淋巴细胞聚集。

(2)X线全消化道钡餐造影:可见病变呈节段性分布,纵行和横行溃疡相交错使黏膜呈现本病所特有的卵石征,一般靠肠系膜侧肠壁僵直而狭窄,而其对侧呈假憩室样扩张,这是本病特点之一。

(3)X线钡剂灌肠:可见有末端回肠黏膜增粗、结肠管腔缩小、狭窄并缩短,有时溃疡间有炎性息肉样充盈缺损。

(4)X线腹部平片:有时可见肠襻扩张和肠外肿块影。

(5)腹部CT:无肠管狭窄者表现无特征性,仅见小肠皱襞增厚、模糊,肠壁轻度增厚。而肠管变形狭窄者可出现"双晕征",病变肠襻附近系膜脂肪增厚形成肿块样高密度影,并且可显示窦道和脓肿。

(四)治疗

(1)掌握分级、分期、分段治疗的原则。

①分级治疗:指确定疾病严重度,按轻、中、重不同程度采用不同的药物及治疗方法。

②分期治疗:指活动期,以控制症状为主要目标,缓解期则应继续控制发作,预防复发。

③分段治疗:指根据病变范围选择不同药物和治疗方法。肠道炎症一般分为小肠型、回结肠型和结肠型等。

(2)参考病程和过去治疗情况选择药物、确定疗程及治疗方法,以尽快控制发作,防止复发。

（3）注意疾病的并发症及患者全身情况，确定适当的治疗终点及内科、外科治疗的界限，提高患者的生活质量。

（4）除药物治疗外，还包括支持、对症、心理治疗，特别是营养治疗的综合应用；对具体病例则十分强调个体化的处理原则。

（5）治疗取决于疾病的主要表现，一般可分为炎症、瘘管和纤维狭窄三大形式。对以炎症为主要表现的，根据炎症细胞的活动指数（CDAI），轻中度活动而病变在结肠者给予 SASP 或 5-ASA；病变在回肠者可给予美沙拉嗪等 5-ASA。

（五）护理措施

1.常规护理

（1）急性期应卧床休息，保持环境安静，避免体力消耗。缓解期可适当增加活动量。

（2）饮食以高营养、高维生素和易消化为原则，可根据患者情况给予美味可口的饮食，只要体重不再下降，排便次数不再增加即可。若有消化道出血或肠穿孔则应禁食。

（3）做好患者的生活护理，尤其腹泻次数多时要做好肛周护理，以防频繁腹泻刺激局部皮肤，并注意观察有无肛瘘发生。除便后清洗外，还可每晚用高锰酸钾液坐浴。

（4）注意观察患者的情绪变化，疾病迁延不愈，反复发作，易使患者灰心，甚至不配合治疗。护士要做好患者的心理护理，结合患者情况给予卫生宣教，帮助其树立战胜疾病的信心。

2.专科护理

（1）有计划地使用患者外周血管，遵医嘱给予静脉高营养及必要的抗感染治疗。患者情况允许时可给予要素饮食。输注血液或血液制品时要严格核对，并密切注意有无变态反应发生。一旦发生要及时处理。

（2）要遵医嘱服药，尤其服用肾上腺皮质激素的阶段，不能自行停药或更改剂量。注意观察激素的不良反应。

（3）服用水杨酸偶氮磺胺吡啶（SASP）的患者也不能自行停药或增减剂量。SASP 在肠内可分解为 5-ASA，即 5-氨基水杨酸和磺胺吡啶。5-ASA 是 SASP 的有效成分，具有抑制前列腺素的作用，可减少腹泻。磺胺吡啶主要的不良反应，如胃肠道症状、白细胞减少、皮疹等，使用时应注意观察。餐后服用，以减少胃肠道刺激。

（4）对有些患者可以做保留灌肠治疗，如用灌肠 2 号，中药苦参加锡类散、激素等药物。灌肠前一定让患者排净粪便，灌肠后嘱患者做膝胸位或俯卧以枕头垫高臀部 15～20 分钟，以保证药液充分流入肠内。灌后嘱患者尽量保留药液。灌肠每天早晚各 1 次或每晚 1 次。

（5）对于急性期患者，护士要有随时做好抢救工作的心理准备，一旦有消化道大出血应及时处理。若出现肠穿孔，及时与外科联系，尽早手术治疗。

3.健康指导

炎症性肠病虽然是慢性病，但却迁延不愈且反复发作，患者不仅常年被腹痛、腹泻所缠绕，而且克罗恩病呈进行性加重。不仅给患者身体上带来痛苦，而且也在精神上给患者造成很大的压力。因此，必要对患者进行教育，使他们了解炎症性肠病的性质、类型、病因以及发生和发展的规律；更要使他们相信，只要进行精心的治疗和切实的预防保健，炎症性肠病是完全可以缓解甚至可以长期缓解的。让患者了解炎症性肠病的预后一般是比较好的，轻症患者的缓解率可达 80%～90%。这样可以树立起患者战胜疾病的信心，鼓励他们积极配合医生的治疗。

第三章　外科护理

第一节　颅内压增高

颅内压是颅腔内容物对炉腔内壁产生的压力。颅内容物包括脑组织、脑脊液和血液,三者与颅腔相适应,使颅内保持一定的压力,正常值为 $70\sim200mmH_2O$。颅内压增高是许多颅脑疾病,如颅脑损伤、脑肿瘤、脑出血和脑积水等共有的综合征。因上述原因使颅腔内容物体积增加或颅腔容积减少超过颅腔可代偿的容量,导致颅内压持续高于 $1.96kPa(200mmH_2O)$ 并出现头痛、呕吐和视神经乳头水肿三大病征,称为颅内压增高。当颅内压增高到一定程度时,引起一系列中枢神经系统功能紊乱和病理生理变化。其主要病理生理改变是脑血流量减少或形成脑疝。前者造成脑组织缺血、缺氧,从而加重脑水肿和颅内压增高;后者主要表现为脑组织移位压迫脑干,抑制循环和呼吸中枢。两者的最终结果是导致脑干功能衰竭。脑疝是颅内压增高危象和死亡的主要原因,是颅内压增高失代偿的结果。常见的脑疝有小脑幕切迹疝和枕骨大孔疝。

一、病因与发病机制

(一)病因

1.颅腔内容物体积增大

(1)脑水肿:脑组织损伤,炎症、缺血缺氧及中毒引起脑水肿,导致脑组织体积增大,这是颅内压增高的最常见原因。

(2)脑积水:脑脊液分泌或吸收失衡,扩大了正常脑脊液所占的空间,从而继发颅内压增高。

(3)颅内血容量过多:颅内静脉回流受阻或过度灌注,脑血流量增加,颅内血容量增多。

2.颅内额外的占位性病变

颅内空间相对变小:如外伤性颅内血肿、脑肿瘤、脑脓肿。先天畸形使颅腔容积变小:如广泛凹陷性颅骨骨折、狭颅症、颅底凹陷症。

(二)发病机制

颅内压增高时,脑血流量减少,脑组织处于严重缺血、缺氧的状态。而严重的脑缺氧会造成脑水肿,进一步加重颅内高压,形成恶性循环。当颅内压增高到一定程度时,尤其是占位性病变造成各分腔压力不均衡,会是一部分脑组织通过生理性间隙从高压区向低压区移位,形成脑疝,引起一系列临床综合征。当疝出的脑组织压迫脑内重要结构和生命中枢,常常危及生命。

二、护理评估

(一)健康史

了解患者有无脑外伤(受伤时间、致伤原因、致伤强度、作用部位)、颅内炎症、脑肿瘤、高血压、脑动脉硬化、颅内急性病史,是否合并其他系统疾病,初步判断颅内压增高的原因。注意患者是否有高热等加剧颅内压增高的因素,还要询问有无致颅内压急骤升高的相关因素,有无呼吸道梗阻、便秘、剧烈咳嗽、癫痫等。关注疾病发展,预估是否存在发生颅内压突然增高的可能。

(二)身体状况

1.颅内压增高"三主征"

这是颅内压增高的典型表现。

(1)头痛:颅内压增高最常见的症状,程度因人不同,呈阵发性,一般均以早晨及晚间出现,部位多在额部及两颞,也可位于枕下向前放射于眼眶部,头痛程度随颅内压的增高进行性加重,用力、咳嗽、弯腰或低头活动时常使头痛加重。在婴幼儿,骨缝尚未闭合,头痛出现较晚。

(2)呕吐:常出现于头痛剧烈时,呕吐常呈喷射性。呕吐虽与进食无关,但较易发生于食后,呕吐后头痛缓解,因此患者常常拒食,可导致失水和体重锐减。

(3)视神经乳头水肿:颅内压增高的重要客观体征,可通过眼底镜观察。表现为视神经乳头充血,边缘模糊不清,中央凹陷消失,视盘隆起,静脉怒张,动脉曲张扭曲,严重者可见出血;但急性颅内眼增高病情发展迅速,眼底检查不一定见到视神经乳头水肿。

2.意识障碍

疾病初期意识障碍可出现嗜睡,反应迟钝。严重病例可出现昏睡、昏迷,伴有瞳孔散大、对光反应消失、发生脑疝,去脑僵直。

3.生命体征变化

早期为脉搏慢而有力,呼吸深慢,血压升高(两慢一高),这种改变是脑组织对缺氧的一种代偿反应,称为库欣(Cushing)反应或 Cushing 征,后期可伴有呼吸不规则、体温升高等病危状态甚至呼吸停止,终因呼吸、循环衰竭而死亡。

4.脑疝的表现

(1)小脑幕切迹疝(颞叶沟回疝):幕上占位病变引起颅内压增高,由上向下压迫推挤脑组织,颞叶的海马回和沟回通过小脑幕切迹被推移至幕下。

①颅内压增高:剧烈头痛、频繁呕吐。

②进行性意识障碍:安静转为烦躁不安,进而转为嗜睡、浅昏迷,晚期出现深昏迷。

③瞳孔改变:瞳孔两侧不等大。患侧对光反射迟钝,先一过性缩小(最初动眼神经受到刺激),旋即对光反应消失,瞳孔散大(动眼神经麻痹)。如脑疝继续发展,最终双侧瞳孔散大,对光反应消失。

④肢体运动障碍：多数发生在对侧。肢体自主活动减少或消失，出现上运动神经元瘫痪的体征：对侧肌力减退，肌张力增高，腹壁反射消失，腱反射亢进和下肢病理反射（Babinski征）出现。晚期症状波及双侧，引起四肢肌力减退，并出现头颈后仰，四肢伸肌张力过强，躯干背伸，呈角弓反张状，称为去大脑强直。

（2）小脑扁桃体疝（枕骨大孔疝）：后颅窝占位病变时易发生，幕下压力高于椎管内压力，小脑扁桃体经枕骨大孔向椎管内移位所形成的疝。病情发展快，头痛剧烈和呕吐频繁、颈项强直、生命体征紊乱出现较早，意识障碍和瞳孔变化出现晚。由于延髓的呼吸中枢受压，患者早期可突发呼吸骤停而死亡。

（三）心理-社会状况

头痛、呕吐等不适可引起患者烦躁不安、焦虑等心理反应，了解患者及家属对疾病的认知和适应程度。

（四）辅助检查

（1）CT、MRI（平扫、增强）、脑血管造影可确定颅内压增高的原因。其中，CT是诊断颅内占位性病变的首选辅助检查措施。

（2）头颅X线片：特点是颅骨骨缝分离、指状压迹增多、鞍背骨质疏松、蝶鞍扩大、蛛网膜颗粒加深。

（3）腰穿（LP）可直接测量颅内压并取脑脊液检查，但当颅内压明显增高时应禁用，以免造成幕下腔与髓腔压力差的增加而出现脑疝。

（五）治疗要点与反应

1.去除病因

这是颅内压增高的根本治疗原则。颅内压增高造成急性脑疝时，应紧急手术处理。常用手术方式如下。

（1）颅内占位性病变：首先应做病变切除术，如血肿清除、切除肿瘤。

（2）外减压术：颅内压增高时脑组织外膨，此时去除骨片，敞开硬膜扩大颅腔容积。

（3）内减压术：切除一部分脑组织（非优势半球的额叶、颞叶的切除），减少颅腔内容物的体积。

（4）脑脊液分流术：脑脊液的循环通路梗阻或吸收障碍时引起脑积水，颅内压增高。将脑脊液引流至颅腔外达到减压目的，如脑室外引流、脑室-腹腔分流目前最为常用。

2.对症处理

对尚未查明病因或一时不能解除病因者采取非手术的对症处理。常用脱水治疗、糖皮质激素治疗、冬眠疗法。

三、护理问题

1.疼痛

与颅内压增高有关。

2.潜在并发症

脑疝。

四、护理措施

(一)一般护理

1.体位

床头抬高 15°~30°,有利于脑静脉回流,减轻脑水肿。

2.吸氧

持续或间断吸氧,改善脑缺氧,使脑血管收缩,减少脑血流量。

3.控制液体摄入量

不能进食者,一般每日遵医嘱输液不超过 2000mL,其中等渗盐水不超过 500mL,保持每日尿量在 600mL 以上;控制输液速度,防止输液过快而加重脑水肿;保持体液代谢和营养平衡。

4.其他

加强生活护理,适当保护患者,避免意外发生。昏迷躁动不安者切忌强制约束,以免患者挣扎导致颅内压增高。

(二)病情观察

观察患者意识、生命体征、瞳孔和肢体活动的变化。

1.意识

意识状态反映了大脑皮质和脑干的功能状态,目前通用的是格拉斯哥昏迷评分标准(GCS)(表 3-1-1),对睁眼、语言及运动三方面的反应进行评分。以三者积分来表示意识障碍程度,最高 15 分,表示意识清醒,8 分以下为昏迷,最低 3 分。

表 3-1-1　格拉斯哥昏迷评分标准(GCS)

睁眼反应	得分	语言反应	得分	运动反应	得分
自动睁眼	4	回答正确	5	遵嘱动作	6
呼唤睁眼	3	回答错误	4	刺痛定位	5
刺痛睁眼	2	胡言乱语	3	刺痛躲避	4
不能睁眼	1	只能发声	2	刺痛肢屈	3
		不能发声	1	刺痛肢伸	2
				不能活动	1

2.瞳孔对比

双侧是否等大、等圆,有无对光反应。伤后一侧瞳孔进行性散大,是原发性动眼神经损伤所致。伤后一侧瞳孔先缩小后进行性散大,是小脑幕切迹疝的眼征;如双侧瞳孔时大时小,变化不定,对光反射消失,伴眼球运动障碍(如眼球分离、同向凝视),常是脑干损伤的表现;双侧瞳孔散大、对光反射消失、眼球固定伴深昏迷,大多为临终表现。

3.生命体征

观察呼吸的频率、幅度和类型;脉搏的频率、节律及强度;血压、脉压等。为避免患者躁动影响准确性,应先测呼吸、脉搏,最后测血压。

4.肢体活动

原发性脑损伤引起偏瘫等局灶性症状;伤后出现一侧肢体运动障碍且进行性加重,同时伴有意识障碍和瞳孔变化,多为小脑幕切迹疝压迫中脑的大脑脚,损害其中的锥体束纤维所致。

(三)治疗配合

1.防治颅内压增高的护理

(1)脱水治疗护理:遵医嘱应用高渗性脱水药和利尿药,减轻脑水肿,达到降低颅内压的目的。常用的高渗性脱水药是20%甘露醇,成人每次250mL,于15～30分钟内快速静脉滴注,每日2～4次;用药后10～20分钟颅内压开始下降,可维持4～6小时。同时使用利尿药如呋塞米(速尿)静脉注射,可重复使用。脱水药可使钠、钾等排出过多,引起电解质紊乱,脱水治疗期间记录24小时出入液量,遵医嘱合理输液。

(2)应用糖皮质激素的护理:可改善毛细血管通透性,防治脑水肿,降低颅内压。遵医嘱常用地塞米松5～10mg,每日2～3次,静脉注射。要注意防止应激性溃疡和感染等并发症的发生。

(3)亚体温冬眠疗法护理:通过冬眠药物,配合物理降温,使患者的体温维持于亚体温状态,可以降低脑耗氧量和脑组织代谢率,提高其对缺氧耐受力,减轻脑水肿,降低颅内压。遵医嘱给予冬眠药物,通过调节滴速来控制冬眠深度,待患者进入冬眠状态,方可开始物理降温。降温速度以每小时下降1℃为宜,体温降至肛温31～34℃较为理想。在冬眠降温期间不宜翻身或移动体位,以防发生直立性低血压。停止治疗时先停物理降温,再逐渐停用冬眠药物。

2.对症护理

①有抽搐发作者,应给予抗癫痫药物疗法。②对头痛患者,可遵医嘱应用镇痛药,但禁用吗啡和哌替啶。③患者躁动时,在排除颅内高压进展、气道梗阻、排便困难等前提下,可遵医嘱给予镇静药,切勿强制约束。

3.脑疝的急救与护理

保持呼吸道通畅并吸氧,快速静脉输入甘露醇、呋塞米等脱水药和利尿药,密切观察患者呼吸、心跳及瞳孔的变化。紧急做好手术前准备,发生呼吸骤停者立即进行气管插管及辅助呼吸。

4.脑室引流的护理

脑室引流术是经颅骨钻孔或椎孔穿刺侧脑室放置引流管,将脑脊液引流至体外从而降低颅内压的一种治疗和急救措施。其护理要点如下所述。

(1)妥善固定:患者手术返回病房后,应在严格无菌操作下连接引流瓶(袋)并妥善固定。引流管开口要高于侧脑室平面10～15cm,以维持正常的颅内压。搬动患者时应将引流瓶暂时夹闭,防止脑脊液反流引起逆行感染。

(2)注意引流速度和量:正常人每日脑脊液分泌量为400～500mL,故每日引流量以不超过500mL为宜。每日引流过多、过快可引起颅内压骤降,导致意外发生。可适当抬高或降低引流瓶(袋)的位置,以控制流量和速度。

(3)保持引流通畅:引流管不可受压、扭曲、成角及折叠;若怀疑引流管被血凝块或组织阻塞,可在严格消毒管口后,用无菌注射器轻轻向外抽吸,但不可向管内注入生理盐水冲洗,以免管内阻塞物被冲至脑室狭窄处引起脑脊液循环受阻。

(4)观察并记录脑脊液的颜色、量及性状：正常脑脊液无色透明。手术后1～2日可略呈血性，以后变淡并转为橙黄色。若脑脊液中有较多血液或血色逐渐加深，提示脑室内出血，要告知医生采取措施处理。感染后的脑脊液混浊，可有絮状物，同时患者有全身感染表现。引流时间一般不超过5～7日，否则有发生颅内感染可能。

(5)严格遵守无菌操作原则：每日更换引流瓶（袋），应先夹闭引流管以免脑脊液逆流入脑室内。注意保持引流装置的无菌状态。

(6)拔管：开颅手术后脑室引流管一般留置3～4日，待脑水肿逐渐消退，颅内压开始降低时，可考虑拔管。此前应试行抬高或夹闭引流管24小时，以了解脑脊液循环是否通畅，有无颅内压再次升高的表现。若患者出现头痛、呕吐等症状，要及时通知医生并降低引流瓶（袋）或开放夹闭的引流管。拔管后若伤口处有脑脊液流出，应告知医生处理。

（四）心理护理

及时发现患者的行为和心理异常，帮助其消除焦虑和恐惧，改善心理状态。帮助患者和家属消除因疾病带来的对生活的疑虑和不安，接受疾病带来的改变。

五、健康教育

(1)介绍疾病有关的知识和治疗方法，指导患者学习和掌握康复的知识和技能。

(2)防止剧烈咳嗽、便秘、提重物等使颅内压骤然增高的因素，以免发生脑疝。

(3)对有遗留神经系统功能障碍的患者，应遵循康复计划，循序渐进地进行多方面的训练，以最大程度恢复其生活自理能力。

第二节　颅脑损伤

一、头皮损伤

（一）病因及发病机制

头皮血肿多由钝器伤所致，按血肿出现于头皮的层次分为皮下血肿、帽状腱膜下血肿和骨膜下血肿。皮下血肿常见于产伤或碰伤，血肿位于皮肤表层与帽状腱膜之间；帽状腱膜下血肿是由于头部受到斜向暴力，头皮发生剧烈滑动，撕裂该层间的血管所致；骨膜下血肿常由于颅骨骨折引起或产伤所致。

头皮裂伤是常见的开放性头皮损伤，多为锐器或钝器打击所致。

头皮撕脱伤是一种严重的头皮损伤，多因发辫受机械力牵拉，使大块头皮自帽状腱膜下层或连同骨膜一并撕脱。

（二）护理评估

1.头皮血肿

(1)皮下血肿：血肿位于皮下和帽状腱膜下，体积小、张力高、压痛明显，有时周围组织肿胀隆起,中央反而凹陷,稍软,易误认为是凹陷性颅骨骨折。

（2）帽状腱膜下血肿:位于帽状腱膜和骨膜中间,该处组织疏松,出血较易扩散,严重者血肿边界可与帽状腱膜附着缘一致,覆盖整个穹窿部,似戴一顶有波动的帽子;小儿及体弱者,可因此致休克或贫血。

（3）骨膜下血肿:血肿多局限于某一颅骨范围内,以骨缝为界,血肿张力较高。

2.头皮裂伤

头皮血管丰富,出血较多,可引起失血性休克。头皮裂伤较浅时,因断裂血管受头皮纤维隔的牵拉,断端不能收缩,出血量反较帽状腱膜全层裂伤者多。由于出血多,常引起患者紧张,使血压升高,加重出血。

3.头皮撕脱伤

大块头皮自帽状腱膜下层连同骨膜一起被撕脱所致。剧烈疼痛及大量出血可导致失血性或疼痛性休克,易致颈椎骨折和脱位。较少合并颅骨损伤及脑损伤。

（三）辅助检查

头颅 X 线片可了解有无合并存在的颅骨骨折。

（四）处理原则

较小的头皮血肿一般在 1～2 周内可自行吸收,无须特殊处理;若血肿较大,则应在严格皮肤准备和消毒下,分次穿刺抽吸后加压包扎。

头皮裂伤现场急救可局部压迫止血,争取 24 小时内清创缝合。常规应用抗生素和破伤风抗毒素。

头皮撕脱伤现场急救可加压包扎止血、防治休克;尽可能在伤后 6～8 小时内清创做头皮瓣复位再植或自体皮移植。对于骨膜已撕脱不能再植者,需清洁创面,在颅骨外板上多处钻孔,深达板障,等骨孔内肉芽组织生成后再行植皮。

（五）护理诊断

1.疼痛

与头皮血肿、头皮裂伤有关。

2.潜在并发症

感染、出血性休克。

（六）护理措施

（1）病情观察:密切观察患者的生命体征、瞳孔、意识状况,警惕合并颅骨损伤、脑损伤及颅内压增高。

（2）头皮血肿嘱患者勿用力揉搓,以免增加出血,早期冷敷以减少出血和疼痛,24～48 小时后改用热敷,以促进血肿吸收。

（3）遵医嘱应用抗生素预防感染、缓解疼痛。做好伤口护理,注意创面有无渗血,保持敷料干燥清洁,保持引流通畅。

（4）头皮撕脱伤在急救过程中应注意保护撕脱的头皮,避免污染,用无菌敷料或干净布包裹、隔水放置于有冰块的容器内,随伤员一同送往医院,争取清创后再植。对出现休克的患者,在送往医院途中应保持平卧。

二、颅骨骨折

颅骨骨折指颅骨受暴力作用所致颅骨结构的改变。其临床意义不在于骨折本身,而在于骨折所引起的脑膜、脑、血管和神经损伤,可合并脑脊液漏、颅内血肿及颅内感染等。颅骨骨折按骨折部位分为颅盖骨折和颅底骨折。按骨折形态分为线性骨折和凹陷性骨折。按骨折是否与外界相通分为开放性骨折和闭合性骨折。

(一)护理评估

1.健康史

询问患者受伤经过、受伤时间、致伤原因、致伤源的强度和部位大小、方向;伤后有无头皮血肿及伤口;有无意识障碍及口鼻流血等情况。

2.身体状况

(1)颅盖骨折

①线性骨折:最常见,局部压痛、肿胀。常伴发局部骨膜下血肿。

②凹陷性骨折:成人多为骨折片向颅腔内塌陷,婴幼儿可呈"乒乓球样凹陷",局部可扪及局限性陷区,可导致脑损伤。若骨折片损伤脑重要功能区浅面,可出现偏瘫、失语、癫痫等神经系统定位病征。若引起颅内血肿则出现颅内压增高症状。

(2)颅底骨折:多因强烈的间接暴力作用于颅底所致,常为线性骨折。颅底部的硬脑膜与颅骨贴附紧密,故颅底骨折时易撕裂硬脑膜,产生脑脊液外漏而成为开放性骨折。主要表现为皮肤和黏膜下淤血、瘀斑,脑脊液外漏,脑神经损伤。颅底骨折常因出现脑脊液漏而确诊。依骨折的部位不同可分为颅前窝、颅中窝和颅后窝骨折,临床表现各异。

3.心理-社会状况

了解患者及家属的心理反应,常见心理反应有焦虑、恐惧、担心损伤引起功能障碍影响日后生活等。了解患者及家属对伤后功能恢复的疑虑,家属对患者的支持能力和程度。

4.辅助检查

(1)X线检查:颅盖骨折主要靠颅骨X线片确诊。对于凹陷性骨折,X线片可显示骨折片陷入颅内的深度。

(2)CT检查:有助于了解骨折情况和有无合并脑损伤。

5.治疗

(1)颅盖骨折

①单纯线性骨折:本身无须特殊处理,关键在于处理因骨折引起的脑损伤或颅内出血,尤其是硬脑膜外血肿。

②凹陷性骨折出现下列情况考虑手术治疗:a.大面积骨折片陷入颅腔,导致颅内压升高或合并脑损伤及脑疝可能;b.骨折片压迫脑重要部位引起神经功能障碍;c.非功能区部位的小面积凹陷骨折,无颅内压增高,但深度超过1cm者直径大于3cm者。

(2)颅底骨折:颅底骨折本身无须特殊处理,主要针对由骨折引起的伴发症和后遗症进行治疗。出现脑脊液漏时即属开放性损伤,应使用TAT及抗生素预防感染,大部分脑脊液在伤后 2 周内自愈。脑脊液漏若 4 周以上仍未停止,可行手术修补硬脑膜。若骨折片压迫视神经,应尽早手术减压。

(二)护理诊断

1.有感染的危险

与脑脊液外漏有关。

2.潜在并发症

颅内出血、颅内压增高、颅内低压综合征。

(三)护理目标

避免颅内感染,促进漏口早日愈合。

通过监测和护理,减少或避免潜在并发症,一旦发生应得到及时控制。

(四)护理措施

1.病情观察

观察患者的意识、瞳孔、生命体征,颅内压增高、降低的症状和肢体活动及颅内感染等情况。注意观察脑脊液的量,可在前鼻庭或外耳道口松松地放置干棉球,随湿随换,记录 24 小时浸湿的棉球数,以估计脑脊液外漏量。

2.脑脊液漏的护理

护理的重点是预防因脑脊液逆流导致的颅内感染。

(1)体位:嘱患者采取半坐位,头偏向患侧,维持特定体位至停止漏液后 3～5 天,借重力作用使脑组织移至颅底硬脑膜裂缝处,以促使局部粘连而封闭漏口。

(2)保持局部清洁:每日清洁、消毒耳道、鼻腔或口腔 2 次,注意棉球不可过湿,以免液体逆流入颅。劝告患者勿挖鼻、抠耳。注意不可堵塞鼻腔。

(3)避免颅内压骤升:嘱患者勿用力屏气排便、咳嗽、擤鼻涕或打喷嚏等,以免颅内压骤然升降导致气颅或脑脊液逆流。

(4)对于脑脊液鼻漏者,不可经鼻腔进行护理操作:严禁从鼻腔吸痰或放置鼻胃管,禁止耳、鼻滴药、冲洗和堵塞,禁忌做腰穿。

(5)遵医嘱应用抗生素及 TAT 或破伤风类毒素。

(五)护理评价

(1)患者是否出现颅内感染,脑脊液漏口有无愈合。

(2)患者是否出现并发症,若出现是否得到及时发现和处理。

(六)健康教育

(1)告知门诊患者和家属若出现剧烈头痛、频繁呕吐、发热、意识模糊应及时到医院就诊。

(2)颅底骨折患者避免颅内压骤然升降的因素。

(3)颅骨骨折达到骨性愈合需要一定时间。线性骨折,一般成人需 2～5 年,小儿需 1 年。

(4)若有颅骨缺损,注意避免碰撞局部,可在伤后半年左右做颅骨成形术。

三、脑损伤

脑损伤是指脑膜、脑组织、脑血管及脑神经在受到外力作用后发生的损伤。根据伤后脑组织与外界是否相通,将脑损伤分为开放性和闭合性两类。前者多由锐器和火器直接造成,伴有头皮损伤、颅骨骨折和硬脑膜破裂,有脑脊液漏;后者多由间接暴力或头部接触钝性物体所致,脑膜完整,无脑脊液外漏。根据脑损伤机制及病理改变,分为原发性和继发性两类。前者指暴力作用后立即发生的脑损伤,如脑震荡、脑挫裂伤;后者是指受伤一定时间后出现的脑损害,包括脑水肿和颅内血肿等。

(一)护理评估

1.健康史

详细了解患者的受伤经过,如暴力的性质、大小、方向及速度;了解其身体状况,有无意识障碍及程度和持续时间,有无头痛、恶心、呕吐、抽搐、大小便失禁和肢体瘫痪等。了解现场急救情况,既往健康状况。

2.身体状况

(1)脑震荡:为一过性脑功能障碍,伤后立即出现短暂的意识障碍,一般不超过30分钟。同时伴有面色苍白、出冷汗、血压下降、脉搏缓慢、呼吸浅慢、肌张力降低、各种生理反射迟钝。清醒后,大多不能回忆受伤当时和伤前近期的情况,称逆行性遗忘。常伴有头痛、头晕、恶心、呕吐等症状。神经系统检查无阳性体征,脑脊液化验无异常,头部 CT 无阳性发现。

(2)脑挫裂伤:为脑实质的损伤,包括脑挫伤、脑裂伤,两者常并存。因受伤部位不同临床表现差异较大。

①意识障碍:为最突出的临床表现,伤后立即出现,其程度和持续时间与脑挫裂伤的程度、范围有关,多数在30分钟以上。严重者可长期昏迷。

②局灶症状和体征:受伤时立即出现与受伤部位相应的神经功能障碍和体征,如语言中枢受损出现失语,运动中枢受损出现对侧肢体瘫痪等。

③生命体征改变:由于脑水肿和颅内压增高,早期可出现血压增高、脉搏徐缓、呼吸深慢,严重者可致呼吸、循环功能衰竭。

④头痛、呕吐:颅内压增高或蛛网膜下隙出血时,患者可出现剧烈头痛、呕吐等症状。若患者出现颈项强直、病理反射阳性,脑脊液检查有红细胞,提示有脑膜刺激征发生。

(3)颅内血肿:是颅脑损伤中最常见、最危险的继发性病变。如不及时处理,其引起的颅内压增高及脑疝往往可危及患者的生命。根据血肿的来源和部位分为硬脑膜外血肿、硬脑膜下血肿和脑内血肿。根据血肿引起颅内压增高及出现症状的时间分为急性型(3日内)、亚急性型(3日至3周)、慢性型(3周以上)。

①硬脑膜外血肿:约占外伤性颅内血肿的30%,大多属于急性型。出血积聚于颅骨与硬脑膜之间,与颅骨损伤致脑膜中动脉及分支破裂出血有密切关系。其典型临床表现是在原发性意识障碍后有一段中间清醒期,然后再度意识障碍,并逐渐加重。如原发性脑损伤较重或血肿形成较迅速,也可能不出现中间清醒期而表现为伤后持续昏迷并进行性加重,少数患者也可无原发性昏迷,而在血肿形成后出现昏迷。病变发展可有颅内压增高及血肿压迫所致的神经局灶症状和体征,甚至有脑疝表现。

②硬脑膜下血肿:约占外伤性颅内血肿的40%,多属于急性型或亚急性型。出血积聚在硬脑膜下腔,多因对冲性脑挫裂伤导致脑皮质血管破裂所致。因多数与脑挫裂伤和脑水肿同

时存在,故伤后持续性昏迷且进行性加重。较早出现颅内压增高和脑疝症状。

③脑内血肿:比较少见,发生在脑实质内,常与硬脑膜下血肿共存。临床表现与脑挫裂伤和急性硬脑膜下血肿类似,以进行性加重的意识障碍为主要表现,若血肿累及重要脑功能区,可出现偏瘫、失语、癫痫等症状。

3.心理-社会状况

因脑损伤多有不同程度的意识障碍和肢体功能障碍,故患者清醒后对脑损伤及其功能的恢复有较重的心理负担,常表现为焦虑、悲观、恐惧等;患者意识和智力的障碍也可使家属产生不良的心理反应;此外,家庭对患者的支持程度和经济能力也影响着患者的心理状态。

4.辅助检查

X线平片、CT、MRI能清楚显示颅脑骨折、脑挫裂伤、颅内血肿的部位、范围和程度。

5.处理原则

脑震荡无须特殊治疗,一般卧床休息1～2周,适当予以镇静、镇痛等对症处理,预后良好。脑挫裂伤的处理原则:卧床休息,保持呼吸道通畅,给予营养支持及维持水、电解质和酸碱平衡;防治脑水肿,对症处理等;重度脑挫裂伤在颅内压增高明显时应做脑减压术或局部病灶清除术。颅内血肿确诊后可采取钻孔置管引流术或开颅清除血肿。

(二)护理问题

1.急性意识障碍

与脑损伤、颅内压增高有关。

2.清理呼吸道无效

与意识障碍,不能有效排痰有关。

3.营养失调:低于机体需要量

与伤后进食障碍及高代谢状态有关。

4.潜在并发症

颅内压增高、脑疝、感染、外伤性癫痫、压疮及肌肉萎缩等。

(三)护理措施

1.急救护理

(1)妥善处理伤口:开放性颅脑损伤应剪短伤口周围头发,伤口局部不清洗、不用药,用无菌纱布保护外露的脑组织以避免受压。应遵医嘱尽早应用抗生素和破伤风抗毒素。

(2)防治休克:有休克征象者应积极补充血容量并查明有无其他部位的损伤和出血,如多发性骨折、内脏破裂等,及时做好手术前准备。

(3)做好护理记录:记录受伤经过、异常表现及处理经过;生命体征、意识、瞳孔及肢体活动等。

2.一般护理

(1)体位:抬高床头15°～30°,以利于脑静脉回流,减轻脑水肿。昏迷患者应采取侧卧位或侧俯卧位,以利于口腔内分泌物的排出和防止呕吐物、分泌物误吸。

(2)保持呼吸道通畅:颅脑损伤患者有意识障碍,丧失了正常咳嗽反射和吞咽功能,呼吸道分泌物不能有效排出可引起严重的呼吸道梗阻。因此,必须及时有效地清除口咽部的血块、呕吐物和分泌物;患者取侧卧位,定时吸痰,痰液黏稠时要给予雾化吸入以稀释痰液;必要时置口咽通气管,或行气管切开术和人工辅助呼吸。

(3)营养支持:无法进食的患者应及早采用胃肠外营养,从静脉补充葡萄糖、氨基酸、脂肪乳剂、维生素等。待肠蠕动恢复后,可采用鼻胃管补充营养。要定期评估患者的营养状况,如体重、氨平衡、血浆蛋白、血糖和电解质,以及时调整营养供给量和配方。

(4)做好基础护理:加强皮肤护理,定时翻身,预防压疮;保持四肢关节功能位,每日做四肢活动及肌肉按摩;留置导尿时,要定时消毒尿道口;防止便秘可给予缓泻剂,禁忌高压灌肠,以免诱发颅内压增高。

3.病情观察

观察患者意识、生命体征、瞳孔和肢体活动的变化。病情观察是颅脑损伤患者护理的重要内容,目的是观察病情变化及治疗效果,及时发现和处理继发性病变。

4.治疗配合

(1)遵医嘱应用脱水药、糖皮质激素、亚低温冬眠疗法等措施降低颅内压。

(2)应用抗生素防治颅内感染。

(3)对癫痫患者应掌握其发作先兆,做好预防措施,如采用护栏、床头放枕头、遵医嘱按时给予抗癫痫药物以预防发生;发作时应专人护理,用牙垫防止舌咬伤,及时吸出气管内分泌物,保持呼吸道通畅。

(4)昏迷者按昏迷常规护理,眼睑不能闭合者涂眼膏,预防角膜炎或角膜溃疡。

(5)高热患者,注意降温,常用方法有物理降温,如头部冰帽、大血管处置冰袋等;如物理降温无效,可遵医嘱给予亚低温冬眠疗法。

(6)做好手术患者术前常规准备,术后脑室引流者,注意妥善固定、无菌操作、保持通畅,定时观察记录。

5.心理护理

对于在疾病恢复过程中产生的症状,给予适当的解释和安慰;鼓励患者树立战胜疾病的信心和勇气。

(四)健康教育

脑损伤后遗留的语言、智力或运动功能障碍,通过康复训练在伤后1～2年内有部分恢复的可能。协助制订康复计划,鼓励患者尽早开始康复训练,如语言、运动等方面的功能锻炼;耐心指导,以改善生活自理的能力和社会适应能力。

四、颅内血肿

颅内血肿是颅脑损伤中最多见、最危险的继发性病变。由于血肿直接压迫脑组织,常引起局部脑功能障碍的占位性病变症状和体征以及颅内压增高的病理生理改变,早期及时处理,可在很大程度上改善预后。若未及时处理,其严重性在于可引起颅内压增高而致脑疝危及生命。根据血肿的来源和部位,颅内血肿分为硬脑膜外血肿、硬脑膜下血肿、脑内血肿。根据血肿引起颅内压增高及早期脑疝症状所需时间将其分为三型:72小时为急性型;3天至3周以内为亚急性型;3 周以上才出现症状为慢性型。

（一）病因与发病机制

1.硬脑膜外血肿

与颅骨损伤有密切关系,骨折或颅骨的短暂变形撕破位于骨管沟骨的硬脑膜中动脉或静脉窦而引起出血,血液积聚进一步使硬脑膜与颅骨分离也可撕破一些小血管,使血肿增大。引起颅内压增高和脑疝所需要的出血量一般成人幕上达 20mL,幕下达 10mL。

2.硬脑膜下血肿

颅内血肿中最常见的类型。急性和亚急性硬膜下血肿常继发于对冲性脑挫裂伤。出血多来自挫裂的脑实质血管。慢性硬脑膜下血肿好发于老年人,大多有轻微头部外伤史、有的患者伴有脑萎缩、血管性或出血性疾病。

3.脑内血肿

浅部血肿出血均来自脑挫裂伤灶,血肿位于伤灶附近或伤灶裂口中,常与硬脑膜下和硬膜外血肿并存。深部血肿多见于老年人,血肿位于白质深处,脑表面可无明显挫伤。

（二）护理评估

1.健康史

详细了解受伤经过,如暴力性质、大小、方向及速度;了解其身体状况,有无意识障碍及程度和持续时间,有无头痛、恶心、呕吐、抽搐、大小便失禁及肢体瘫痪等。了解现场急救情况,伤后表现,有无头皮血肿及伤口;有无意识障碍及口鼻流血等情况。

2.身体状况

(1)硬脑膜外血肿:出血积聚于颅骨与硬脑膜之间,较常见。症状取决于血肿的部位及扩展的速度。

①意识障碍:原发性脑损伤,也可由血肿导致颅内压增高、脑疝引起,后者常发生于伤后数小时至 1～2 日。典型的意识障碍是在原发性意识障碍之后,经过中间清醒期,再度出现意识障碍,并逐渐加重。两次意识障碍的原因不同,前者是原发性脑损伤引起,后者为继发性血肿及颅内压增高所致。如果原发性脑损伤较严重或血肿形成较迅速,也可能不出现中间清醒期。少数患者可无原发性昏迷,而在血肿形成后出现昏迷。

②颅内压增高:头痛、恶心、呕吐剧烈。一般成人幕上血肿大于 20mL、幕下血肿大于 10mL,即可引起颅内压增高症状。

③脑疝:如颅内压增高引起颞叶沟回疝,患者不仅意识障碍加深,生命体征紊乱加重,还出现患侧瞳孔散大,对侧肢体瘫痪等典型征象(小脑幕切迹疝)。幕上血肿者大多先经历小脑幕切迹疝,然后合并枕骨大孔疝,故严重的呼吸循环障碍发生在意识障碍和瞳孔改变之后。幕下血肿者可直接发生枕骨大孔疝,故早发生呼吸骤停。

(2)硬脑膜下血肿:出血积聚在硬脑膜下腔,最常见。

①意识障碍严重呈持续状态,且程度逐渐加重,一般不存在中间清醒期,多数合并较重的脑挫裂伤和脑水肿。

②较早出现颅内高压和脑疝症状。

(3)脑内血肿:出血积聚在脑实质内称为脑内血肿,有浅部与深部血肿两种类型。以进行性加重的意识障碍为主,若血肿累及重要脑功能区,可出现偏瘫、失语、癫痫等症状。

3.辅助检查

X线可了解有无颅骨骨折。CT、MRI能清楚显示脑挫裂伤、颅内血肿部位、范围和程度。急性硬脑膜下血肿可示颅骨内与脑组织表面之间有高密度、等密度或混合密度的新月形或半月形影;慢性硬脑膜下血肿可示颅骨内板下低密度的新月形、半月形或双凸镜形影。脑内血肿可示脑挫裂伤灶附近或脑深部白质内见到圆形或不规则高密度血肿影,周围有低密度水肿区。

4.处理原则

根据血肿大小,采取手术或者观察、保守治疗。

(三)护理诊断

1.意识障碍

与颅内血肿、颅内压增高有关。

2.潜在并发症

颅内压增高、脑疝、术后血肿复发。

(四)护理措施

1.密切观察病情

严密观察患者意识状态、生命体征、瞳孔、神经系统病症等变化,及时发现颅内血肿的迹象,并在积极降低颅内压的同时,及时做好术前准备。术后注意病情变化,判断颅内血肿清除后的效果,并及时发现术后血肿复发迹象。

2.做好伤口以及引流管的护理

慢性硬脑膜下积液或硬脑膜下血肿,因已形成完整的包膜和液化,临床多采用颅骨钻孔、血肿冲洗引流术,术后在包膜内放置引流管继续引流,以排空其内血性液或血细胞凝集块、利于脑组织膨出和消灭无效腔,必要时冲洗。术后患者取平卧位或头低脚高患侧卧位,以便充分引流。引流瓶(袋)应低于创腔30cm。保持引流管通畅。注意观察引流液的性质和量,术后不使用强力脱水剂,以免颅内压过低影响脑膨出。通常于术后3天左右行CT检查,证实血肿消失后拔管。

第三节　甲状腺功能亢进

甲状腺功能亢进,是各种原因所致循环血液中甲状腺素异常增多,出现以全身代谢亢进为主要特征的疾病总称。按引起甲亢的病因可分为:原发性甲亢、继发性甲亢和高功能腺瘤三类。①原发性甲亢:最常见,占甲亢的85%～90%,患者多为20～40岁,男女之比为1∶(4～7)。腺体呈弥散性肿大、两侧对称;常伴眼球突出,故又称"突眼性甲状腺肿"。②继发性甲亢较少见,患者年龄多在40岁以上。主要见于单纯性甲状腺肿流行区,患者先有多年结节性甲状腺肿史,腺体呈结节状肿大。两侧多不对称;继而逐渐出现甲状腺功能亢进症状,易发生心肌损害;无突眼。③高功能腺瘤少见,甲状腺内有单发的自主性高功能结节,结节周围的甲状腺组织呈萎缩性改变,少见,无突眼。

一、病因与发病机制

1.自身免疫病

患者体内 T、B 淋巴细胞功能缺陷可合成多种针对自身甲状腺抗原的抗体,其中一种甲状腺刺激免疫球蛋白可以直接作用于甲状腺细胞膜上的 TSH(促甲状腺激素)受体,刺激甲状腺细胞增生,分泌亢进,这是本病主要原因。

2.诱发因素

研究证明,本病是在遗传的基础上,因感染、精神创伤、劳累等应激因素破坏机体免疫稳定性而诱发。

二、护理评估

(一)健康史

(1)除评估患者的一般资料,如年龄、性别等外,还应询问其是否曾患有结节性甲状腺肿或伴有其他自身免疫性疾病。

(2)了解其既往健康状况及有无手术史和相关疾病的家族史。

(3)发病前有无精神刺激、感染、创伤或其他强烈应激等情况。

(二)身体状况

1.局部

(1)甲状腺呈弥散性、对称性肿大,随吞咽上下移动,质软、无压痛,有震颤及杂音,为本病主要体征。

(2)突眼症:不到半数的 GD 患者有突眼,突眼为眼征中重要且较特异的体征之一。典型突眼双侧眼球突出、睑裂增宽。严重者眼球向前突出、瞬目减少、上眼睑挛缩、睑裂宽;向前平视时,角膜上缘外露;向上看物时,前额皮肤不能皱起;看近物时,眼球聚合不良;甚至伴眼睑肿胀肥厚、结膜充血水肿。

2.全身

(1)高代谢综合征:由于 T_3、T_4 分泌过多,促进营养物质代谢,患者产热与散热明显增多,出现怕热、多汗,皮肤温暖湿润,低热等,多食善饥,体重下降。

(2)神经精神系统症状:神经过敏,多言好动,易激动、紧张焦虑、注意力不集中、记忆力减退、失眠。腱反射亢进,伸舌和双手前伸有细震颤。

(3)心血管系统症状:心悸,脉快有力,脉搏常在 100 次/分以上,休息和睡眠时间仍快是其特征性表现,脉压增大。

(4)消化系统症状:食欲亢进、消瘦;过多甲状腺激素刺激肠蠕动增加,大便次数增多等。

(5)其他:肌无力、肌萎缩,甚至甲亢性肌病等;女性患者月经量减少、闭经不孕;男性患者阳痿、乳房发育和生育能力下降等。

3.术后并发症评估

(1)呼吸困难和窒息:手术后最危急的并发症,多发生在术后 48 小时以内,表现为进行性呼吸困难、烦躁、发绀甚至窒息,可有颈部肿胀,切口可渗出鲜血。出现呼吸困难和窒息的主要原因:①手术区内出血压迫气管;②喉头水肿;③气管受压软化塌陷;④气管内痰液阻塞;⑤双侧喉返神经损伤。

(2)甲状腺危象:甲亢术后危及生命的严重并发症之一,表现为术后 12~36 小时内,出现高热(>39℃)、脉搏细速(>120 次/分)、烦躁不安、谵妄甚至昏迷、呕吐、水样便等,多发生于术后 36 小时以内,病情凶险。主要原因诱因:术后出现的甲状腺危象主要与术前准备不充分、甲亢症状未能很好控制、手术创伤致甲状腺素过量释放及手术应急有关。

(3)喉返神经损伤:单侧喉返神经损伤可致声音嘶哑,双侧喉返神经损伤可发生两侧声带麻痹导致失音、呼吸困难甚至窒息。原因主要为手术切断、缝扎、挫夹或牵拉过度引起,少数由于血肿压迫或瘢痕组织的牵拉而发生。

(4)喉上神经损伤:外支损伤,会使环甲肌瘫痪,引起声带松弛、音调降低。内支损伤,则使喉部黏膜感觉丧失,容易发生误咽和饮水呛咳。原因多为结扎、切断甲状腺上动静脉时,离甲状腺腺体上极较远,未加仔细分离,连同周围组织大束结扎所引起。

(5)手足抽搐:多数患者仅有面部或手足的强直麻木感;重者每日多次面肌及手足疼痛性痉挛,甚至喉、膈肌痉挛、窒息。主要为甲状旁腺被误切或血供不足所致,导致具有升高和维持血钙水平的甲状旁腺激素不能正常分泌,血钙浓度下降至 2.0mmol/L 以下。

(三)心理-社会状况

1.心理状态

患者的情绪因内分泌紊乱而受到不同程度的影响,从轻微的欣快至谵妄程度不等;纷乱的情绪状态使患者人际关系恶化,更加重了患者的情绪障碍。此外,外形的改变,如突眼、颈部粗大可造成患者自我形象紊乱。因此,需评估患者有无情绪不稳定、坐卧不安、遇事易急躁、难以克制自己情绪或对自己的疾病顾虑重重等。

2.社会支持状况

评估患者及亲属对疾病和手术治疗的了解程度;了解患者及家庭的经济状况,评估有无因长期治疗造成经济负担加重而影响家庭生活的现象;了解患者所在社区的医疗保健服务情况等。

(四)辅助检查

1.基础代谢率测定(BMR)

基础代谢率是指人体在清醒而又极端安静的状态下,不受肌肉活动、环境温度、食物及精神紧张等影响时的能量代谢率。可根据脉压和脉率计算或用基础代谢率测定器测定,前者较简便,后者可靠。常用计算公式为:基础代谢率%=(脉率+脉压)-111,以±10%为正常,+20%~+30%为轻度甲亢,+30%~+60%为中度甲亢,+60%以上为重度甲亢。测定必须在清晨、空腹和静卧时进行。

2.甲状腺摄[131]I率测定

正常甲状腺 24 小时内摄取的[131]I 量为总入量的 30%~40%,若 2 小时内甲状腺摄[131]I 量超过 25%,或 24 小时内超过 50%,且[131]I 高峰提前出现,都表示有甲亢,但不反映甲亢的严重程度。

3.血清 T_3、T_4 含量测定

甲亢时 T_3 值的上升较早,且速度快,约可高于正常值的 4 倍;T_4 上升较迟缓,仅高于正常的 2.5 倍,故测定 T_3 对甲亢的诊断具有较高的敏感性。诊断困难时,可作促甲状腺激素释放激素(TRH)兴奋试验,即静脉注射 TRH 后,促甲状腺激素(cTSH)不增高(阴性)则更有诊断意义。

4.促甲状腺激素(TSH)

血清 TSH 浓度变化是反映甲状腺功能最敏感指标,先于 TT_3、TT_4、FT_3、FT_4 出现异常。甲亢时 TSH 降低。

5.促甲状腺激素释放激素(TRH)

甲亢时 T_3、T_4 增高,反馈性抑制 TSH,故 TSH 不受 TRH 兴奋,TRH 给药后 TSH 增高可排除甲亢。本实验安全,可用于老人及心脏病患者。

(五)治疗要点

甲状腺大部切除术仍是目前治疗中度甲亢的一种常用而有效的方法,能使 90%～95% 的患者获得痊愈,手术病死率低于 1%。主要缺点是有一定的并发症,4%～5% 的患者术后甲亢复发。

手术适应证:①继发性甲亢或高功能腺瘤;②中度以上的原发性甲亢;③腺体较大,伴有压迫症状或胸骨后甲状腺肿等类型的甲亢;④抗甲状腺药物或碘治疗后复发或坚持长期用药有困难者。鉴于甲亢对妊娠可造成不良影响(流产和早产等),而妊娠又可能加重甲亢,因此,妊娠早、中期的甲亢患者凡具有上述指征者,仍应考虑手术治疗。

手术禁忌证:①青少年患者;②症状较轻者;③老年患者或有严重器质性疾病不能耐受手术治疗者。

三、护理问题

1.焦虑或恐惧

与精神过敏,对手术有顾虑有关。

2.营养失调:低于机体需要量

与甲亢高代谢状况有关。

3.疼痛

与手术切口、不当的体位改变、吞咽有关。

4.潜在并发症

呼吸困难或窒息等。

四、护理措施

(一)一般护理

(1)给予高热量、高蛋白、高维生素饮食,限制含纤维素高的食物,应食用无碘盐,避免进食含碘丰富的食物,如海带、紫菜等。禁用对中枢神经有兴奋作用的浓茶、咖啡等刺激性饮料,戒

烟、酒,注意补充水分。

(2)室温保持在 20℃ 左右,避免强光和噪声刺激。

(3)避免提供刺激、兴奋的消息,以减少患者激动、易怒的精神症状。

(4)让患者及家属了解其情绪、性格改变是暂时的,可因治疗而改善。

(5)活动以不感到疲劳为度,以免病情加重。有心力衰竭或严重感染者应严格卧床休息。

(二)症状护理

有突眼者,须经常点眼药,外出戴茶色眼镜,以避免强光与灰尘的刺激,睡前涂眼药膏,戴眼罩,并抬高头部,低盐饮食,以减轻眼球后软组织水肿。

(三)药物护理

抗甲状腺药物的常见不良反应:①粒细胞减少,严重者可致粒细胞缺乏症,主要发生在治疗后 2~3 个月,需要定期复查血常规,当白细胞低于 $3×10^9/L$ 或中性粒细胞低于 $1.5×10^9/L$ 时应停药;②皮疹;③中毒性肝病,用药前、后要检查肝功能。

(四)甲状腺术前、术后护理

1.完善术前检查

①颈部透视或摄片,了解气管有无受压或移位;②检查心脏有无扩大、杂音或心律失常等,并做心电图检查;③喉镜检查,确定声带功能;④测定基础代谢率,了解甲亢程度,选择手术时机;⑤检查神经肌肉的应激反应是否增高,测定血钙、血磷含量,了解甲状旁腺功能状态。

2.术前药物准备

术前通过药物降低基础代谢率是甲亢患者手术准备的重要环节。有以下几种方法。

(1)单服碘剂:常用碘剂为复方碘化钾溶液,每日 3 次口服,第 1 日每次 3 滴,第 2 日每次 4 滴,依此逐日每次增加 1 滴至每次 16 滴为止,然后维持此剂量。碘剂具有刺激性,可在饭后经凉开水稀释服用或把碘剂滴在饼干、面包片上吞服,以减少对口腔和胃黏膜的刺激。服用碘剂 2~3 周后患者情绪稳定,睡眠良好,体重增加,脉率每分钟 90 次以下,脉压恢复正常,BMR 在 +20% 以下,便可进行手术。需要注意的是由于碘剂不能抑制 T_4 的合成,一旦停服,储存于甲状腺滤泡内的甲状腺球蛋白大量分解,将使甲亢症状重新出现甚至加重,因此,碘剂应仅在手术前和甲状腺危象时使用,凡不准备手术的患者不宜服用。

(2)硫脲类药物加用碘剂:先用硫脲类药物,待甲亢症状得到基本控制后停药,改服 2 周碘剂,再行手术。由于硫脲类药物能使甲状腺肿大充血,手术时极易发生出血,增加手术困难和危险,因此服用硫脲类药物后必须加用碘剂。

(3)普萘洛尔单用或合用碘剂:对于不能耐受碘剂或合并应用硫脲类药物或对此两类药物无反应的患者,主张与碘剂合用或单用普萘洛尔作术前准备。由于普萘洛尔在体内的有效半衰期不到 8 小时,故最后一次服用须在术前 1~2 小时,术后继续口服 4~7 日。另外,术前不用阿托品,以免引起心动过速。

3.术后护理

(1)体位和引流:患者血压平稳或全麻后取半坐卧位,以利呼吸和引流切口内积血。手术野常规放置橡皮片或引流管引流 24~48 小时,引流积血可预防术后气管受压。

(2)活动:变换体位时用手置于颈后以支撑头部,避免颈部弯曲、过伸或快速的头部运动。

(3)饮食:先给予患者少量温水或凉水,若无呛咳、误咽等不适,可给予微温流质饮食,饮食过热可使手术部位血管扩张,加重渗血。以后逐步过渡到半流质饮食和软食。

(4)药物:患者术后继续服用复方碘化钾溶液,逐日减少,直至病情平稳。

(五)主要并发症的预防与护理

1.术后呼吸困难和窒息

最常见原因为切口内出血压迫气管,其次是喉头水肿、气管塌陷、双侧喉返神经损伤。多发生于术后 48 小时内,是最危急的并发症。表现为进行性呼吸困难、发绀,甚至窒息,可有切口渗血。术后床旁应常规放置气管切开包。如发现患者呼吸困难、切口局部张力较大时须立即进行床旁抢救,及时剪开缝线,迅速除去血肿。对喉头水肿者立即用大剂量激素,呼吸困难无好转时行环甲膜穿刺或气管切开。

2.喉上神经、喉返神经损伤

(1)喉返神经损伤:一侧喉返神经损伤,大多引起声音嘶哑;双侧喉返神经损伤,可出现失声或呼吸困难,甚至窒息,需立即行气管切开。

(2)喉上神经损伤:外支损伤(运动神经),引起环甲肌瘫痪,声带松弛、音调低钝。内支损伤(感觉神经),可使喉部黏膜感觉丧失,在进食特别是饮水时容易发生误咽、呛咳。

锉夹、牵拉、血肿压迫而致损伤者多为暂时性,经理疗等处理后,一般在 3～6 个月内可逐渐恢复。

3.手足抽搐

手术时甲状旁腺被误伤,患者血钙浓度下降,神经肌肉的应激性提高。多在术后 1～3 天出现。抽搐发作时,立即静脉注射 10% 葡萄糖酸钙或氯化钙 10～20mL。发生手足抽搐后,应适当限制患者肉类、乳品和蛋类等食品的摄入。

4.甲状腺危象

诱因可能为应激、感染、治疗反应、手术准备不充分等。临床表现为体温≥39℃、心率≥140 次/分、恶心、厌食、呕吐、腹泻、大汗、休克、神情焦虑、烦躁、嗜睡或谵妄、昏迷,可合并心力衰竭、肺水肿。

治疗:①抑制甲状腺素(TH)合成:首选口服 PTU。②抑制 TH 释放:给予复方碘溶液。③静脉滴注氢化可的松或地塞米松:可加强应激反应能力。④血液透析:可以降低血浆 TH 浓度。⑤对症治疗:吸氧;物理降温;补足液体;抗感染;烦躁时加用镇静药或使用异丙嗪进行人工冬眠。禁用阿司匹林。

预防:预防甲状腺危象最关键的是充分的术前准备,术后继续服用碘剂,逐渐减量。

五、健康教育

(1)服用抗甲状腺药物的开始 3 个月,每周查血常规 1 次,每隔 1～2 个月做甲状腺功能测定,定期测量体重。脉搏减慢、体重增加是治疗有效的标志。若出现高热、恶心、呕吐、腹泻、突眼加重等,应警惕甲状腺危象的可能,及时就诊。

(2)对妊娠期甲亢患者,药物首选 PTU,禁用放射碘治疗,慎用普萘洛尔,产后如需继续服药,则不宜哺乳。

第四节 甲状腺癌

甲状腺癌是最常见的甲状腺恶性肿瘤,约占全身恶性肿瘤发病率的1‰。除髓样癌外,大多数甲状腺癌起源于滤泡上皮细胞。

一、病因与发病机制

甲状腺恶性肿瘤的发病机制尚不明确,但是其相关因素包括许多方面,主要有以下几类。

1.癌基因及生长因子

近代研究表明,许多动物及人类肿瘤的发生与原癌基因序列的过度表达、突变或缺失有关。

2.电离辐射

目前已查明,头颈部的外放射是甲状腺的重要致癌因素。

3.遗传因素

部分甲状腺髓样癌是常染色体显性遗传病;在一些甲状腺癌患者中,常可询及家族史。

4.缺碘

早在20世纪初,即已有人提出有关缺碘可导致甲状腺肿瘤的观点。

5.雌激素

近些年的研究提示,雌激素可影响甲状腺的生长主要是通过促使垂体释放 TSH 而作用于甲状腺,因为当血浆中雌激素水平升高时,TSH 水平也升高。至于雌激素是否直接作用于甲状腺,尚不明确。

二、临床表现

乳头状癌和滤泡状癌初期多无明显症状。随着病程进展,肿块逐渐增大、质硬、表面高低不平、吞咽时肿块移动度减小。未分化癌上述症状发展迅速,并侵犯周围组织。晚期癌肿常因压迫喉返神经、气管或食管而出现声音嘶哑、呼吸困难或吞咽困难等;若压迫颈交感神经节,可产生霍纳综合征;若颈丛浅支受侵,可有耳、枕、肩等部位的疼痛。可有颈淋巴结转移及远处脏器转移。颈部淋巴结转移在未分化癌发生较早,有的患者甲状腺肿块不明显,先发现转移灶,就医时应想到甲状腺癌的可能;远处转移多见于扁骨(颅骨、椎骨、胸骨、盆骨等)和肺。

因髓样癌组织可产生激素样活性物质(5-羟色胺和降钙素等),患者可出现腹泻、心悸、颜面潮红和血钙降低等症状,并伴有其他内分泌腺体的增生。

三、辅助检查

(1)影像学检查:①B超:可区分结节的实体性或囊肿性,结节若为实体性并呈不规则反射,则恶性可能大。②X线:胸部及骨骼摄片可了解有无肺及骨转移;颈部摄片可了解有无气管移位、狭窄、肿块钙化及上纵隔增宽。若甲状腺部位出现细小的絮状钙化影,可能为癌。

（2）放射性核素扫描：甲状腺癌的放射性^{131}I或^{99m}Tc扫描多提示为冷结节，边缘一般较模糊。

（3）细针穿刺细胞学检查：将细针自2～3个不同方向穿刺结节并抽吸、涂片。据此诊断的正确率可高达80%以上。

（4）血清降钙素测定有助于诊断髓样癌。

四、治疗

手术切除是各型甲状腺癌（除未分化癌）的基本治疗方法。根据患者情况再辅以内分泌及放射外照射等疗法。

1.手术治疗

手术治疗包括甲状腺本身的切除及颈淋巴结的清扫。甲状腺手术切除范围目前仍有分歧，范围最小的为腺叶加峡部切除，最大至甲状腺全部切除。疗效与肿瘤的病理类型有关，并根据病情及病理类型决定是否加行颈部淋巴结清扫术或放射性碘治疗等。

2.内分泌治疗

甲状腺癌次全或全切除者终身服用甲状腺片，以预防甲状腺功能减退及抑制TSH。剂量以保持TSH低水平但不引起甲亢为原则。

3.放射性核素治疗

术后^{131}I治疗适用于45岁以上乳头状腺癌、滤泡状腺癌、多发生性病灶、局部浸润性肿瘤及存在远处转移者。

4.放射外照射治疗

放射外照射治疗主要用于未分化型甲状腺癌。

五、护理评估

（一）术前评估

1.健康史

（1）一般情况：包括年龄、性别、文化程度等。

（2）既往史：了解有无结节性甲状腺肿或其他自身免疫性疾病史；有无童年放射线接触史；有无其他部位的肿块和手术治疗史；有无其他伴随症状：如糖尿病、高血压、心脏病史等。

（3）家族史：了解家族中有无甲状腺相关疾病患病史。

2.身体状况

症状与体征：①局部：评估肿块与吞咽运动的关系；肿块的大小、性状、质地和活动度；肿块的生长速度；肿块为单发或多发；颈部有无肿大淋巴结。②全身：评估有无侵犯周围组织，产生压迫症状，如呼吸困难、吞咽困难、声音嘶哑、Horner综合征等；有无颈部淋巴结转移和远处转移，腹泻、心悸、颜面潮红、多汗和血钙降低等类癌综合征；有无内分泌失调表现。

3.心理-社会状况

了解患者及家属对疾病及手术的认知及接受程度；是否存在因害怕手术、担心预后而产生的焦虑、恐惧等心理情绪变化;了解朋友及家属对患者的关心、支持程度、家庭经济状况及承受能力;了解患者及家属对术后康复知识的了解程度。

(二)术后评估

1.术中情况

了解麻醉方式与效果、手术种类及病灶处理情况、术中出血与补液、输血情况。

2.身体状况

(1)一般情况:评估患者呼吸道是否通畅,呼吸的节律、频率,发音状况,生命体征是否平稳,神志是否清楚。

(2)伤口与引流管情况:评估患者切口敷料是否干燥,伤口引流管是否通畅,是否固定牢固,注意观察引流液的颜色、性状、量。

(3)并发症发生情况:了解患者是否出现术后常见并发症,如呼吸困难和窒息、吞咽困难、喉返神经损伤、喉上神经损伤和甲状腺功能减退等。

3.心理-社会状况

了解患者有无紧张;功能锻炼和早期活动是否配合;对出院后的继续治疗是否清楚。

六、护理诊断

1.清理呼吸道无效

与咽喉部及气管受刺激、分泌物增多及切口疼痛有关。

2.恐惧

与颈部肿块性质不明、担心手术及预后有关。

3.潜在并发症

呼吸困难和窒息、吞咽困难、喉返神经损伤、喉上神经损伤及甲状腺功能减退等。

七、护理目标

(1)患者有效清除呼吸道分泌物,保持呼吸道通畅。
(2)患者主诉恐惧减轻,舒适感增加,积极配合治疗。
(3)患者术后未发生并发症,或并发症得到及时发现和处理。

八、护理措施

(一)术前护理

1.心理护理

加强沟通,告知患者甲状腺癌的有关知识,说明手术的必要性、手术的方法、术后恢复过程及预后情况,消除其顾虑和恐惧;了解其对疾病的感受、认知和对拟行治疗方案的理解。

2.术前适应性训练

术前教患者练习头颈过伸位,每日数次,以适应术中体位变化。指导患者学会深呼吸、有效咳嗽的方法,以保持呼吸道通畅。

3.术前准备

必要时,为患者剃除耳后毛发,以便行颈部淋巴结清扫术。术前晚遵医嘱予以镇静安眠类药物,使其身心处于接受手术的最佳状态。

(二)术后护理

1.体位和引流

术后取平卧位,待血压平稳或全麻清醒后取半卧位,以利于呼吸和引流。指导患者在床上变换体位、咳嗽时可用手固定颈部以减少震动。切口常规放置橡皮片或胶管引流24～48小时,注意观察引流液的量和颜色,保持引流通畅,及时更换切口处敷料,评估并记录出血情况。

2.饮食与营养

术后清醒患者,可给予少量温水或凉水。若无呛咳、误咽等不适,可逐步给予便于吞咽的微温流质饮食,以免食物过热引起手术部位血管扩张,加重切口渗血。再逐步过渡到半流质和软食。甲状腺手术对胃肠道功能影响很小,只是在吞咽时感觉疼痛不适,应鼓励患者少量多餐,加强营养,促进康复。必要时遵医嘱静脉补充营养和水电解质。

3.保持呼吸道通畅

注意避免引流管阻塞导致颈部出血形成血肿压迫气管而引起呼吸不畅。鼓励和协助患者进行深呼吸和有效咳嗽,必要时进行超声雾化吸入,使痰液稀释易于排出。因切口疼痛而不敢或不愿意咳嗽排痰者,遵医嘱适当给予镇痛药。

4.并发症的护理

密切监测呼吸、体温、脉搏和血压的变化,观察患者发音和吞咽情况,及早发现术后并发症,并通知医师,配合抢救。

(1)呼吸困难和窒息:是最危急的并发症,多发生于术后48小时内。

①原因:a.出血及血肿压迫气管:多因手术时止血(特别是腺体断面止血)不完善,偶尔为血管结扎线滑脱所引起;b.喉头水肿:主要是手术创伤所致,也可因气管插管引起;c.气管塌陷:是气管壁长期受肿大甲状腺压迫,发生软化,切除甲状腺体的大部分后软化的气管壁失去支撑的结果;d.声带麻痹:由双侧喉返神经损伤导致。

②表现:患者出现呼吸频率增快,呼吸费力,出现三凹征,甚至窒息死亡。

③护理:a.对于血肿压迫所致呼吸困难,若出现颈部疼痛、肿胀,甚至颈部皮肤出现瘀斑者,应立即返回手术室,在无菌条件下拆开伤口。如患者呼吸困难严重,已不允许搬动,则应在床边拆开缝线,消除血肿,严密止血,必要时行气管切开。b.轻度喉头水肿者无须治疗,中度者应嘱其不说话,可采用皮质激素作雾化吸入,静脉滴注氢化可的松300mg/d;严重者应紧急作环甲膜穿刺或气管切开。气管软化者一般不宜行气管切开。

(2)喉返神经损伤:发生率约为0.5%。

①原因:多数系手术直接损伤,如神经被切断、扎住、挤压或牵拉等,少数为术后血肿压迫或瘢痕组织牵拉所致。

②表现:一侧喉返神经损伤可由健侧向患侧过度内收而代偿,但不能恢复原音色;双侧喉返神经损伤可导致失声或严重的呼吸困难,甚至窒息。

③护理:a.钳夹、牵拉或血肿压迫所致损伤多为暂时性,经理疗等及时处理后,一般在3～

6 个月内可逐渐恢复。b.严重呼吸困难时立即气管切开。

（3）喉上神经损伤

①原因:多在处理甲状腺上极时损伤喉上神经内支(感觉)或外支(运动)所致。

②表现:若损伤外支,可使环甲肌瘫痪,引起声带松弛、声调降低、无力;损伤内支,则使咽喉黏膜感觉丧失,患者进食特别是进水时,丧失喉部的反射性咳嗽,易引起误咽或呛咳。

③护理:一般经理疗后可自行恢复。

（4）甲状旁腺功能减退

①原因:多系手术时甲状旁腺被误切、挫伤或其血液供应受累,导致甲状旁腺功能低下、血钙浓度下降、神经肌肉应激性显著提高,引起手足抽搐。

②表现:多数患者临床表现不典型,起初仅有面部、唇部或手足部的针刺感、麻木感或强直感,症状轻且短暂,经 2～3 周,未损伤的甲状旁腺增生、代偿后症状可消失。严重者可出现面肌和手足伴有疼痛的持续性痉挛,每日多次发作,每次持续 10～20 分钟或更长,甚至可发生喉和膈肌痉挛,引起窒息而死亡。

③护理:预防的关键在于切除甲状腺时注意保留腺体背面的甲状旁腺。一旦发生应适当限制肉类、乳品和蛋类等食品,因其含磷较高,影响钙的吸收。严重低血钙、手足抽搐时,立即遵医嘱予以 10% 葡萄糖酸钙或氯化钙 10mL 缓慢静脉推注,可重复使用;症状轻者可口服及静脉注射钙剂,并同时服用维生素 D_2 或 D_3,5 万～10 万 U/d,并定期监测血清钙浓度,以调节钙剂的用量。

（三）健康教育

1.功能锻炼

卧床期间鼓励患者床上活动,促进血液循环和切口愈合。头颈部在制动一段时间后,可开始逐步练习活动,促进颈部功能恢复。颈部淋巴结清扫术者,斜方肌存在不同程度受损,故切口愈合后还应开始肩关节的功能锻炼,随时注意保持患侧高于健侧,以防肩下垂。功能锻炼应至少持续至出院后 3 个月。

2.心理调适

不同病理类型的甲状腺癌预后有明显差异,指导患者调整心态,积极配合后续治疗。

3.后续治疗

指导甲状腺全/近全切除者遵医嘱坚持服用甲状腺素制剂,预防肿瘤复发。术后遵医嘱按时行放射治疗等。

4.定期复诊

教会患者自行检查颈部,若发现结节、肿块等异常及时就诊。出院后定期复诊,检查颈部、肺部及甲状腺功能等。

第五节　急性乳腺炎

急性乳腺炎是乳腺的急性化脓性感染,多见于产后哺乳期妇女,尤以初产妇多见,往往发生在产后 3～4 周。

一、病因

除产后抵抗力下降外,还与以下因素有关。

1.乳汁淤积

当乳汁过多、婴儿吸乳过少或乳管不通畅时,都可造成乳汁淤积。淤积后乳汁的分解产物是细菌良好的培养基,有利于入侵细菌生长繁殖。

2.细菌入侵

乳头破损或皲裂是细菌沿淋巴管入侵感染的主要途径。细菌也可直接侵入乳管,上行至腺小叶而致感染。金黄色葡萄球菌是主要的致病菌。

二、临床表现

患侧乳房胀痛,局部红肿、发热,有压痛性肿块。一般在数日后可形成单房或多房性脓肿。表浅脓肿可向外破溃或破入乳管自乳头流出。深部脓肿可缓慢向外破溃,也可向深部穿至乳房与胸肌间的疏松组织中,形成乳房后脓肿。患者常有患侧腋窝淋巴结肿大和触痛。随着炎症发展,患者可有寒战、高热和脉搏加快等脓毒血症表现。

三、辅助检查

1.实验室检查

血常规可见白细胞计数及中性粒细胞比值升高。

2.诊断性穿刺

在乳房肿块压痛最明显的区域或在超声定位下穿刺,若抽出脓液可确定脓肿形成,脓液应做细菌培养及药物敏感试验。

四、治疗

控制感染,排空乳汁。脓肿形成前主要是抗生素治疗为主,脓肿形成后则需及时行脓肿切开引流。

1.非手术治疗

(1)局部处理:局部外敷金黄散或鱼石脂软膏可促进炎症消退。皮肤水肿明显者可用25%硫酸镁湿热敷。

(2)应用抗生素:首选青霉素治疗或用耐青霉素酶的苯唑西林钠(新青霉素Ⅱ),也可用头孢一代抗生素(如头孢拉定),坚持服用一个疗程(10~14日)。如皮肤发红和乳房硬块在数日至1周内减退,需根据细菌培养和药敏试验结果选用抗生素。

(3)终止乳汁分泌:若感染严重或脓肿引流后并发乳瘘,应单侧停止喂养或终止哺乳。终止哺乳者可服用炒麦芽、溴隐亭或己烯雌酚等促进回乳。

(4)中药治疗:可服用蒲公英、野菊花等清热解毒类中药。

2.手术治疗

脓肿形成后,及时在超声引导下穿刺抽吸脓液,必要时可切开引流。乳腺的每一个腺叶都有其单独的乳管,腺叶和乳管均以乳头为中心呈放射状排列。为避免损伤乳管形成乳瘘,应做放射状切口。乳晕部脓肿应沿乳晕边缘作弧形切口。乳房深部脓肿或乳房后脓肿可沿乳房下缘作弧形切口。

五、护理评估

1.健康史

了解乳头情况,有无乳头发育不良,如过小或内陷。了解哺乳情况,哺乳是否正常,乳汁能否完全排空,即有无乳汁淤积的情况。了解患者有无乳头破损或皲裂的情况。

2.身心状况

(1)局部表现:患侧乳房首先出现胀痛,局部红、肿、热、痛,触诊肿块有压痛。脓肿形成时肿块可有波动感,深部脓肿的波动感不明显,但乳房肿胀明显,有局部深压痛。脓肿破溃时,可见脓肿液自皮肤或乳头排出;常伴患侧腋窝淋巴结肿大和触痛。

(2)全身表现:患者可出现寒战、高热和脉搏加快、食欲减退等症状。

六、护理问题

1.体温过高

与乳腺急性化脓性感染有关。

2.疼痛

与炎症致乳房肿胀、乳汁淤积有关。

3.知识缺乏

缺乏哺乳和急性乳腺炎预防知识。

七、护理措施

(一)局部治疗的护理

指导患者停止患乳哺乳,可用吸奶器吸空乳房。用宽松的乳罩托起两侧乳房,以减轻疼痛。局部使用5%硫镁湿热敷或外敷鱼石脂软膏,观察局部炎症发展的情况。脓肿切开后按时换药,保持引流通畅。

(二)全身治疗的护理

1.休息与营养

注意休息,适当活动。多饮水,进食易消化富含蛋白质和维生素的饮食。进食少者,可静脉补充液体。

2.遵医嘱按时用药

注意观察药物的疗效和不良反应。

3.对症护理

高热患者给予物理降温或药物降温。疼痛严重者给予镇静止痛药。

八、健康教育

1.预防乳头破损

妊娠后期每日用温水擦洗并按摩乳头,然后用75%乙醇擦拭乳头。

2.矫正乳头内陷

在分娩前3～4个月开始矫正,可用手指在乳晕处向下按压乳房组织同时将乳头向外牵拉,每日做4～5次。乳头稍突出后,改用手指捏住乳头根部轻轻向外牵拉并揉捏数分钟,也可用吸奶器吸引,每日1～2次。

3.防止乳汁淤积

指导产妇按时哺乳,每次哺乳尽量排空乳房。

4.防止细菌侵入

哺乳前后清洁乳头,注意婴儿口腔卫生,乳头破损时暂停哺乳,局部涂抗生素软膏。

第四章　妇产科护理

第一节　女性生殖系统炎症

一、外阴炎症

外阴炎症包括外阴炎和前庭大腺炎。外阴炎是指外阴部的皮肤与黏膜的炎症。前庭大腺炎是病原体侵入前庭大腺引起的炎症,包括前庭大腺脓肿和前庭大腺囊肿。

(一)病因

1.外阴炎

阴道分泌物、产后恶露、月经血、尿液、粪便的刺激均可引起外阴不同程度的炎症。另外,尿瘘患者的尿液、粪瘘患者的粪便、糖尿病患者糖尿的长期刺激,穿紧身化纤内裤、月经垫透气性差、局部经常潮湿、局部使用化学药物过敏等也可引起外阴部的炎症。

2.前庭大腺炎

前庭大腺开口于前庭后方的小阴唇与处女膜之间,因其结构、部位的特点,病原体葡萄球菌、链球菌、大肠杆菌等在性交、流产或其他情况污染外阴部时,容易侵入腺管开口和腺管而引起前庭大腺脓肿或囊肿等急、慢性炎症。

(二)护理评估

1.健康史

询问患者有无以下情况:①不洁性生活史;②月经、性交、流产、分娩与尿液、粪便刺激,穿紧身化纤内裤,使用化学药物等诱因;③与污染的公共浴池、浴盆、浴巾、游泳池、坐式便器、衣物及医疗器械等接触史;④妊娠、糖尿病及接受雌性激素或抗生素治疗史。

2.身体状况

(1)外阴炎:外阴皮肤瘙痒、疼痛、灼热感,于性交、活动、排尿时加重。检查可见局部充血、肿胀、糜烂,严重者形成溃疡或外阴局部皮肤或黏膜增厚、粗糙等。

(2)前庭大腺炎:多发生于一侧,初期局部肿胀、疼痛,行走不便,并出现发热等全身症状。检查发现局部皮肤红肿、发热、压痛明显。当脓肿形成时直径可达 5~6cm,表面皮肤变薄、发红,可触及波动感。前庭大腺囊肿大者(直径>6cm),外阴常有坠胀感或性交不适。

3.心理-社会状况

患者因外阴局部不适而影响生活、工作、睡眠和性生活,进而情绪低落、焦虑,还可能因易复发、久治不愈、担心被人歧视而忧心忡忡。未婚或绝经患者易因害羞而不愿就诊。

4.辅助检查

外阴炎患者可做外阴印片,必要时活检排除恶性疾病。

5.治疗

(1)外阴炎:外阴炎保持外阴清洁、干燥。同时,应积极寻找病因,治疗原发病。可局部用药,还可选用微波或红外线物理治疗。

(2)前庭大腺炎:前庭大腺炎急性期,须卧床休息,同时应取前庭大腺开口处分泌物做细菌培养和药敏试验,根据病原体选用抗生素;局部可用清热解毒的中药热敷或坐浴。脓肿形成后,可切开引流并行造口术。囊肿小可定期检查,囊肿大可行造口术。

(三)护理诊断

1.组织完整性受损

与炎症刺激、搔抓或用药不当有关。

2.疼痛

与局部炎症反应有关。

3.焦虑

与局部不适影响生活、工作、睡眠、性生活和担心治疗效果有关。

4.知识缺乏

缺乏外阴炎预防和治疗的相关知识。

(四)护理目标

(1)患者瘙痒减轻或消失,破损皮肤黏膜修复。

(2)患者疼痛减轻或消失,脓肿消退。

(3)患者情绪稳定,自述焦虑减轻或消失。

(4)患者能说出预防和治疗外阴炎的相关知识。

(五)护理措施

1.治疗指导

遵医嘱指导患者治疗,促进组织修复,减轻疼痛。

(1)外阴炎

①保持外阴清洁、干燥:做到勤清洗、勤更换,选择吸水性好、透气性强的内裤及合格的卫生巾,勿搔抓外阴部,防止皮肤损伤。

②坐浴:指导患者配制坐浴液,包括温度、坐浴的时间及注意事项,坐浴时要使会阴部浸没于溶液中。每次坐浴15~30分钟,2次/天,5~10次为一疗程。坐浴后涂抗生素软膏或紫草油。月经期停止坐浴。

③治疗原发病:协助医生积极治疗患者的原发病。若采用微波及红外线治疗,则应告知患者相关注意事项。

(2)前庭大腺炎

①卧床休息:急性期卧床休息,保持局部清洁,避免摩擦患处。

②治疗配合:按医嘱给予抗生素对症处理,局部可选用蒲公英、紫花地丁、连翘等清热解毒

中药熏洗或坐浴。术后伤口愈合的患者,改用温水坐浴,每天2次。

③造口引流护理:对行脓肿或囊肿切开引流术后的患者,应每天更换局部引流条并疏通腺管,防止腺管粘连不通。同时,应用消毒液擦洗会阴,每天2次。

2.心理护理

关爱患者,理解患者的痛苦,及时发现患者的心理问题并给予帮助,及时满足患者所需,减轻其心理负担。

3.健康指导

指导患者保持外阴清洁、干燥,做好经期、孕期、分娩期及产褥期卫生;治疗期间避免饮酒及辛辣食物;外阴瘙痒时严禁搔抓,勿用刺激性药物或肥皂擦洗;用药前洗净双手及会阴,将外阴清洁专用盆、毛巾、内裤等煮沸消毒;穿透气性好的纯棉内裤,预防继发感染;避免到游泳池、浴池等公共场所,以防交叉感染。

二、阴道炎症

白带增多和外阴瘙痒是阴道炎的共同特征。常见的阴道炎有滴虫性阴道炎、外阴阴道假丝酵母菌病(旧称为念珠菌性阴道炎)、萎缩性阴道炎(旧称为老年性阴道炎)等,以滴虫性阴道炎最为常见。

(一)病因

1.滴虫性阴道炎

常由阴道毛滴虫引起。月经前后、妊娠期、产后等阴道pH值发生变化,滴虫常在此期得以繁殖,引起炎症发作。同时,滴虫吞噬上皮内糖原,阻碍乳酸生成,降低阴道酸性,易于繁殖。

2.外阴阴道假丝酵母菌病

外阴阴道假丝酵母菌病又称外阴阴道念珠菌病,是一种常见的阴道炎,80%～90%的病原体为白色念珠菌。白色念珠菌对热的免疫力不强,加热至60℃时,1小时即可死亡,但其对干燥、日光、紫外线及化学制剂的免疫力较强。白念珠菌为条件致病菌,约10%非孕妇女及30%孕妇阴道中有此菌寄生,并不引起症状。

当阴道内糖原增加、酸度增高、局部细胞免疫力下降时,念珠菌易繁殖而引起炎症,故外阴阴道假丝酵母菌病多见于孕妇、糖尿病患者及接受大量雌激素治疗者。易使念珠菌得以繁殖而引起感染的情况还有:长期应用抗生素,改变了阴道内微生物之间的相互制约关系;皮质类固醇激素或免疫缺陷综合征,使机体的免疫力降低;穿紧身化纤内裤、肥胖使会阴局部的温度及湿度增加。

3.老年性阴道炎

常见于绝经后妇女。绝经后卵巢功能衰退,雌激素水平降低,阴道壁萎缩,黏膜变薄,上皮细胞内糖原含量减少,阴道内pH值增高,局部免疫力降低,致病原体入侵繁殖而引起炎症,常为一般化脓菌混合感染。此外,各种原因引起的卵巢功能衰退、长期闭经、长期哺乳等均可引起此病发生。

(二)传染途径

1.滴虫性阴道炎

①经性交直接传播;②经公共物品(如浴池、浴具、坐式马桶)等间接传播;③医源性传播

即经污染的器械及敷料传播。

2.念珠菌性阴道炎

念珠菌除寄生于阴道外,还可寄生于人的口腔、肠道,这 3 个部位的念珠菌可互相自身传染,当局部环境条件适合时易发病。此外,少部分患者可通过性交直接传染或接触感染的衣物间接传染。

(三)护理评估

1.健康史

询问患者有无以下情况:①不洁性生活史;②月经、性交、流产、分娩与尿液、粪便刺激,穿紧身化纤内裤,使用化学药物等诱因;③与污染的公共浴池、浴盆、浴巾、游泳池、坐式便器、衣物及医疗器械等接触史;④妊娠、糖尿病及接受雌性激素或抗生素治疗史。

2.身体状况

(1)滴虫性阴道炎:滴虫性阴道炎的潜伏期为 4～28 日。患者的典型表现为稀薄泡沫状白带增多及外阴瘙痒。若合并细菌感染,分泌物常呈脓性伴臭味;若感染尿道口,可有尿频、尿痛等。妇科检查可见阴道黏膜充血,呈“草莓样”外观,后穹窿部有多量泡沫状白带,呈灰黄色、黄白色或黄绿色脓性分泌物。此外,因滴虫能吞噬精子,可致不孕。少数患者有滴虫存在,但无炎性表现,称为带虫者。

(2)外阴阴道假丝酵母菌病:患者主要表现为外阴瘙痒、灼痛,严重时坐卧不宁,还可伴有尿痛及性交痛等。急性期白带增多、稠厚、色白,呈凝乳或豆渣样。妇科检查可见外阴皮肤抓痕,小阴唇内侧及阴道黏膜有白色膜状物,擦除后露出红肿黏膜面。

(3)老年性阴道炎:患者主要表现为外阴瘙痒、有灼热感,稀薄、淡黄色的阴道分泌物增多,严重者呈血样脓性白带。妇科检查可见阴道呈老年性改变,上皮菲薄、萎缩,皱襞消失,阴道黏膜充血,常伴有小出血点,严重者可以出现浅表小溃疡。

3.心理-社会状况

患者常因外阴局部不适而影响生活、工作或睡眠,会产生疑虑和焦急心理。一些未婚女性常因害羞而不愿就诊。

4.辅助检查

取阴道分泌物化验检查。滴虫性阴道炎可找到活动的滴虫;外阴阴道假丝酵母菌病可见菌丝和芽孢;老年性阴道炎可见阴道清洁度为Ⅱ～Ⅲ度。

5.治疗

切断传播途径,杀灭病菌,消除诱因;冲洗阴道,恢复阴道正常的自净环境;外阴、阴道局部用药或全身用药,杀灭病原体;增强阴道局部免疫力,抑制病原体增长繁殖。

(四)护理诊断

1.组织完整性受损

与炎症刺激引起局部瘙痒有关。

2.焦虑

与局部不适影响生活、工作、睡眠、性生活和担心治疗效果有关。

3.知识缺乏

缺乏外阴清洁、炎症预防和治疗的相关知识。

（五）护理目标

（1）患者瘙痒减轻或消失，白带减少，皮肤黏膜修复。

（2）患者情绪稳定，自述焦虑减轻或消失。

（3）患者能说出预防和治疗阴道炎的相关知识。

（六）护理措施

1.心理护理

关心、理解患者，尊重患者隐私，鼓励患者坚持按医嘱规范治疗，缓解其焦虑情绪。

2.治疗配合

（1）协助检查：向患者解释阴道分泌物悬滴法检查的目的，告知患者取分泌物前 24～48 小时避免性交、阴道冲洗或局部用药。分泌物取出后及时送检。

（2）协助用药

①外阴擦洗、阴道灌洗：滴虫性阴道炎和老年性阴道炎患者，用 1％乳酸液或 0.1％～0.5％醋酸液冲洗阴道，以改善阴道内环境，抑制细菌生长繁殖，提高疗效；外阴阴道假丝酵母菌病患者，用 2％～4％碳酸氢钠溶液冲洗阴道。

②阴道局部用药。

a.滴虫性阴道炎：将甲硝唑 200mg 每晚塞入阴道 1 次。

b.外阴阴道假丝酵母菌病：用咪康唑栓剂、制霉菌素栓剂或片剂放于阴道内，用法同上。

c.老年性阴道炎：将甲硝唑 200mg 阴道入药，每天 1 次；炎症严重者，使用雌激素局部给药，常用己烯雌酚 0.125mg 或 0.25mg，每晚放入阴道 1 次。

局部用药时，7～10 日为一疗程。月经期停用。

③全身用药。

a.滴虫性阴道炎：常与局部用药联合，选用甲硝唑 400mg，每日 2～3 次口服，连服 7 日。对初患者，单次口服甲硝唑 2g，可收到同样效果。性伴侣同时全身用药治疗。部分患者在服用甲硝唑后，会出现胃肠道反应，偶见头痛、白细胞减少，此时应立即停药并报告医师。甲硝唑可透过胎盘到达胎儿体内，亦可从乳汁中排泄，故孕 20 周前或哺乳期妇女慎用。

b.外阴阴道假丝酵母菌病：若局部用药效果差或病情顽固，可口服伊曲康唑、氟康唑等药物。有肝病史者及孕妇禁用。

c.老年性阴道炎：在排除肿瘤后，可口服少量雌激素，如尼尔雌醇，首次 4mg，以后每 2～4 周 1 次，每次 2mg，维持 2～3 个月，以增强阴道黏膜防御力。雌激素能增加子宫内膜癌的发病率，故应避免长期大量使用。

3.健康指导

（1）卫生及感染防护：注意个人卫生，保持外阴清洁、干燥；避免搔抓外阴，勤换内裤，穿透气性好的棉质内裤；用药前注意洗净双手及会阴，将外阴清洗专用盆、毛巾、内裤等煮沸消毒 5～10 分钟，避免交叉感染及重复感染；治疗期间避免饮酒和吃辛辣食物，避免性生活；避免到游泳池、浴池等公共场所，以减少交叉感染的机会。

（2）术后用药及随访：向患者解释阴道炎的病因、传播途径，增强其自我保健意识。告知患者用酸性药液冲洗阴道后再用药的原则，以及各种剂型的阴道用药方法，强调在月经期间暂停坐浴、阴道冲洗及阴道用药。向患者强调治愈标准及随访的重要性，告知患者滴虫性阴道炎常于月经后复发，故应每次月经干净后复查白带，若经连续 3 次检查均阴性，方可称为治愈。告知患者在治疗期间禁止性生活，病情顽固者，应与性伴侣同时治疗。

三、慢性子宫颈炎

（一）概述

慢性子宫颈炎是生育期妇女最常见的疾病之一，多由急性子宫颈炎未治疗或治疗不彻底转变而来，常因分娩、流产或手术损伤子宫颈后，病原体侵入而引起感染。卫生习惯不良或因雌激素缺乏，局部抵抗力差，也易引起慢性子宫颈炎。其病理特点如下。

1.子宫颈糜烂

炎症刺激子宫颈表面的鳞状上皮脱落，宫颈管柱状上皮覆盖，外观呈红色区，称为子宫颈糜烂。

（1）分型

①单纯型：表面平坦。

②颗粒型：组织增生使糜烂面呈颗粒状。

③乳头型：间质显著增生致表面凹凸不平，呈乳头状。

（2）分度

①轻度（Ⅰ度）：糜烂面积小于整个子宫颈面积的 1/3。

②中度（Ⅱ度）：糜烂面积占整个子宫颈面积的 1/3～2/3。

③重度（Ⅲ度）：糜烂面积占整个子宫颈面积的 2/3 以上。

2.子宫颈肥大

炎症的长期刺激使子宫颈组织充血、水肿，腺体和间质增生导致子宫颈肥大。肥大的子宫颈质较硬，表面多光滑。

3.子宫颈息肉

炎症刺激宫颈管局部黏膜增生，向子宫颈外口突出形成带蒂的赘生物。息肉色红、舌形、质软而脆、易出血、蒂细长，除去后易复发。

4.子宫颈腺体囊肿

子宫颈糜烂愈合过程中发生，检查时见子宫颈表面突出形成多个青白色小囊泡，内含透明黏液。

5.子宫颈黏膜炎

子宫颈黏膜炎又称宫颈管炎，表现为子宫颈口充血，可见脓性分泌物。

（二）护理评估

1.健康史

询问患者有无分娩、流产或手术损伤子宫颈后的感染史，评估患者日常卫生习惯。

2.身体评估

(1)临床表现:白带增多为主要症状,白带呈乳白色黏液状或淡黄色脓性,可有血性白带。轻者多无不适感,严重者可伴有腰骶部疼痛和下腹坠痛,甚至性交后出血或不孕。妇科检查可见子宫颈有不同程度的糜烂、肥大、息肉或子宫颈腺体囊肿等。

(2)心理、社会状况:由于病程较长,白带多致外阴不适,患者思想压力大;因性交后出血或怀疑恶变,使患者焦虑不安。

3.辅助检查

行子宫颈刮片细胞学检查,必要时进行行子宫颈活检,以排除子宫颈癌。

(三)护理诊断

1.组织完整性受损

与炎症及分泌物刺激有关。

2.焦虑

与病程长或害怕恶变有关。

3.舒适度改变

与分泌物增多有关。

(四)护理措施

1.配合治疗,促进组织修复,以缓解症状

(1)做好检查和治疗的解释工作:慢性子宫颈炎以局部治疗为主。物理疗法是目前治疗子宫颈糜烂最常用的有效治疗方法;药物治疗适用于糜烂面积较小和炎症浸润较浅的病例;手术治疗适用于子宫颈息肉行息肉摘除术、子宫颈肥大行锥形切除术并送病理检查。子宫颈腺体囊肿可选用物理疗法破坏囊壁。

(2)配合物理治疗,告知患者注意事项:①治疗时间选择月经干净后 3～7 天。②术后阴道黄水样排液较多,应保持外阴清洁,2 个月内禁止性生活和盆浴。③治疗后 1～2 周脱痂时可有少量出血,出血多者应及时到医院就诊。④一般于 2 次月经干净后 3～7 天复查,未痊愈者可择期再做第二次治疗。

2.心理护理

向患者及家属解释发病原因及防治措施,积极配合治疗,防止恶变发生。

3.健康指导

指导妇女定期做妇科检查,发现炎症及时治疗;保持良好的个人卫生习惯,注意性生活卫生。

四、盆腔炎性疾病

盆腔炎性疾病(PID)是指女性上生殖道的一组炎性疾病,主要包括子宫内膜炎、输卵管炎、输卵管卵巢脓肿、盆腔腹膜炎。炎症可局限于一个部位,也可同时累及几个部位,最常见的是输卵管炎及输卵管卵巢炎,单纯的子宫内膜炎或卵巢炎较少见。

误诊断和未能得到有效治疗有可能导致上生殖道感染后遗症(不孕、输卵管妊娠、慢性腹痛等),称为盆腔炎性疾病后遗症,从而影响妇女的生殖健康,且增加家庭与社会的经济负担。

(一)病因

女性生殖系统具有比较完善的自然防御功能,当自然防御功能遭到破坏或机体免疫力降低、内分泌发生变化或外源性病原体入侵而导致子宫内膜、输卵管、卵巢、盆腔腹膜、盆腔结缔组织发生炎症。

1.内源性病原体

来自寄居于阴道内的菌群,包括需氧菌(金黄色葡萄球菌、溶血性链球菌等)和厌氧菌(脆弱类杆菌、消化球菌等)。

2.外源性病原体

主要是性传播疾病的病原体,如淋病奈瑟菌、沙眼衣原体、支原体等。需氧菌或厌氧菌可以单独引起感染,但以混合感染多见。

(二)临床表现

1.急性盆腔炎性疾病

(1)轻者:无症状或症状轻微不易被发现,常因延误正确治疗时间而导致上生殖道感染后遗症。常见症状为下腹痛、发热、阴道分泌物增多。腹痛表现为持续性、活动性或性交后加重。妇科检查可发现宫颈举痛或宫体压痛或附件区压痛等。

(2)重者:可有寒战、高热、头痛、食欲缺乏等。月经期发病者可出现经量增多、经期延长;腹膜炎者可出现消化系统症状如恶心、呕吐、腹胀、腹泻等。若有脓肿形成,可有下腹包块及局部压迫刺激症状。包块位于子宫前方可出现排尿困难、尿频等膀胱刺激症状,若引起膀胱肌炎还可有尿痛等;包块位于子宫后方可有直肠刺激症状;若在腹膜外可导致腹泻、里急后重感和排便困难。患者若有输卵管炎的症状及体征并同时伴有右上腹疼痛者,应怀疑有肝周围炎。

2.盆腔炎性疾病后遗症

有时出现低热、乏力等,临床表现多为不孕、异位妊娠、慢性盆腔痛或盆腔炎性疾病反复发作等症状。根据病变涉及部位,妇科检查可呈现不同特点:通常发现子宫大小正常或稍大、常呈后位、活动受限或粘连固定、触痛;宫旁组织增厚,骶韧带增粗,触痛;在附件区可触及条索状物、囊性或质韧包块、活动受限,有触痛。如果子宫被固定或封闭于周围瘢痕化组织中,则呈"冰冻骨盆"状态。

(三)治疗

(1)及时、足量及个体化的抗生素治疗,必要时手术治疗。

(2)对于盆腔炎性疾病后遗症者,多采用综合性治疗方案控制炎症,缓解症状,增加受孕机会。包括中西药治疗、物理治疗、手术治疗等,同时注意增强机体抵抗力。

(四)护理问题

1.舒适度的改变:腹痛

与盆腔炎症所致腹部疼痛有关。

2.体温过高

与盆腔炎症反应有关。

3.焦虑

与治疗时间长、反复发作、担心预后有关。

4.潜在并发症

电解质紊乱。

（五）照护要点

1.休息和活动

急性期建议半卧位休息,有利于脓液积聚于直肠子宫陷凹使炎症局限。各种操作集中进行,动作轻柔,减少对患者的刺激,减少不必要的盆腔检查以避免炎症扩散。保持适宜的温湿度,室温 20～24℃,湿度 50％～60％。

2.饮食护理

给予高热量、高蛋白、高维生素饮食,鼓励多饮水。

3.高热护理

高热时每 4 小时监测体温一次并记录,可采取温水擦浴等措施物理降温,必要时药物降温。出汗较多时及时擦身,更换衣裤,若有腹胀可行胃肠减压。

4.用药护理

遵医嘱给予准确、及时、足量、有效的抗生素治疗,注意观察药物疗效及不良反应,并向患者讲解规范使用抗生素治疗的重要性。注意关注患者用药期间的血化验结果,纠正电解质紊乱和酸碱失衡,必要时遵医嘱静脉补液治疗。

5.疼痛护理

正确使用评估工具对患者进行疼痛评分,轻度疼痛可指导进行注意力转移法缓解疼痛,如听音乐、看杂志或与家属聊天等;疼痛明显时及时告知医生,遵医嘱使用止痛药物,并评估药物疗效。

6.心理护理

加强疾病知识宣教,告知患者经规范治疗后,绝大多数盆腔炎性疾病患者能彻底治愈,使其建立信心,解除思想顾虑,主动配合治疗,预防盆腔炎性疾病后遗症的发生。与家属沟通,指导家属关心患者;与患者及家属共同探讨适合个人的治疗方案,取得家人的理解和支持,减轻患者心理压力。

（六）健康教育

(1)注意休息,急性期取低半卧位。

(2)保持会阴部清洁,有阴道分泌物异常等情况,及时告知医务人员。

(3)进食清淡易消化食物,注意保持大便通畅。

(4)正确使用疼痛评估工具,指导缓解疼痛的方法。

(5)出现腹胀、恶心、呕吐、腹泻等情况应及时告知医务人员。

(6)对沙眼衣原体感染的高危妇女进行筛查和治疗可减少盆腔炎性疾病发生率。若有下生殖道感染需及时接受正规治疗,防止发生盆腔炎性疾病后遗症。

(7)确诊为盆腔炎性疾病后遗症者,可采用中、西医结合的综合性治疗方案缓解症状。

①物理疗法:能促进盆腔局部血液循环,改善组织营养状态,提高新陈代谢,有利于炎症吸

收和消退,常用的有激光、短波、超短波、微波等。

②中药治疗:结合患者特点,通过清热利湿、活血化瘀或温经散寒、行气活血达到治疗目的。

③西药治疗:针对病原菌选择有效抗生素控制炎症,还可采用透明质酸酶等促使炎症吸收。

④不孕妇女:可选择辅助生殖技术达到受孕目的。

(8)出院指导:出院后遵医嘱按时服药,定期门诊复查。慢性盆腔炎性疾患者有下腹痛,伴白带异常者,可能为慢性炎症急性发作,应及时就诊。注意经期、孕期、产褥期卫生,月经未净禁性生活、盆浴及游泳,以防感染。劳逸结合,注意休息,避免劳累,积极锻炼身体,增强体质。

(9)随访:对于接受抗生素治疗的患者,应在 72 小时内确定疗效,包括评估临床症状有无改善,如体温下降、腹部压痛、反跳痛减轻、宫颈举痛、子宫压痛、附件区压痛减轻。若此期间症状无改善,则需进一步检查,重新进行评估,必要时行腹腔镜或经腹手术探查。对于沙眼衣原体及淋病奈瑟菌感染者,可在治疗 4～6 周复查病原体。

五、性传播疾病

(一)尖锐湿疣

尖锐湿疣是由人乳头状瘤病毒引起,多数由性传播途径传播,又称性病疣,现已成为常见的性传播疾病。潜伏期为 1～3 个月。早年性交、多个性伴侣、免疫力低下、吸烟及高性激素水平等是其发病的高危因素。温暖、潮湿的外阴皮肤黏膜交界处有利于人乳头状瘤病毒的生长繁殖。

1.护理评估

(1)健康史:询问有无不洁性生活史,了解发病经过和诊治过程,同时了解患者性伴侣的发病情况。

(2)身体评估

①症状:常不明显,患者可有瘙痒、烧灼痛或性交后疼痛。

②体征:外阴、大小阴唇、阴蒂、尿道口、阴道子宫颈及肛门周围有微小散在、柔软的乳头状疣或为小而尖的丘疹,质地稍硬,孤立、散在或呈簇状,呈粉色或白色。病灶逐渐增大、增多,可互相融合成鸡冠状或菜花状,顶端可有角化或感染、溃烂。

③心理、社会状况:患者会出现紧张、恐惧等心理反应,表现为不愿就医或就医时隐瞒有关病史。

2.护理诊断

(1)自尊紊乱:与社会不认同性传播疾病患者有关。

(2)舒适度改变:与瘙痒、烧灼痛有关。

(3)有感染他人的危险:与他人接触污染物有关。

3.护理措施

(1)提供心理护理和支持:尊重患者,耐心、热情、诚恳地对待患者,鼓励其及早就医并接受正规治疗,解释彻底治疗的重要性。

(2)治疗配合:治疗方法以局部治疗为主,去除外生疣体。常用手术切除治疗、冷冻或激光治疗、药物治疗。

(3)消除传染源:被污染的衣物、用具等应及时消毒清洗。性伴侣应同时进行检查和治疗;治疗期间避免性生活。

(4)患病孕妇护理:如病灶较大、影响阴道分娩时,可行剖宫产术,应提供相应的护理。

(5)健康教育:保持外阴部清洁卫生,避免不洁性生活。

(二)淋病

淋病是由淋病奈瑟菌引起,在性传播疾病中发病率最高。致病菌主要侵袭生殖系统、泌尿系统黏膜上皮,以宫颈管受感染最多见。一般通过性交途径感染,少数可通过被淋病患者分泌物污染的衣物、毛巾、浴盆等间接感染,新生儿可通过患淋病孕妇的产道而被感染,可引起淋病性结膜炎。淋病奈瑟菌离开人体不易生存,一般用消毒剂易将其杀灭。

1.护理评估

(1)健康史:询问接触史、发病时间及经过,有无治疗史。

(2)身体状况

①症状:急性淋病患者在感染后 1～14 天出现尿频、尿急、排尿困难等尿道炎症状和白带增多。

②体征:子宫颈炎时子宫颈充血,分泌物呈脓性,严重时可上行感染引起盆腔炎,并出现下腹痛、寒战、高热、白细胞增多等。

③心理、社会状况:了解患者对疾病的心理反应、家人及社会支持系统的情况。

(3)辅助检查:细菌学分泌物涂片检查,急性期可见革兰阴性双球菌;淋病奈瑟菌培养阳性是诊断淋病的主要依据。

2.护理诊断

(1)自尊紊乱:与社会不认同性传播疾病患者有关。

(2)舒适度改变:与尿频、尿急、排尿困难、脓性白带有关。

3.护理措施

(1)做好心理护理:尊重患者,护士多与患者沟通,消除其思想顾虑。

(2)急性淋病患者的护理:嘱患者卧床休息,指导患者接受及时、彻底的治疗,做好床边隔离,禁止性生活。性伴侣也应做淋病相关检查,阳性者同时接受治疗。

(3)治疗配合:急性淋病患者以抗生素治疗为主,性伴侣应同时接受治疗。治疗原则是尽早、彻底、及时、足量、规范用药。常用的药物有头孢菌素、大观霉素等。

(4)健康教育

①教会患者及家人自行消毒隔离的方法,被患者污染的衣物、物品等应先消毒、再清洗,患病的家长应与子女分床就寝。

②指导治疗后随访:一般在治疗后 7 天复查分泌物,以后每月查 1 次,连续 3 次呈阴性,方能确定为治愈。

（三）梅毒

梅毒是由苍白密螺旋体（又称梅毒螺旋体）引起的慢性全身性性传播疾病，大多通过性接触传播，还可通过母婴传播、间接接触或输血感染传播。梅毒的潜伏期为 2～3 周。梅毒早期主要侵犯皮肤、黏膜，到晚期时可侵犯全身各组织、器官。苍白密螺旋体在体外干燥条件下不易生存，一般用消毒剂及肥皂水均可杀灭。

1.护理评估

（1）健康史：询问有无不洁性交史；孕母是否患有梅毒；有无输血史及共用注射器吸毒史；有无与梅毒患者非性接触史。

（2）身体状况

①分期及临床表现：

a.一期梅毒：主要为皮肤、黏膜损害，皮肤、黏膜呈暗红色斑疹，可扩大、隆起成丘疹，还可形成糜烂或溃疡，多发生于大小阴唇、阴唇系带、子宫颈及会阴等处。

b.二期梅毒：主要为梅毒疹，一般发生在感染后 7～10 周，出现头痛、头晕、关节痛、厌食、恶心呕吐、全身淋巴结增大等症状，皮肤损害为分布广泛且对称的多形皮疹，此期传染性强。

c.三期梅毒或晚期梅毒：病程在 2 年以上者，以心血管、神经系统损害最常见。孕妇体内的苍白密螺旋体经胎盘及脐静脉进入胎儿体内可导致先天梅毒。

②心理、社会状况：了解患者的心理反应有无自卑感，家人及社会支持系统的态度。

（3）辅助检查：苍白密螺旋体检查是最简单、可靠的方法。梅毒血清学检查为诊断梅毒的必要检查。

2.护理诊断

（1）自尊紊乱：与社会不认同性传播疾病患者有关。

（2）知识缺乏：缺乏梅毒传播和防治的知识。

3.护理措施

（1）心理护理：理解、关心患者，帮助患者建立自尊。

（2）提供与疾病相关的知识：向患者及家人介绍梅毒的传播途径、临床表现和防治措施。嘱咐患者不能随意中断治疗，并建议其性伴侣同时接受检查和治疗，在治疗过程中禁止性生活。

（3）治疗配合：治疗梅毒的首选药物是青霉素类抗生素，对青霉素过敏者可选用四环素或红霉素。治疗原则是及时、足量、规范用药，性伴侣必须同时接受治疗。

（4）健康教育：坚持定期随访，梅毒患者经充分治疗后，应随访 2～3 年。临床治愈为各种损害消退、症状消失；血清学治愈为梅毒血清学检查转为阴性，脑脊液检查为阴性。指导患者接受健康性行为的观念。

（四）获得性免疫缺陷综合征

获得性免疫缺陷综合征（简称艾滋病，AIDS）是由人免疫缺陷病毒（HIV）引起的高度传染性疾病。感染后机体丧失了抵御病原微生物侵袭的能力，易遭受各种条件致病微生物感染和患恶性肿瘤。该病主要有性传播、血液传播和母婴传播三种传播途径。本病预后不良，主要死因为条件致病微生物感染。目前尚无治愈方法。

1.护理评估

(1)健康史:询问有无艾滋病患者接触史,尤其注意性接触史;有无输血或血制品治疗史及静脉药瘾史等。

(2)身体状况

①临床表现:本病潜伏期长,一般认为,2～10 年可发展为艾滋病。早期无明显症状,发病后出现全身性病变,一般在感染后 2～4 周出现发热、全身不适、头痛、厌食、恶心、肌痛、关节痛和淋巴结增大等表现。晚期因免疫功能严重缺陷,易发生机会性感染及恶性肿瘤,可累及全身各个器官及系统,以卡氏肺孢子虫肺炎最为常见,消化系统易出现口腔炎和食管炎。

②心理、社会状况:晚期患者因无特效治疗及预后不良,加之该病易遭受他人的歧视而产生焦虑、恐惧及悲观等心理。

(3)辅助检查:血常规检查可见不同程度的贫血、白细胞和血小板减少。HIV 抗体检测是目前确定有无 HIV 感染最简单有效的方法。

2.护理诊断

(1)社交孤立感:与对患者实施强制性管理及易被他人歧视有关。

(2)活动无耐力:与 HIV 感染、并发机会性感染和肿瘤等有关。

(3)恐惧:与疾病折磨、缺乏特效治疗及预后不良有关。

(4)潜在并发症:各种机会性感染。

3.护理措施

(1)一般护理

①注意血液、体液的隔离,并实施保护性措施。加强口腔及皮肤护理,防止继发感染。

②急性感染期和艾滋病期患者应绝对卧床休息,给予高热量、高蛋白、高维生素、易消化饮食。

(2)病情观察及对症护理

①密切观察发热程度,注意有无严重的机会性感染和恶性肿瘤等并发症的发生。

②对发热、咳嗽、呼吸困难等症状进行对症护理。

(3)治疗配合:目前无特效药物,主要采取一般治疗、抗病毒药物治疗及对症治疗。目前认为,早期采取抗病毒药物治疗是治疗的关键,同时积极进行支持治疗及并发症治疗,观察用药后反应。

(4)心理护理

①正确对待患者,多与患者进行有效沟通,了解患者的心理特点。

②为艾滋病患者创造非歧视的社会及病房环境,争取家人、朋友及社会支持系统的理解、支持及关心。

(5)健康教育

①积极、科学地宣传艾滋病的防治知识,帮助人们建立健康的生活方式,大力提倡禁毒,防止医源性感染,提倡性生活时使用避孕套,杜绝艾滋病的传播。

②针对高危人群开展宣传教育及行为干预工作,进行 HIV 抗体检测,同时应检测配偶及性伴侣,有效监测及管理。

第二节　女性生殖系统肿瘤

一、子宫颈癌

子宫颈癌是女性生殖系统最常见的恶性肿瘤。患者年龄分布呈双峰状,即35~39岁和60~64岁发病率高。近40年来,由于子宫颈刮片细胞学检查在我国的普及,使得子宫颈癌能被早期发现、早期诊断和早期治疗,从而大大降低了子宫颈癌的发病率和病死率。

(一)概述

1.病因

子宫颈癌的病因尚不清楚。国内外大量临床和流行病学研究表明,与下列因素有关。

(1)早婚、性生活过早(指16岁以前有性生活者):绝大多数子宫颈癌患者为已婚妇女,未婚妇女患子宫颈癌者极少见。

(2)早育、多产(产次不少于5次)、分娩频繁,有性乱史,该病的发生率明显增高。

(3)慢性子宫颈炎、病毒感染、高危型人类乳头瘤病毒感染是子宫颈癌的主要危险因素。与患有阴茎癌、前列腺癌或其性伴侣患子宫颈癌的高危男子性接触的妇女也易患子宫颈癌。

(4)子宫颈癌的发病率还与经济状况、种族和地理等因素有关。

2.分类

(1)按组织学分类:按组织学可分为鳞癌(80%~85%)、腺癌(15%~20%)和鳞腺癌(3%~5%)。

(2)按病变发生和发展过程的病理改变分类:按病变发生和发展过程的病理改变可分为子宫颈上皮内瘤样变(CIN)和子宫颈浸润癌。CIN包括子宫颈不典型增生和子宫颈原位癌。

(3)按其外观形态分类:按其外观形态可分为外生型、内生型、溃疡型、颈管型。

3.转移途径

转移途径以直接蔓延和淋巴转移为主,血行转移极少见。

4.临床分期

目前采用国际妇产科联盟(FIGO)临床分期法,大体分为五期。

0期:原位癌。

Ⅰ期:癌灶局限于子宫颈。

Ⅱ期:癌灶超过子宫颈,阴道受浸润,但未达阴道下1/3,子宫旁浸润未达盆壁。

Ⅲ期:癌灶已超过子宫颈,扩展到骨盆壁,阴道浸润达下1/3,有肾盂积水或肾无功能者。

Ⅳ期:癌灶已超过真骨盆或浸润膀胱、直肠黏膜。

5.临床表现

早期子宫颈癌无明显症状体征,最早症状常为接触性出血及白带增多,晚期明显症状为阴道流血、排液、疼痛及恶病质等全身衰竭症状。

6.治疗

子宫颈癌采取以手术和放射治疗(简称放疗)为主、化学治疗(简称化疗)为辅的综合治疗方案。手术治疗适用于Ⅰ期、Ⅱ期无手术禁忌证的患者;放射治疗主要适用于年老、严重并发症或Ⅲ期、Ⅳ期以上不能手术的患者;化学治疗适用于晚期或复发转移的患者。

(二)护理评估

1.健康史

在询问中注意婚育史、性生活史、慢性子宫颈炎病史、与高危男子性接触史等;关注年轻患者是否有接触性出血及月经改变,对年老患者关注绝经后阴道有无不规则流血。

2.身心状况

(1)症状:早期子宫颈癌无明显症状,子宫颈光滑或肉眼上难以与子宫颈糜烂区别,随病变发展,可出现以下表现。

①阴道流血:早期表现为性交后或妇科检查后出血,即接触性出血。外生型子宫颈癌出血早,量多;内生型子宫颈癌出血晚、量少;年轻患者,可表现为经期延长,经量增多;老年患者绝经后有不规则阴道流血。

②阴道排液:多数患者阴道有白色或血性、稀薄如水样或米泔状、有腥臭味排液。晚期继发感染有大量脓性或米汤样恶臭白带。

③晚期症状:疼痛为晚期主要症状。由于侵犯盆壁,压迫神经,可出现持续性腰骶部或坐骨神经痛。当病变广泛时,可因静脉淋巴回流受阻出现下肢肿痛,如肿瘤压迫输尿管可导致肾盂积液等。

(2)体征

①早期:子宫颈癌无明显表现,子宫颈光滑或呈一般子宫颈炎表现。

②外生型:可见子宫颈赘生物向阴道突起形成息肉状、菜花状,组织脆易脱落,继发感染时可见灰白色渗出物,触之易出血。

③内生型:可见子宫颈肥大、质硬,颈管如桶状。

④晚期:由于癌组织坏死、脱落,形成凹陷性溃疡,有恶臭。

⑤妇科三合诊检查:可扪及两侧盆腔组织增厚、质硬、结节状,有时形成冰冻骨盆。

(3)心理-社会评估:评估患者心理、社会问题的表现及严重程度,分析原因。早期子宫颈癌患者在发现子宫颈刮片结果异常时,常感到震惊而出现一些令人费解的自发行为。几乎所有患者都会产生恐惧感,当确诊后,也会经历"否认、愤怒、妥协、忧郁、接受"各期的心理反应过程。

3.辅助检查

(1)子宫颈刮片细胞学检查:子宫颈刮片细胞学检查为最常用、最简单的早期发现、筛查子宫颈癌的方法,应在子宫颈移行区取材。巴氏染色结果为Ⅲ级或Ⅲ级以上,或 TBS 分类发现异常上皮细胞,均应进行活组织检查。

(2)碘试验:正常的子宫颈阴道部和阴道鳞状上皮含糖原丰富,可被碘染为棕色或深赤褐色,若不染色为阳性,则该处上皮有病变。在碘不染色区取材做活组织检查可提高诊断率。

(3)子宫颈和宫颈管活组织检查:子宫颈和宫颈管活组织检查是确诊子宫颈癌最可靠的依

据。选择子宫颈鳞-柱交接部的 3 点、6 点、9 点、12 点处取组织做活检或在碘试验、阴道镜中观察到的可疑癌变部位取组织做病理检查,所取组织应包含上皮和间质。

(4)其他:氮激光肿瘤固有荧光诊断法。

(三)护理诊断

1.恐惧

与子宫颈癌诊断有关。

2.疼痛

与晚期病变浸润、广泛性子宫切除术有关。

3.排尿异常

与癌细胞浸润、子宫颈癌根治术而影响膀胱正常张力有关。

(四)护理措施

1.提供预防知识

宣传子宫颈癌的高危因素,普及子宫颈刮片细胞学检查,一般妇女每 1～2 年检查一次,已婚女性,尤其是出现异常阴道流血、接触性出血者应及时就诊。

2.一般护理

(1)加强营养:鼓励摄入高能量、高维生素、易消化饮食,提高机体体质。

(2)指导个人卫生:鼓励并指导患者勤擦身、更衣,保持床单的清洁,注意室内空气流通,督促指导患者保持外阴清洁,每日冲洗外阴 2 次,便后及时冲洗并更换会阴垫。

3.治疗配合

(1)协助患者接受诊治方案:向患者介绍各种诊治过程中可能出现的不适及有效的应对措施。术前 3 天消毒子宫颈和阴道。菜花状癌有活动出血可能者,应用消毒纱条填塞止血,要认真交班,按时、如数取出或更换。术前 3 天每日冲洗阴道 2 次,手术前晚行清洁灌肠。

(2)子宫颈癌术后护理:要求术后每 0.5～1 小时观察一次生命体征及液体出入量,情况平稳后改为每 4 小时观察 1 次。保持引流管和阴道引流畅通,注意引流量及其性质。如有异常,应及时报告医生。一般术后 48～72 小时拔除引流管。由于子宫颈癌手术涉及范围广,使膀胱功能恢复缓慢,导尿管一般保留 7～14 天,甚至 21 天,拔除导尿管前 3 天开始夹管,每 2 小时开放一次,以训练膀胱功能。

(3)放射治疗、化学治疗护理:指导卧床患者进行肢体活动,以预防卧床并发症的发生。术后需接受放射治疗、化学治疗者按有关内容进行护理。

4.心理护理

按腹部及阴道手术护理内容进行术前准备,并让患者了解各项操作的目的、时间、可能的感受等,以争取其配合,使患者以最佳心态接受手术。术后定期随访。护士与患者要共同讨论问题,解惑释疑,缓解不安,使患者以积极的态度接受诊治过程。

5.健康教育

护士协同患者、家属制订确实可行的院外康复计划,说明出院随访的重要性。治疗后 2 年内应每 3 个月复查 1 次;3～5 年内每 6 个月复查 1 次;第 6 年开始每年复查 1 次。随访内容包括盆腔检查、子宫颈刮片细胞学检查、X 线胸片及血常规检查等。出现症状及时随诊,根据患者具体情况提供相应的术后生活方式的指导。另外,对出院时未拔除导尿管的少数患者,应教会患者导尿管的护理,如多饮水、保持外阴清洁、继续进行盆底和膀胱功能锻炼,遵医嘱到医院拔导尿管。鼓励患者适当参加社会活动,逐步恢复正常工作等。

二、子宫肌瘤

子宫肌瘤是女性生殖系统最常见的良性肿瘤,主要由子宫平滑肌增生形成,其间有少量纤维结缔组织,好发于 30～50 岁女性,20 岁以下者少见。

(一)概述

1.病因

子宫肌瘤的确切病因尚不清楚,由于其好发于生育期妇女,患病后子宫肌瘤继续生长和发展,绝经后子宫肌瘤停止生长,甚至萎缩或消失等特点,提示子宫肌瘤的发生、发展过程可能与女性激素有关。研究表明,25%～50%的子宫肌瘤存在遗传学异常。

2.病理

(1)巨检:子宫肌瘤表面光滑,为球形实质结节,大小不一,质地较子宫肌层硬,外表有被压迫的肌纤维束和结缔组织构成的假包膜,故与周围肌组织分界清楚,子宫肌瘤与假包膜之间有一层疏松网状间隙,手术时易剥出。一般子宫肌瘤呈灰白色,切面呈漩涡状结构。

(2)镜检:子宫肌瘤由平滑肌纤维和不等量的纤维结缔组织构成,肌细胞大小均匀,排列成漩涡状,细胞核呈杆状,染色较深。

3.分类

(1)按子宫肌瘤部位分类:按子宫肌瘤部位分为子宫体肌瘤(90%)和子宫颈肌瘤(10%)。

(2)根据子宫肌瘤与子宫肌壁的关系分类:根据子宫肌瘤与子宫肌壁的关系分为肌壁间肌瘤、浆膜下肌瘤、黏膜下肌瘤三种类型。子宫肌瘤可单发,也可多发。各种类型的子宫肌瘤发生在同一子宫上,称为多发性子宫肌瘤。

4.子宫肌瘤变性

当子宫肌瘤失去原来的典型结构时,称为子宫肌瘤变性。常见的变性有玻璃样变、囊性变、肉瘤变、红色变及钙化。

5.临床表现

典型症状为经量增多、经期延长及白带增多,多见于大的肌壁间肌瘤及黏膜下肌瘤,伴有下腹部包块及相应的压迫症状。

6.治疗

根据患者年龄、症状、肌瘤大小及生育功能的要求等情况进行全面分析后,可采取随访观察、药物治疗或手术治疗方案。

(二)护理评估

1.健康史

注意了解有无子宫肌瘤好发因素存在、有无子宫肌瘤家族史等。注意既往月经史、生育史,是否有不孕、流产史;询问有无长期使用雌激素类药物、病后月经变化情况、曾接受的治疗经过和疗效。

2.身体状况

(1)症状:大多数患者无明显症状,仅于妇科检查时发现。有无临床表现及症状的轻重与子宫肌瘤发生部位、生长速度及子宫肌瘤有无变性有关。

①月经量增多、经期延长:最常见的症状,多见于黏膜下肌瘤及肌壁间肌瘤。黏膜下肌瘤伴感染时,可有不规则阴道流血或血样脓性排液。如长期多量出血,可导致继发性贫血。

②白带增多:子宫肌瘤使子宫腔面积增大,内膜腺体分泌增多,导致白带增多。

③下腹包块:当子宫肌瘤逐渐增大使子宫超过3个月妊娠大小时,下腹部可扪及包块。

④腰酸、下腹坠及腹痛:常感腰酸或下腹坠胀,当子宫肌瘤发生蒂扭转出现缺血坏死时,可出现急性腹痛,红色变性时腹痛剧烈并伴发热、恶心。

⑤压迫症状:子宫肌瘤生长部位大小不同,可产生不同的压迫症状,压迫膀胱时可出现尿频或尿潴留,如压迫直肠可出现里急后重、便秘等症状。

(2)体征:其体征与子宫肌瘤的大小、数目、位置及有无变性有关,子宫肌瘤较大者可在下腹部扪及质硬、不规则、结节状硬块物;妇科检查时子宫呈不规则形或均匀增大,质硬,表面可有数个结节状突起。黏膜下肌瘤的子宫多为均匀性增大,当肌瘤脱出于子宫颈口或阴道时,可见红色、表面光滑的实质性肿块;如伴有感染,表面可见溃疡,排液有臭味。

(3)心理-社会评估:患者对子宫肌瘤的性质缺乏了解,不知该选择何种治疗方案或因需要手术治疗而感到害怕与焦虑。

3.辅助检查

采用B超检查、内镜检查、子宫输卵管造影等协助诊断。

(三)护理诊断

1.知识缺乏

缺乏子宫切除术后保健知识。

2.疲乏

它与长时间月经量大而致贫血有关。

3.个人应对无效

它与对子宫肌瘤治疗方案的选择无能为力有关。

(四)护理措施

1.一般护理

(1)提供相关知识,鼓励患者参与诊治过程:建立良好的护患关系,在评估患者及其家属对子宫肌瘤认知的情况下,提供治疗信息及治疗方案。对症状重、需手术切除子宫者,应让患者及其家属了解手术的必要性,告知切除子宫后不会影响性生活、失去女性特征,增强治疗康复信心。

(2)指导患者加强营养:对贫血者,给予补充铁剂。注意休息,保持局部的清洁卫生,以防感染。

2.观察病情

(1)对症护理:积极配合医生,缓解患者不适,应严密注意生命体征变化,对贫血严重者应遵医嘱给予输血。黏膜下肌瘤脱出者,应观察阴道分泌物的量、性状及颜色,嘱患者清洗外阴,每日 1~2 次;对浆膜下肌瘤应注意观察患者有无腹痛,了解腹痛的部位、性质及程度,如出现剧烈腹痛,应考虑蒂扭转,应马上告知医生,并做好急诊手术准备。除协助完成各项检查外,还要做好检测血型、交叉配血以备急用。

(2)做好术后护理和出院指导:经阴道行黏膜下肌瘤摘除术的患者,若蒂部留置止血钳,通常于术后 24~48 小时取出;子宫全切或子宫肌瘤摘除的患者,术后应特别注意观察有无阴道流血、出血量及其性质。

3.治疗配合

(1)保守治疗

①随访观察:适用于子宫肌瘤小、无症状或症状较轻者,特别是近绝经期妇女,应每 3~6 个月定期随访一次。

②药物治疗:适用于子宫肌瘤小于 2 个月妊娠子宫大小、症状不明显或较轻者,近绝经期或全身情况不能手术者,采用:a.雄激素制剂,常用甲基睾丸素、丙酸睾丸酮等;青春期少女慎用,每月累计剂量不宜超过 300mg,否则导致女性男性化;b.抗雌激素制剂,常用三苯氧胺;c.促性腺激素释放激素类似物,用药后月经量减少,子宫肌瘤也能缩小,但停药后又可逐渐增大,副反应为潮热、急躁、出汗、阴道干燥等绝经综合征症状。

(2)手术治疗:手术治疗适用于子宫肌瘤超过 2 个月妊娠子宫大小、症状明显导致继发性贫血者以及子宫肌瘤生长快,有恶变可能者。按手术切除范围分为子宫肌瘤切除术、全子宫切除术、次子宫切除术。手术可经腹、经阴道或在宫腔镜及腹腔镜下进行,对 40 岁以下未生育、需保留子宫者,一般采用子宫肌瘤切除术,对子宫肌瘤较大、症状重、药物治疗无效,无须保留生育功能或疑有恶变者,行次子宫切除术或全子宫切除术。

4.心理护理

耐心细致地解释有关子宫肌瘤的知识,通过连续性护理活动与患者建立良好的关系,减轻患者的无助感,解除其内心的顾虑、恐惧,树立康复的信心。

5.健康教育

保守治疗的患者明确随访的时间、目的及联系方式,按时接受随访者指导,以便随时修正治疗方案。向接受药物治疗者讲明药物的名称、作用、剂量、方法、可能出现的不良反应及应对措施,不能擅自停药或用药过多。手术治疗者应术后 1 个月返院复查,3 个月内禁止性生活。子宫肌瘤切除术者应避孕 2 年。

三、子宫内膜癌

子宫内膜癌是发生于子宫体内膜层的一组上皮性恶性肿瘤,以来源于子宫内膜腺体的腺癌最为常见,其前驱病变为子宫内膜增生过长和子宫内膜不典型增生。该病占女性生殖道恶性肿瘤的 20%~30%,占女性全身恶性肿瘤的 7%,是女性生殖道常见三大恶性肿瘤之一。平均发病年龄为 60 岁。在发达国家和地区,子宫内膜癌是最常见的女性生殖器官恶性肿瘤,近年来发病率在全世界范围内呈上升趋势。

（一）病因

确切病因不明,目前根据发病原因分两种类型。

1.雌激素依赖型

其发生的主要原因是长期无孕激素拮抗的雌激素刺激导致子宫内膜增生症,继而癌变。该类型占子宫内膜癌的大多数,均为内膜样腺癌,肿瘤分化较好,雌、孕激素受体阳性率高,预后好。

2.非雌激素依赖型

发病与雌激素无明确关系,与基因突变有关。该类子宫内膜癌的病理形态属于少见类型,如透明细胞癌、黏液腺癌、腺鳞癌等,患者多为老年体瘦妇女。

（二）临床表现

（1）阴道流血:主要为绝经后阴道流血,通常出血量不多,可表现为持续或间歇性出血。尚未绝经者可表现为月经增多、经期延长或月经紊乱。

（2）阴道排液:多为血性液体或浆液性分泌物,系癌瘤渗出液或感染坏死所致。

（3）下腹疼痛及其他:若癌肿累及宫颈内口,可引起宫腔积脓,出现下腹胀痛及痉挛样疼痛。晚期患者常伴全身症状,表现为贫血、消瘦、恶病质、发热及全身衰竭等情况。

（4）早期患者妇科检查时无明显异常。随病程进展,晚期可有子宫明显增大,合并宫腔积脓时可有明显压痛,宫颈管内偶有癌组织脱出,触之易出血。癌灶浸润周围组织时,子宫固定或在宫旁扪及不规则结节状物。

（三）治疗

目前子宫内膜癌的治疗方法为手术、放疗、化学药物和孕激素治疗。早期患者以手术为主,术后根据高危因素选择辅助治疗;晚期患者则采用手术、放疗、药物等综合治疗方案。

1.手术治疗

为首选方法。通过手术切除病灶,同时进行手术病理分期。根据病情选择手术方案,如Ⅰ期行筋膜外全子宫切除术及双侧附件切除术;Ⅱ期行改良广泛子宫切除术及双侧附件切除术,同时行盆腔及腹主动脉旁淋巴结清扫术,或肿瘤细胞减灭术等。

2.放射治疗

为有效方法之一,适用于已有转移或可疑淋巴结转移及复发的内膜癌患者。根据病情需要于术前或术后加用放射治疗提高疗效。

3.药物治疗

（1）孕激素:适用于晚期或癌症复发者,不能手术切除或年轻、早期、要求保留生育功能者,以高效、大剂量、长期应用为宜。

（2）抗雌激素制剂:如他莫昔芬,是一类非甾体类抗雌激素药物,与孕激素配合使用可望增加疗效。

（3）化学药物:适用于晚期不能手术或治疗后复发者。

（四）护理评估

1.健康史及相关因素

（1）询问月经史、婚育史、健康史,有无子宫内膜癌高危因素如高血压、肥胖、糖尿病等,有无用激素治疗效果不佳的月经失调史以及激素替代补充治疗史等。

（2）近亲家属有无肿瘤疾病史。

（3）生命体征：体温、脉搏、呼吸及血压等情况。

2.诊断检查

（1）体格检查：腹痛的部位，腹肌有无紧张等，注意有无贫血、消瘦、恶病质等。

（2）妇科检查：有无阴道流血，有无血性、浆液性、脓性分泌物甚至癌组织从宫颈口排出；子宫有无增大、变软，是否固定或在宫旁或盆腔内扪及不规则块状物。

（3）辅助检查：了解 B 超、MRI 和细胞学检查结果，是否行宫腔镜检查、诊断性刮宫以及病理检查结果。

3.心理-社会状况

评估患者是否担心检查结果和疾病治疗而出现恐惧和焦虑，是否出现否认、愤怒、妥协、忧郁、接受等心理反应。

（五）护理问题

1.疼痛

与手术创伤、引流管的牵拉，术后肠蠕动的恢复有关。

2.有感染的危险

与阴道流血 1 年余、手术切口、术后体质下降、引流管等有关。

3.潜在并发症

出血、尿潴留、淋巴囊肿、深静脉血栓。

（六）照护要点

1.术前护理

（1）一般护理包括向患者介绍住院环境、治疗过程、可能出现的不适及影响预后的有关因素，协助患者完成各项辅助检查；提供舒适安静的住院环境，保证充足的睡眠。

（2）症状护理包括阴道流血、阴道异常排液者，指导做好会阴清洁，预防感染。

（3）做好术前饮食、肠道、皮肤准备等。

（4）做好患者的心理护理，消除对手术的恐惧，积极配合治疗。

2.术后护理

（1）阴道流血、流液的观察，术后 7～14 天，肠线吸收后可能出现少量暗红色阴道流血，为正常现象；如阴道流血量多于月经量或色鲜红应及时处理。

（2）根治术留置导尿管时间较长，一般 5～7 天，拔管后可能发生尿潴留，可采用盆底功能锻炼、调整体位和姿势、诱导排尿等措施促进排尿。

（3）指导卧床患者进行床上肢体主动被动活动，尽早下床活动，以预防下肢深静脉血栓形成。

（4）如出现淋巴囊肿，可用硫酸镁湿敷或芒硝外敷腹股沟，严重者可在无菌原则下行淋巴囊肿穿刺。

（5）给予情感支持，鼓励患者表达内心感受，评估患者对疾病及有关诊治过程的认知程度，鼓励患者及家属讨论有关疾病及治疗的疑虑，耐心解答，增强治病信心。

（七）健康教育

（1）术前做好饮食、肠道、皮肤准备等宣教,进行下肢深静脉血栓形成高危因素评估,指导正确穿着弹力袜。

（2）术后做好活动、饮食指导,术后留置导尿管时间较长,一般5～7天,尿管留置期间做好饮水指导。

（3）做好化疗、放疗的宣教,正确预防与应对毒副反应,确保化疗、放疗的有序进行。

（4）出院指导

①保持切口敷料清洁干燥,如出现流液、流脓等症状及时就医。

②遵医嘱用药,用药过程中出现严重不良反应及时就医。

③禁止性生活3个月,根据复查情况决定恢复性生活的时间。

④按时完成放化疗,避免随意延迟治疗时间。

⑤治疗结束后应严密随访,术后2～3年内每3个月1次,3年后每6个月1次,5年后每年1次,随访内容包括详细病史(包括新的症状)、盆腔检查、阴道细胞学检查、胸部X线摄片、血清CA125检测等,必要时可做CT及MRI检查。

四、卵巢肿瘤

卵巢肿瘤是女性生殖器常见的三大恶性肿瘤之一,可发生于任何年龄。20％～25％卵巢恶性肿瘤有家族史,高胆固醇饮食、内分泌因素亦为卵巢肿瘤发病的高危因素。

（一）临床表现

（1）良性卵巢肿瘤发展缓慢,患者常无自觉症状,肿瘤增长至中等大小时患者常感腹胀不适,能触及包块。巨大肿瘤占满盆腔,可出现压迫症状,如尿频、便秘、气急、心悸等。

（2）恶性卵巢肿瘤患者早期多无自觉症状患者一旦出现明显症状时疾病已发展到晚期,由于肿瘤增长迅速,短期出现腹胀、腹部肿块及腹水。肿瘤向周围组织浸润压迫神经或血管可引起腰痛或腹痛、水肿。晚期患者出现消瘦明显、贫血等恶病质表现。

（3）常见并发症:蒂扭转、卵巢肿瘤破裂、感染、恶变。

（二）护理措施

1.心理护理

（1）了解患者疑虑与需求,并耐心解答。对患者得知病情后的情绪反应表示理解、同情,鼓励其表达、宣泄自己的感受。

（2）鼓励家属照顾患者,增强家庭的支持作用。

2.术前护理

（1）协助检查治疗。

（2）向患者及家属介绍手术经过、检查项目、护理操作目的、方法,以取得配合。

（3）腹腔穿刺放腹水者的护理:①备齐腹腔穿刺用物。②操作过程中严密观察记录患者生命征变化,观察患者有无头晕、恶心、心悸、虚弱感等反应。记录腹水性质及腹水量。③一次放腹水不宜＞3000mL。④放腹水速度宜慢,后用腹带包扎,发现不良反应立即报告医师。

（4）保证手术能够按时实施的护理：①评估患者血糖变化，控制血糖<8mmol/L。②评估患者血压和心脏功能，保护肝肾功能。③术前3日开始肠道准备，给予少渣、半流质饮食，遵医嘱给予肠道抑菌剂和导泻剂。术前1日晚清洁灌肠，保证肠道清洁。④巨大肿瘤或大量腹水者应备沙袋术后加压腹部，预防腹压骤降腹腔充血，出现虚脱。⑤将化疗药物带入手术室，以备术中置于腹腔。⑥术日晨访视患者，监测生命征，评估肠道准备情况，安慰鼓励患者。

3.术后护理

（1）卧位与活动：术后平卧6小时，头偏向一侧，根据麻醉情况和病情及时改为半卧位，鼓励患者活动肢体。

（2）保持输液通畅，做好用药观察及宣教。

（3）氧气吸入：遵医嘱给予持续低流量吸氧。

（4）了解手术、麻醉方式及患者术中生命征状况、出血量等，以指导术后护理。

（5）观察生命征、心电监护、血氧饱和度监测情况。

（6）观察病情变化

①保持呼吸道通畅：鼓励、协助患者咳嗽和深呼吸，注意肺部听诊。

②观察有无恶心、呕吐：可分散患者注意力、协助做深呼吸，必要时遵医嘱应用止吐剂。向家属讲明恶心、呕吐的原因，取得家属的理解和配合。

③腹腔引流管的护理：注意保持引流管通畅，观察引流液量、性质，详细、准确、及时记录引流管状态、引流情况。

④胃肠减压管的护理：妥善固定胃管，保持胃肠减压通畅，观察引流情况，如有咖啡色液体引出，应安抚患者，保持情绪稳定，同时通知医师处理。

⑤留置导尿管的护理：注意保持导尿管引流通畅，观察颜色、记录尿量，一般留置导尿管1～2日；恶性肿瘤者适当延长留置时间；合并膀胱手术时，留置尿管14日左右。每日会阴护理2次。

⑥注意观察切口敷料有无渗出，及时更换，必要时配合物理治疗。

⑦膀胱部分切除的护理：遵医嘱行连续膀胱冲洗，每日更换冲洗管，冲洗速度参照膀胱内流出的液体颜色，以流出的液体粉红色或无色透明、内无血凝块为好；术后6～7日尿液中可见少许痂皮样组织排出，此时应嘱患者适当饮水。

⑧卵巢癌术后化疗护理：手术拆线后患者稍加恢复，即可行化疗。

4.健康教育

（1）宣传卵巢癌的高危因素，加强高蛋白、富含维生素A的饮食摄入，避免高胆固醇饮食，高危妇女预防性口服避孕药。

（2）30岁以上的妇女，每1～2年进行1次妇科检查。

（3）高危人群每半年接受1次妇科检查。

（4）卵巢非赘生性肿瘤直径<5cm者，定期复查，并详细记录；卵巢实性肿瘤或肿瘤直径>5cm者，及时手术切除。

（5）盆腔肿块诊断不清或治疗无效者，宜及早行腹腔镜探查或剖腹探查。

（6）卵巢恶性肿瘤者常辅以化疗，护理人员应讲明重要意义，督促、协助患者克服困难，完成治疗计划,以提高疗效。

(7)凡乳腺癌、子宫内膜癌、胃肠癌等患者,术后随访中定期接受妇科检查。

(8)做好出院指导,告知定期随访,及时确定有无复发。

①卵巢良性肿瘤者:术后1个月常规复查。

②卵巢恶性肿瘤易复发,需长期随访。a.随访时间:术后1年内,每月1次;术后第2年,每3个月1次;术后第3年,每6个月1次;3年以上者,每年1次。b.随访内容:临床症状、体征、全身及盆腔检查;B超检查,必要时做CT或MRI检查;肿瘤标志物测定;对可产生性激素的肿瘤检测雌激素、孕激素及雄激素。

第三节 妊娠并发症

一、流产

妊娠不足28周、胎儿体重不足1000g而终止者称流产。流产发生于妊娠12周前者称早期流产,发生在妊娠12周至不足28周者称晚期流产。流产又分为自然流产和人工流产两大类。机械或药物等人为因素终止妊娠者称为人工流产,自然因素导致的流产称为自然流产。自然流产率占全部妊娠的10%~15%,其中80%以上为早期流产。

(一)病因及发病机制

1.胚胎因素

胚胎染色体异常是流产的主要原因。早期流产子代检查发现50%~60%有染色体异常。夫妇任何一方有染色体异常均可能传至子代,导致流产。染色体异常包括数目异常和结构异常。

2.母体因素

(1)全身性疾病:全身性感染时高热可促进子宫收缩引起流产,梅毒螺旋体、流感病毒、巨细胞病毒、支原体、衣原体、弓形虫、单纯疱疹病毒等感染可引起胎儿畸形而导致流产;孕妇患心力衰竭、严重贫血、高血压、慢性肾炎及严重营养不良等缺血缺氧性疾病亦可导致流产。

(2)内分泌异常:黄体功能不足可致早期流产。甲状腺功能低下、严重的糖尿病血糖未控制均可导致流产。

(3)免疫功能异常:与流产有关的免疫因素包括配偶的组织兼容性抗原(HLA)、胎儿抗原、血型抗原(ABO及Rh)及母体的自身免疫状态。父母的HLA位点相同频率高,使母体封闭抗体不足亦可导致反复流产。母儿血型不合、孕妇抗磷脂抗体产生过多、夫妇抗精子抗体的存在,均可使胚胎或胎儿受到排斥而发生流产。

(4)子宫异常:畸形子宫如子宫发育不良、单角子宫、双子宫、子宫纵隔、宫腔粘连以及黏膜下或肌壁间子宫肌瘤均可影响胚囊着床和发育而导致流产。宫颈重度裂伤、宫颈内口松弛、宫颈过短可能导致胎膜破裂而流产。

(5)创伤刺激:子宫创伤如手术、直接撞击、性交过度亦可导致流产;过度紧张、焦虑、恐惧、忧伤等精神创伤亦有引起流产的报道。

(6)不良习惯:过量吸烟、酗酒,吸食吗啡、海洛因等毒品均可导致流产。

(二)临床表现

主要为停经后阴道流血和腹痛。

1.停经

大部分自然流产产妇均有明显的停经史,结合早孕反应、子宫增大以及 B 型超声检查发现胚囊等表现可确诊妊娠。但是,妊娠早期流产导致的阴道流血很难与月经异常鉴别,常无明显的停经史。有报道提示,约 50% 流产是妇女未知受孕就发生受精卵死亡和流产。对这些产妇,要根据病史,血、尿 hCG 以及 B 型超声检查结果综合判断。

2.阴道流血和腹痛

早期流产者常先有阴道流血,而后出现腹痛。由于胚胎或胎儿死亡,绒毛与蜕膜剥离,血窦开放,出现阴道流血;剥离的胚胎或胎儿及血液刺激子宫收缩,排出胚胎或胎儿,产生阵发性下腹疼痛;当胚胎或胎儿完全排出后,子宫收缩,血窦关闭,出血停止。晚期流产的临床过程与早产及足月产相似:经过阵发性子宫收缩,排出胎儿及胎盘,同时出现阴道流血。晚期流产时胎盘与子宫壁附着牢固,如胎盘粘连仅部分剥离,残留组织影响子宫收缩,血窦开放,可导致大量出血、休克,甚至死亡。胎盘残留过久,可形成胎盘息肉,引起反复出血、贫血及继发感染。

(三)临床分型

1.先兆流产

停经后出现少量阴道流血,常为暗红色或血性白带,流血后数小时至数日可出现轻微下腹痛或腰骶部胀痛;宫颈口未开,无妊娠物排出;子宫大小与停经时间相符。经休息及治疗,症状消失,可继续妊娠。如症状加重,则可能发展为难免流产。

2.难免流产

又称不可避免流产。在先兆流产的基础上,阴道流血增多,腹痛加剧或出现胎膜破裂。检查见宫颈口已扩张,有时可见胚囊或胚胎组织堵塞于宫颈口内,子宫与停经时间相符或略小。B 型超声检查仅见胚囊,无胚胎(或胎儿)或无心管搏动亦属于此类型。

3.不全流产

难免流产继续发展,部分妊娠物排出宫腔或胎儿排出后胎盘滞留宫腔或嵌顿于宫颈口,影响子宫收缩,导致大量出血,甚至休克。检查可见宫颈口已扩张,宫颈口有妊娠物堵塞及持续性血液流出,子宫小于停经时间。

4.完全流产

有流产的症状,妊娠物已全部排出,随后流血逐渐停止,腹痛逐渐消失。检查见宫颈口关闭,子宫接近正常大小。

此外,流产尚有三种特殊情况:

(1)稽留流产:又称过期流产,指宫内胚胎或胎儿死亡后未及时排出者。典型表现是有正常的早孕过程,有先兆流产的症状或无任何症状;随着停经时间延长,子宫不再增大或反而缩小,子宫小于停经时间;宫颈口未开,质地不软。

（2）习惯性流产：指连续自然流产 3 次或 3 次以上者。近年有学者将连续两次流产者称为复发性自然流产。常见原因为胚胎染色体异常、免疫因素异常、甲状腺功能低下、子宫畸形或发育不良、宫腔粘连、宫颈内口松弛等。每次流产常发生在同一妊娠月份，其临床过程与一般流产相同。宫颈内口松弛者，常在妊娠中期无任何症状而发生宫颈口扩张，继而羊膜囊突向宫颈口，一旦胎膜破裂，胎儿迅即娩出。

（3）流产合并感染：多见于阴道流血时间较长的流产产妇，也常发生在不全流产或不洁流产时。临床表现为下腹痛及阴道有恶臭分泌物，双合诊检查有宫颈摇摆痛。严重时引起盆腔腹膜炎、败血症及感染性休克，常为厌氧菌及需氧菌混合感染。

（四）辅助检查

1.B 型超声检查

测定妊娠囊的大小、形态及胎儿心管搏动，并可辅助诊断流产类型。若妊娠囊形态异常，提示妊娠预后不良。宫腔和附件检查有助于稽留流产、不全流产及异位妊娠的鉴别诊断。

2.妊娠试验

连续测定血 β-hCG 之动态变化，有助于妊娠的诊断及预后判断。妊娠 6～8 周时，血 β-hCG 以每日 66％的速度增加，若血 β-hCG 每 48 小时增加不到 66％，则提示妊娠预后不良。

3.其他检查

血常规检查判断出血程度，白细胞和血沉检查可判断有无感染存在。孕激素、HPL 的连续测定有益于判断妊娠预后。习惯性流产产妇可行妊娠物以及夫妇双方的染色体检查。

（五）治疗

确诊流产后，应根据自然流产的不同类型进行相应的处理。

1.先兆流产

（1）卧床休息，禁止性生活。

（2）减少刺激。

（3）必要时给予对胎儿危害小的镇静药物。

（4）黄体酮功能不足的产妇，每日肌内注射黄体酮治疗。

（5）注意及时进行 B 超检查，了解胚胎发育情况，避免盲目保胎。

2.难免流产

一经确诊，应尽早使胚胎及胎盘组织完全排出，以防出血和感染。

3.不全流产

一经确诊，应及时行刮宫术或钳刮术，以清除宫腔内残留组织。出血多有休克者，应同时输血、输液，出血时间长者，应给予抗生素预防感染。

4.完全流产

如无感染征象，一般不需特殊处理。

5.稽留流产

应及时促使胎儿和胎盘排出，以防稽留日久发生凝血功能障碍，导致弥散性血管内凝血造成严重出血。处理前应做凝血功能检查。

6.习惯性流产

以预防为主,有习惯性流产史的妇女在受孕前应进行必要的检查,包括卵巢功能检查、夫妇双方染色体检查、血型鉴定、丈夫的精液检查以及生殖道的详细检查。查出原因,若能治疗者,应于怀孕前治疗。

7.流产感染

积极控制感染,待感染控制后,再行刮宫。

(六)护理评估

1.病史评估

停经、阴道流血和腹痛是流产孕妇的主要症状。应详细询问产妇停经史、早孕反应情况;还应了解既往有无流产史,在妊娠期间有无全身性疾病、生殖器官疾病、内分泌功能失调及有无接触有害物质等以判断发生流产原因。

2.身心状况评估

(1)症状:评估阴道出血的量与持续时间;评估有无腹痛,腹痛的部位、性质及程度;了解阴道有无排液,阴道排液的色、量、气味以及有无妊娠产物的排出。

(2)体征:全面评估孕妇的各项生命体征,判断流产类型,注意与贫血及感染相关的征象。孕妇可因失血过多出现休克或因出血时间过长、宫腔内有残留组织而发生感染。

(3)心理社会评估:孕妇因阴道出血而出现焦虑和恐惧心理,同时因担心胎儿的健康,可能会表现出伤心、郁闷、烦躁不安等情绪。尤其多年不孕或习惯性流产的孕妇,为能否继续妊娠而焦虑、悲伤。

(七)护理措施

1.一般护理

(1)卧床休息,禁止性生活。

(2)饮食以高热量、高蛋白、高维生素的清淡饮食为宜。多吃新鲜蔬菜、水果,保持大便通畅。

(3)先兆流产者,禁用肥皂水灌肠;行阴道检查操作时应轻柔,以减少刺激。

(4)做好各种生活护理。

2.病情观察

(1)观察阴道排出物情况:观察阴道出血量及性质,观察有无不凝血现象,观察腹痛和子宫收缩情况,检查阴道有无流液或胚胎组织流出,如有胚胎组织,要仔细查看胎囊是否完整,必要时送病理检查。

(2)预防休克:测量体温、脉搏、呼吸、血压。观察意识和尿量,如有休克征象应立即建立静脉通道,做好输液、输血准备。

(3)预防感染:应监测患者的体温、血象,观察阴道流血及阴道分泌物的性质、颜色、气味等,严格执行无菌操作规程。保持会阴清洁,有阴道出血者,行会阴冲洗每日 2 次。必要时遵医嘱使用抗生素。

3.用药护理

(1)用药目的:黄体酮为维持妊娠所必须的孕激素,能够抑制宫缩。

（2）用药方法：对于黄体功能不足的产妇遵医嘱给予黄体酮，10～20mg每日或隔日肌内注射。

（3）用药注意事项：可有头晕、头痛、恶心、抑郁、乳房胀痛等。

4.心理护理

为患者提供精神上的支持和心理疏导是非常重要的措施。产妇由于失去胎儿，会出现伤心、悲哀等情绪反应。护士应给予同情和理解，帮助产妇及家属接受现实，顺利度过悲伤期，以良好的心态面对下一次妊娠，并建议患者做相关的检查，尽可能查明流产的原因，以便在下次妊娠前或妊娠时及时采取处理措施。

5.健康教育

（1）活动指导：早期流产后需休息2周，可做一些轻微活动，避免重体力劳动。

（2）病情观察指导：如出现腹痛剧烈，阴道出血多、时间长或阴道出血带有异味应及时就诊。

（3）饮食卫生指导：嘱产妇进食软、热、易消化、高蛋白质食品，注意补充维生素B、维生素E、维生素C等；保持外阴清洁，1个月内禁止盆浴及性生活。

（4）心理支持：护士在给予患者同情和理解的同时，还应做好疾病知识的健康教育，与产妇家属共同讨论此次流产可能的原因，并向他们讲解流产的相关知识，为再次妊娠做好准备。

（5）出院指导

①做好出院手续办理。

②复诊指导：嘱产妇流产1个月后来院复查，如有异常情况，随时复诊。

③有习惯性流产史的产妇，在下一次妊娠确诊后应卧床休息，加强营养，补充维生素，定期门诊检查孕激素水平。

二、异位妊娠

受精卵在子宫体腔以外着床称为异位妊娠，习惯称宫外孕。根据受精卵种植的部位不同，异位妊娠分为：输卵管妊娠、宫颈妊娠、卵巢妊娠、腹腔妊娠、阔韧带妊娠等，其中以输卵管妊娠最常见（占90%～95%）。输卵管妊娠多发生在壶腹部（占75%～80%），其次为峡部，伞部及间质部妊娠少见。

异位妊娠是妇产科常见的急腹症之一，发病率约为1%，并有逐年增加的趋势。由于其发病率高，并有导致孕产妇死亡的危险，一直被视为具有高度危险的妊娠早期并发症。

（一）病因及发病机制

输卵管妊娠原因：输卵管炎症是主要原因，输卵管发育不良或功能异常、精神因素可引起输卵管痉挛和蠕动异常，干扰受精卵的运送，引起异位妊娠。放置宫内节育器与异位妊娠发生也有相关性。

（二）临床表现

1.症状

（1）停经：输卵管壶腹部及峡部妊娠一般停经6～8周，间质部妊娠停经时间较长。当月经延迟几日后出现阴道不规则流血时,常被误认为月经来潮。

(2)阴道流血:常表现为短暂停经后不规则阴道流血,量少,点滴状,色暗红或深褐色。部分患者阴道流血量较多,似月经量,约5%表现为大量阴道流血。阴道流血表明胚胎受损或已死亡,导致β-hCG水平下降,卵巢黄体分泌的激素难以维持蜕膜生长而发生剥离出血,并伴有蜕膜碎片或管型排出。当病灶去除后,阴道流血才逐渐停止。

(3)腹痛:95%以上输卵管妊娠患者以腹痛为主诉就诊。输卵管妊娠未破裂时,增大的胚囊使输卵管膨胀,导致输卵管痉挛及逆蠕动,患侧出现下腹隐痛或胀痛。输卵管妊娠破裂时,突感患侧下腹部撕裂样剧痛,疼痛为持续性或阵发性;血液积聚在直肠子宫陷凹而出现肛门坠胀感(里急后重);出血多时可引起全腹疼痛、恶心呕吐;血液刺激横膈,出现肩胛部放射痛(称为Danforth征)。腹痛可出现于阴道流血前或后,也可与阴道流血同时发生。

(4)晕厥和休克:部分患者由于腹腔内急性出血及剧烈腹痛,入院时即处于休克状态,面色苍白、四肢厥冷、脉搏快而细弱、血压下降。休克程度取决于内出血速度及出血量,往往与阴道流血量不成比例。体温一般正常,休克时略低,腹腔内积血被吸收时略高,但通常不超过38℃。间质部妊娠一旦破裂,常因出血量多而发生严重休克。

2.体征

(1)腹部体征:出血量不多时,患侧下腹明显压痛、反跳痛,轻度肌紧张;出血量较多时可见腹膨隆,全腹压痛及反跳痛,但压痛仍以输卵管妊娠处为甚,移动性浊音阳性。当输卵管妊娠流产或破裂形成较大血肿或与子宫、附件、大网膜、肠管等粘连包裹形成大包块时,可在下腹部扪及有触痛、质实的块物。

(2)盆腔体征:妇科检查阴道可见少量血液,后穹窿饱满、触痛。宫颈举痛明显,有血液自宫腔流出,子宫略增大、变软,内出血多时子宫有漂浮感。子宫后方或患侧附件可扪及压痛性包块,边界多不清楚,其大小、质地、形状随病变差异而不同。包块过大时可将子宫推向对侧,如包块形成过久,机化变硬,边界可逐渐清楚。

(三)辅助检查

1.B型超声检查

B型超声检查已成为诊断输卵管妊娠的主要方法之一。文献报道超声检查的准确率为77%~92%,随着彩色超声、三维超声及经阴道超声的应用,诊断准确率不断提高。

2.妊娠试验测定

β-hCG为早期诊断异位妊娠的常用手段。β-hCG阴性,不能完全排除异位妊娠。妊娠β-hCG阳性时不能确定妊娠在宫内或宫外。疑难病例可用比较敏感的放射免疫法连续测定。

3.腹腔穿刺

包括经阴道后穹窿穿刺和经腹壁穿刺,是一种简单、可靠的诊断方法。内出血时,血液积聚于直肠子宫陷凹,后穹窿穿刺可抽出陈旧性不凝血。若抽出血液较红,放置10分钟内凝固,表明误入血管。当有血肿形成或粘连时,抽不出血液也不能否定异位妊娠的存在。当出血多,移动性浊音阳性时,可直接经下腹壁一侧穿刺。

4.腹腔镜检查

腹腔镜有创伤小、可在直视下检查并同时手术、术后恢复快的特点,适用于输卵管妊娠未流产或未破裂时的早期确诊及治疗。但出血量多或严重休克时不做腹腔镜检查。

（四）诊断

输卵管妊娠流产或破裂后，多数有典型的临床表现。根据停经史、阴道流血、腹痛、休克等表现可以诊断。如临床表现不典型，则应密切监护病情变化，观察腹痛是否加剧、盆腔包块是否增大、血压及血红蛋白下降情况，从而做出诊断。以上辅助检查有助于明确诊断。

（五）治疗

根据病情缓急，采取相应的处理。

1.手术治疗

手术治疗为主。应在积极纠正休克的同时，进行手术抢救。近年来，腹腔镜技术的发展，也为异位妊娠的诊断和治疗开创了新的手段。

2.药物治疗

用于治疗异位妊娠的药物主要是甲氨蝶呤（MTX）。MTX 是叶酸拮抗剂，可抑制四氢叶酸生成，从而干扰 DNA 合成，使滋养细胞分裂受阻，胚胎发育停止而死亡。MTX 杀胚迅速，疗效确切，不良反应小，也不增加此后妊娠的流产率和畸胎率，是治疗早期输卵管妊娠安全可靠的方法。

局部用药可采用在 B 型超声引导下穿刺，将 MTX 直接注入输卵管妊娠囊内。也可以在腹腔镜直视下穿刺输卵管妊娠囊，吸出部分囊液后，将药液注入其中。此外，中医采用活血化瘀、消症杀胚药物，有一定疗效。

（六）护理评估

1.心理评估

患者常因突发的疾病，特别是需要手术治疗而感到紧张和恐惧。患者也担心疾病对婚姻、性生活及生育的影响。

2.身体评估

（1）一般情况：患者痛苦表情，休克患者可出现生命体征改变，如面色苍白、血压下降、脉搏细数、意识不清等。

（2）腹部检查：患者全腹可有压痛。严重者拒按，部分患者有反跳痛；叩诊发现移动性浊音阳性，结合临床休克体征，应怀疑腹腔内出血。听诊可闻及肠鸣音减弱。

（3）妇科检查：可见阴道与宫颈黏膜着色，质地变软，若盆腔有积血或积液，双合诊检查发现阴道后穹隆饱满、有触感，宫颈有举痛；一侧子宫附件可触及有触痛的肿块，肿块的大小、形状、质地和活动性因疾病而异。

（七）护理措施

1.一般护理

（1）卧床休息，取半卧位，增加舒适感，尽量减少突然改变体位和增加腹压的动作，如有咳嗽及时处理。观察并记录生命体征。

（2）饮食护理：非手术患者进食清淡易消化的高热量、高蛋白、丰富维生素的流质或半流质饮食，手术治疗的患者术前一日晚 20:00 禁食，24:00 禁水。

（3）对卧床的患者做好生活护理，保持皮肤、床单位清洁干燥。

（4）配血，必要时遵医嘱输血。

（5）防治休克：保证足够液体量，维持正常血压并纠正贫血状态；给予氧气吸入。

（6）遵医嘱给予抗感染治疗。保持会阴部清洁，给予会阴擦（冲）洗。

2.病情观察

（1）非手术治疗者，密切观察一般情况、生命体征，并重视患者的主诉。

（2）观察阴道出血量并记录。

（3）密切观察患者是否有输卵管妊娠破裂的临床表现

①突感一侧下腹部撕裂样疼痛，疼痛为持续性或阵发性。

②血液积聚在直肠子宫陷凹而出现肛门坠胀感（里急后重）。

③出血多时可流向全腹而引起全腹疼痛，恶心呕吐。

④血液刺激横膈，出现肩胛部放射痛。

⑤部分患者可出现休克，患者面色苍白，四肢厥冷，脉搏快及细弱，血压下降，休克程度取决于内出血速度及出血量，而与阴道流血量不成比例。

（4）怀疑异位妊娠破裂时，立即通知医生并协助患者取平卧位，给予氧气吸入。观察呼吸、血压、脉搏、体温及患者的反应，并详细记录，同时注意保暖。建立静脉通道，迅速扩容。协助医师做好后穹隆穿刺、B型超声、尿妊娠试验等辅助检查，以明确诊断。按手术要求做好术前准备，如备皮、留置导尿、备血等。尽快护送患者入手术室。

3.用药护理

非手术治疗患者需向患者及其家属介绍治疗计划，包括用药的目的及药物用法，不良反应等，帮助患者消除恐惧心理，同时配合医师行相关辅助检查，如血尿常规、肝肾功能、β-HCG、B超等。用于治疗异位妊娠的药物主要是甲氨蝶呤（MTX）。

（1）适应证

①一般情况良好，无活动性腹腔内出血。

②盆腔包块最大直径＜3cm。

③血 β-HCG＜2000U/L。

④B型超声未见胚胎原始血管搏动。

⑤肝、肾功能及血红细胞、白细胞、血小板计数正常。

⑥无 MTX 禁忌证。

（2）治疗方案

①单次给药：剂量为 $50mg/m^2$，肌内注射，可不加用四氢叶酸，成功率达 87% 以上。

②分次给药：MTX 0.4mg/kg，肌内注射，每日 1 次，共 5 次。给药期间应测定血 β-HCG 及 B型超声，严密监护。

（3）用药后随访

①单次或分次用药后 2 周内，宜每隔 3 日复查血 β-HCG 及 B型超声。

②血 β-HCG 呈下降趋势并 3 次阴性，症状缓解或消失，包块缩小为有效。

③若用药后第 7 日血 β-HCG 下降 15%～25%，B型超声检查无变化，可考虑再次用药（方案同前）。此类患者约占 20%。

④血 β-HCG 下降<15%,症状不缓解或反而加重,或有内出血,应考虑手术治疗。

⑤用药后 35 日,血 β-HCG 也可为低值(<15mIU/mL),也有用药后 109 日血 β-HCG 才降至正常者。故用药 2 周后应每周复查血 β-HCG,直至 β-HCG 值达正常范围。

(4)不良反应

①腹痛:用药后最初 3 天出现轻微的下腹坠胀痛,可能和 MTX 使滋养细胞坏死、溶解,与输卵管管壁发生剥离,输卵管妊娠流产物流至腹腔刺激腹膜有关。如腹痛加剧须及时报告医师,并做好术前准备。

②阴道流血:滋养层细胞死亡后,不能支持子宫蜕膜组织的生长而出现阴道流血,特点为阴道流血呈点滴状,量不多,色呈深褐色。只有腹痛而无阴道出血者多为胚胎继续存活,腹痛伴阴道出血或阴道排出蜕膜通常第 4 日出现点滴状阴道流血。

4.心理护理

多数异位妊娠患者对此病无心理准备,担心在治疗过程中胚囊破裂,引起大出血,会危及生命,易出现焦虑、恐惧、紧张不安的心理,所以应耐心向患者解释病情及治疗计划,消除患者和家属的紧张和焦虑情绪,使患者对医护人员、对医院有信任感,积极配合治疗。鼓励家属多陪伴患者,做好隐私护理,增加患者的安全感。

5.健康教育

(1)进食高蛋白、高热量、营养丰富的食物,以增强体质,有利于机体康复,多食蔬菜、水果,以保持大便通畅。

(2)保持外阴清洁,大小便后清洁外阴,防止感染。

(3)禁止性生活、盆浴 1 个月。药物保守治疗的患者需 6 个月后才能受孕,严格避孕。

(4)保持良好的卫生习惯,勤洗浴、勤换衣。性伴侣稳定。

(5)告知患者及家属,异位妊娠复发率为 10%,不孕率为 50%～60%,下次妊娠出现腹痛、阴道出血等情况应随时就医。

(6)给予心理指导,帮助患者和家属度过心理沮丧期。

(7)出院后定期到医院复查,监测 β-HCG。发生盆腔炎后须立即彻底治疗,以免延误病情。

三、早产

妊娠在孕 28 周至不足 37 周(196～258 日)间分娩者为早产。早产的发生率平均为 10% 左右。早产儿目前仍是围产儿死亡的首要因素。由于早产儿及低体重儿治疗学的进步,目前早产儿的生存率已有明显提高。

(一)病因
早产病因主要包括。

1.子宫腔压力增高
如双胎妊娠、羊水过多致宫内压升高。

2.妊娠合并症或并发症

孕妇出现合并症如心、肝、肾脏病及糖尿病等,妊娠并发症如前置胎盘、胎盘早剥、妊娠高血压综合征、胎盘功能不全等,为抢救母婴生命造成医源性早产。

3.子宫病变

双子宫、双角子宫及纵隔子宫等子宫畸形、宫颈内口松弛与子宫肌瘤等。

4.感染和胎膜早破

下生殖道和宫颈感染导致绒毛膜羊膜炎是早产的重要病因。感染常引起胎膜早破,使早产不可避免。

5.高危因素

孕妇年龄小于 18 岁或大于 35 岁;孕妇体重过轻;社会经济状况较差;种族遗传因素;吸烟;心理因素;孕晚期性交;胎儿的性别(女婴早产的危险性可能高于男婴);前次早产或晚期人工流产史;胎儿或胎盘畸形;孕妇抗心磷脂抗体阳性等。

(二)护理评估

1.健康史

(1)核实预产期,询问有无导致早产的高危因素,如孕妇合并急慢性疾病、生殖器官异常、外伤史、过度疲劳、严重的精神创伤等。既往有无流产、早产史。

(2)询问本次妊娠有无异常,如前置胎盘、胎盘早剥、胎儿窘迫、胎膜早破、羊水过多、多胎妊娠等。

2.身体状况

早产的临床表现与足月产相似。主要表现是子宫收缩,最初为不规则宫缩,以后可发展为规律宫缩,伴有宫颈管逐渐消退和宫颈口进行性扩张。常伴有少许阴道流血或血性分泌物。胎膜早破的发生较足月临产者多,而且胎膜早破本身也是早产的诱因之一。

3.心理-社会状况

由于提前分娩,孕妇及家属在思想上及物质上准备不够,同时担心新生儿的安全和健康,多有焦虑不安、自责等情绪反应。

4.处理要点

若胎儿存活,无胎儿窘迫、胎膜未破且妊娠小于 34 周,应设法抑制宫缩,尽可能使妊娠继续。若胎膜已破,早产已不可避免时,应设法提高早产儿的存活率。

(三)护理诊断

1.有新生儿受伤的危险

与早产儿发育不成熟有关。

2.焦虑

与担心早产儿的预后有关。

(四)护理措施

1.防止围生儿受伤

(1)先兆早产的护理:嘱孕妇绝对卧床休息,尽量采取左侧卧位,以减轻宫颈承受的压力并改善胎盘循环:避免刺激宫缩的活动,如乳房护理、性生活等。严密观察宫缩、胎心音及产程进展,注意破膜情况;遵医嘱应用宫缩抑制剂,如沙丁胺醇、利托君、硫酸镁等,同时还应注意观察药物的疗效及不良反应。孕妇精神紧张者,遵医嘱给予镇静剂,如苯巴比妥、地西泮等。

(2)早产临产的护理:胎儿娩出前给予产妇地塞米松,促进胎儿肺成熟,避免发生早产儿呼吸窘迫综合征。产程中常规给产妇吸氧,严密观察宫缩及胎心音,并做好抢救新生儿的准备。分娩时协助行会阴切开术,防止早产儿颅内出血发生。加强早产儿护理,常规给予早产儿肌内注射维生素 K_1 防治颅内出血。

2.解除焦虑

多陪伴孕妇,介绍早产的相关知识,提供充分的心理支持,减轻孕妇及家属的焦虑,消除其内疚感。帮助孕妇尽快适应早产儿母亲的角色。

3.健康指导

(1)加强孕期保健预防早产:积极治疗妊娠合并症和并发症;多取左侧卧位休息;加强营养,避免创伤,保持身心健康;妊娠晚期禁止性交及重体力劳动,预防生殖道感染。

(2)指导孕妇及家属认识早产征象,出现临产先兆及时就诊。

(3)指导孕妇及家属掌握护理早产儿的技能。

四、羊水过多

妊娠期间羊水量超过 2000mL 者,称为羊水过多。羊水过多时羊水外观、性状与正常者并无差异。

(一)病因

1.胎儿畸形

羊水过多的孕妇中约25%合并有胎儿畸形,以中枢神经系统和消化系统畸形最为常见。中枢神经系统畸形多见于无脑儿、脊柱裂等;消化系统畸形以食管及十二指肠闭锁最常见。

2.多胎妊娠及巨大儿

多胎妊娠羊水过多的发生率为单胎妊娠的 10 倍,以单卵双胎居多。巨大儿也容易合并羊水过多。

3.胎盘、脐带病变

巨大胎盘、胎盘绒毛血管、脐带帆状附着也能导致羊水过多。

4.孕妇患病

糖尿病、母儿血型不合、妊娠期高血压疾病等。孕妇妊娠期患糖尿病时胎儿血糖也增高,胎儿多尿而排入羊水中。母儿血型不合时,胎盘水肿增重,绒毛水肿影响液体交换而导致羊水过多。

5.特发性羊水过多

约有 30% 的羊水过多原因不明。

(二)临床表现及分类

羊水过多时,因子宫过度膨大,孕妇可出现压迫症状及并发症。羊水量在数日内急剧增多,称为急性羊水过多;羊水量在较长时期内缓慢增多,称为慢性羊水过多。

(三)治疗

羊水过多合并胎儿畸形者,一旦确诊,应及时终止妊娠;羊水过多无胎儿畸形者,应控制羊水量,行羊膜腔穿刺减压缓解症状,延长妊娠周数。

(四)护理评估

1.健康史

应详细询问孕妇有无糖尿病、妊娠期高血压疾病、重度贫血、多胎妊娠及母儿血型不合等病史。

2.身体状况

(1)急性羊水过多:急性羊水过多较少见,多发生在妊娠20~24周。由于羊水急速增多,数日内子宫急剧增大,出现压迫症状。因膈肌上升引起心悸、气促、呼吸困难,甚至发绀。腹壁皮肤因张力过大感到疼痛,严重者皮肤变薄,皮下静脉清晰可见。孕妇进食减少,发生便秘。巨大的子宫压迫下腔静脉,影响静脉回流,出现下肢、外阴部水肿及静脉曲张,孕妇行走不便,不能平卧,表情痛苦。

(2)慢性羊水过多:慢性羊水过多较多见,多数发生在妊娠晚期。数周内羊水缓慢增多,多数孕妇无自觉不适,仅在产前检查时,见腹部膨隆,测量宫高及腹围大于同期孕妇,妊娠图宫高曲线超出正常百分位数,腹壁皮肤发亮、变薄,触诊时感到皮肤张力大,有液体震颤感,胎方位不清,有时扪及胎儿部分有浮沉胎动感,胎心音遥远或听不清。

(3)心理、社会状况:羊水过多常与胎儿畸形或母体疾病有关,故孕妇及家属对此较紧张,表现出对未知妊娠结局的担忧等。

3.辅助检查

(1)B超检查:B超检查是羊水过多的重要辅助检查方法。单一最大羊水垂直深度(AFV)大于7cm考虑为羊水过多;羊水指数(AFI)大于18cm为羊水过多。

(2)羊膜囊造影:了解胎儿有无消化道畸形或体表畸形。

(3)甲胎蛋白(AFP)的检测:神经管缺损胎儿畸形易合并羊水过多,羊水甲胎蛋白平均值超过同期正常妊娠平均值3个标准差以上,母血清甲胎蛋白平均值超过同期正常妊娠平均值2个标准差以上,有助于临床的诊断。

(五)护理诊断

1.舒适度改变

与羊水过多引起压迫症状有关。

2.焦虑

与担心胎儿畸形及胎儿安危有关。

(六)护理措施

1.一般护理

嘱孕妇卧床休息,取左侧卧位,压迫症状明显者可取半卧位,减少下床活动,防止胎膜早破;进食低盐饮食,多食蔬菜、水果,保持大便通畅。

2.病情观察

观察生命体征,定期测量宫高、腹围及体重。及时发现并发症;观察胎心率变化、胎动及宫缩,及时发现胎儿窘迫及早产征象;破膜后及时观察羊水性状及流速,及时发现有无脐带脱垂征象。

3.治疗配合

配合医生行羊膜腔穿刺减压术,B超定位穿刺点,也可在B超监测下进行,以15~18号腰椎穿刺针经腹羊膜腔穿刺放羊水,其速度不宜过快,每小时500mL,一次放羊水量不超过1500mL,以缓解孕妇症状。放羊水时应从腹部固定胎儿为纵产式,放羊水后腹部放置沙袋或加腹带包扎。严密观察宫缩,重视患者的症状,监测胎心率。严格消毒,防止感染。

4.心理护理

羊水过多常伴有胎儿畸形或早产,对孕妇及家属情绪的影响较大,甚至导致不良的情绪反应。护士应耐心解答孕妇及家属提出的问题,讲解疾病相关知识,陪伴并关心他们,给予心理疏导及精神支持,使其积极配合治疗。

5.健康教育

加强产前检查,及早发现导致羊水过多的可能因素,给予及时干预,必要时进行遗传咨询及相关筛查。产妇出院后应加强营养,注意休息,观察宫缩及恶露情况。

五、羊水过少

妊娠足月时羊水量少于300mL者,称为羊水过少。羊水过少严重影响围生儿预后,羊水少于50mL,围生儿病死率高达88%,应高度重视。

(一)病因

1.胎儿畸形

胎儿畸形以泌尿系统畸形为主,如胎儿先天肾缺如、肾发育不全、输尿管或尿道狭窄、梗阻所致的尿少或无尿。

2.胎盘功能异常

过期妊娠、胎儿生长受限、妊娠期高血压疾病均可导致胎盘功能的异常,胎儿脱水、子宫内慢性缺氧引起胎儿血液循环重新分配,保障脑和心的血供,而肾血流量下降,胎儿尿的生成减少致羊水过少。

3.羊膜病变

有学者认为,某些原因不明的羊水过少可能与羊膜本身病变有关。

4.母亲因素

孕妇脱水、服用某些药物(如利尿剂等)可引起羊水过少。

(二)临床表现

羊水过少的临床症状多不典型。孕妇于胎动时感腹痛。

(三)治疗

羊水过少合并胎儿畸形时应及时终止妊娠,未合并胎儿畸形,可行羊膜腔内灌注法,保守期待治疗。

(四)护理评估

1.健康史

应详细核实妊娠是否过期,有无应用脱水剂等药物史,以及胎盘功能监测情况等。

2.身体状况

(1)临床表现:孕妇于胎动时感腹痛,检查见腹围、子宫高小于同期正常妊娠孕妇,子宫敏感性高,轻微刺激即可引发宫缩。临产后阵痛剧烈,宫缩多不协调,子宫口扩张缓慢,产程延长。胎儿臀先露多见。羊水过少,胎儿可发生肺发育不全、胎儿生长受限、胎儿窘迫及新生儿窒息。

(2)心理-社会状况:孕妇及家属对羊水过少十分紧张,担心胎儿可能畸形,还会表现出对未来妊娠的担忧,表现出焦虑、紧张等不良情绪反应。

3.辅助检查

(1)B超检查:单一最大羊水垂直深度(AFV)不大于2cm为羊水过少;单一最大羊水垂直深度不大于1cm为严重羊水过少。羊水指数(AFI)不大于8.0cm可作为诊断羊水过少的临界值;以羊水指数不大于5.0cm作为诊断羊水过少的绝对值,同时还可发现胎儿畸形。

(2)羊水直接测量:破膜时羊水少于300mL即可诊断为羊水过少。多见羊水呈黏稠、浑浊、暗绿色。直接测量法的缺点是不能早期发现。

(3)胎儿电子监护仪检测:子宫收缩时可以出现胎心率的晚期减速,结合以上结果可诊断为羊水过少。

(五)护理诊断

1.舒适度改变

与羊水过少导致胎动时宫缩和临产后阵痛加剧等症状有关。

2.焦虑

与担心胎儿畸形及胎儿安危有关。

(六)护理措施

1.一般护理

指导孕妇自计胎动的方法,及时发现胎儿窘迫征象;加强妊娠期保健,注意营养,合理用药。

2.病情观察

观察生命体征,定期测量宫高、腹围及体重;观察胎心率变化、胎动及宫缩。破水后,及时测量羊水量,观察羊水性状,连续监测胎心率变化及产程进展。

3.治疗配合

(1)羊水过少伴胎儿窘迫或胎儿畸形:羊水过少伴胎儿窘迫或胎儿畸形应及时终止妊娠,做好剖宫产术术前准备或阴道手术助产的护理配合,尤其是新生儿抢救及复苏的准备工作。

(2)妊娠未足月且无胎儿畸形:可行增加羊水量期待治疗,经羊膜腔灌注液体解除脐带受压,提高围生儿成活率。具体方法:常规腹部消毒,在B超引导下行羊膜腔穿刺,以每分钟10~15mL的速度输入37℃生理盐水200~300mL。直至胎心率变异减速消失或羊水指数达到 8cm。同时应选用宫缩抑制剂预防早产发生,应注意严格无菌操作。

4.心理护理

羊水过少伴有胎儿畸形或导致胎儿窘迫,孕妇及家属常会表现出紧张、焦虑的心理状况,护士应关注其心理变化,解答相关疑问,以缓解其紧张情绪,使孕妇积极配合治疗,对于胎儿不良后果能平静对待,顺利度过分娩期。

5.健康教育

羊水过少是胎儿危险的重要信号,可致围生儿发病率和病死率明显增高。应加强产前检查,应早发现、早诊断、早处理。

第四节　妊娠合并症

一、妊娠高血压疾病

妊娠期高血压疾病包括妊娠期高血压、子痫前期、子痫、慢性高血压并发子痫前期以及妊娠合并慢性高血压,其中妊娠高血压、子痫前期、子痫是妊娠期特有疾病。本病多发生于妊娠20周以后,以高血压、蛋白尿为主要特征,可伴全身多器官功能损害或功能衰竭;严重者可出现抽搐、昏迷、甚至死亡。该病严重威胁母婴健康,是导致孕产妇和围生儿发病率和死亡的主要原因之一。我国妊娠期高血压疾病发病率为9.4%～10.4%,国外报道为7%～12%。

(一)病因及发病机制

1.高危因素

(1)寒冷或气温变化过大,特别是气压升高时。

(2)精神过度紧张或外界刺激使中枢神经系统功能紊乱。

(3)初产妇、年轻孕产妇(年龄≤20岁)或高龄孕产妇(年龄≥40岁)者。

(4)有慢性高血压、慢性肾炎、糖尿病、抗磷脂抗体综合征等。

(5)营养不良,如贫血、低蛋白血症或低社会经济状况;肥胖或 BMI>35kg/m²。

(6)羊水过多、多胎妊娠、糖尿病巨大儿或葡萄胎。

(7)家族中有高血压或妊娠期高血压疾病病史。

2.病因学说

(1)母体免疫系统失衡:胚胎是一种半同种异体移植物,妊娠成功有赖于胎儿、母体间的免疫平衡。如果平衡一旦失调,可导致机体发生排斥反应。

(2)胎盘形成不良:主要为绒毛滋养细胞侵蚀不良。

(3)氧化应激:胎盘缺血、缺氧后释放的炎性因子等可导致氧化应激和血管内皮细胞受损。

(4)营养缺乏:据流行病学调查,妊娠期高血压疾病的发生可能于钙缺乏有关。

(5)其他因素:如胰岛素抵抗、遗传等因素。

3.发病机制

全身小动脉痉挛为本病的基本病理变化。血管通透性增高,体液和蛋白质渗漏,表现为血压升高、蛋白尿、水肿和血液浓缩等,严重时脑、心、肝、肾及胎盘均受损,导致抽搐、昏迷、脑水肿、脑出血、心肾功能衰竭、肺水肿、肝坏死、胎盘绒毛退行性变、出血和梗死、胎盘剥离和凝血功能障碍。

(二)临床表现

高血压、水肿、蛋白尿为妊娠期高血压疾病的三大临床表现,详见表 4-4-1。

表 4-4-1　妊娠高血压疾病的分类

分类	临床表现
妊娠期高血压	BP≥140/90mmHg,妊娠期出现,并于产后 12 周内恢复正常;蛋白尿(一);产妇可伴有上腹不适或血小板减少。产后方可确诊
子痫前期	妊娠 20 周后出现,BP≥140/90mmHg,且蛋白尿≥300mg/24 小时或(+)。可伴有上腹部不适、头痛、视物模糊等症状
子痫	子痫前期孕产妇抽搐,且不能用其他原因解释
慢性高血压病并发子痫前期	高血压妇女于妊娠 20 周以前无蛋白尿,若孕 20 周后出现蛋白尿≥300mg/24 小时;或妊娠 20 周前突然出现蛋白尿增加、血压进一步升高或血小板减少(<100×10^9/L)
妊娠合并慢性高血压病	在妊娠前或妊娠 20 周前检查发现血压升高,但妊娠期无明显加重;或妊娠 20 周后首次诊断高血压并持续到产后 12 周以后

(三)辅助检查

1.眼底检查

病情严重时,眼底小动脉痉挛(反映妊娠期高血压疾病严重程度的重要指标)动静脉比例由正常的 2∶3 变为 1∶2,甚至 1∶4。

2.肝肾功能测定

肝细胞功能受损可致 ALT、AST 升高。产妇可出现清蛋白缺乏为主的低蛋白血症,清/球蛋白比值倒置。肾功能受损时,血清肌酐、尿素氮、尿酸升高,肌酐升高与病情严重程度相平行。

3.血液检查

测定血红蛋白、血细胞比容、血浆黏度、全血黏度;重症产妇测定血小板计数、凝血时间等。

4.尿液检查

24 小时尿蛋白量是否≥500mg 或两次随机尿液测定尿蛋白浓度为 0.1g/L,可定性阳性,其准确率达 92%。

5.B 型超声检查及胎心监护

(四)诊断

根据病史、临床表现及辅助检查即可做出诊断,应注意有无并发症及凝血功能障碍。

1.病史

有本病高危因素及上述临床表现,特别注意有无头痛、视力改变、上腹不适等。

2.高血压

同一手臂至少测量 2 次,收缩压≥140mmHg 和(或)舒张压≥90mmHg 定义为高血压。若血压较基础血压升高 30/15mmHg,但低于 140/90mmHg 时,不作为诊断依据,但须严密观察。对首次发现血压升高者,应间隔 4 小时或以上复测血压。对严重高血压患者[收缩压≥160mmHg 和(或)舒张压≥110mmHg],为观察病情指导治疗,应密切观察血压。为确保测量准确性,应选择型号合适的袖带(袖带长度应该是上臂围的 1.5 倍)。

3.尿蛋白

高危孕妇每次产检均应检测尿蛋白。尿蛋白检查应选中段尿。对可疑子痫前期孕妇应测 24 小时尿蛋白定量。尿蛋白≥0.3g/24 小时或随机尿蛋白≥3.0g/L 或尿蛋白定性≥(+)定义为蛋白尿。避免阴道分泌物或羊水污染尿液。注意,当泌尿系统感染、严重贫血、心力衰竭和难产时,可导致蛋白尿。

(五)治疗

解痉、降压、镇静,合理扩容及利尿,适时终止妊娠。

(六)护理评估

1.病史评估

(1)既往史:评估有无高血压家族病史,有无慢性高血压、慢性肾炎、抗磷脂综合征、营养不良、糖尿病,有无患本疾病的高危因素;了解分娩的次数、初次生育的年龄、分娩方式、胎儿的大小及妊娠期间的血压情况。

(2)现病史:了解产妇年龄,此次妊娠血压情况以及相关检查情况。

2.身体评估

(1)症状与体征

①注意产妇的自觉症状,有无头痛、视力改变、上腹不适。a.脑部:头痛、眼花、耳鸣、疲倦、意识改变在严重子痫前期中常见,预示着子痫性抽搐。b.视力:视物模糊、复视、暗点失明。c.胃肠道:恶心、呕吐、上腹部或右上腹疼痛、吐血,这些是重度子痫前期的症状。d.肾脏:少尿、无尿、血尿是重度子痫前期的症状。

②监测有无高血压,持续血压升高到收缩压≥140mmHg 或舒张压≥90mmHg。

③水肿:局限于膝以下为(+),延及大腿为(++),延及外阴及腹壁为(+++),全身水肿或伴有腹腔积液为(++++)。同时应注意体重异常增加,若孕妇体重每周突然增加 0.5kg 以上或每月增加 2.7kg 以上,表明有隐性水肿存在。

(2)专科评估:测量宫高、腹围、胎心、胎动等情况。依据 NYHA 分级方案和 AHA 的客观指标评估方法确定孕妇的心功能。

(3)其他:评估产妇自理能力或日常活动能力,评估有无压疮、跌倒/坠床高危因素。

3.心理社会状况

评估产妇是否焦虑或抑郁以及家庭经济承受能力,从而提供相应的心理支持。

(七)护理措施

1.妊娠期

(1)一般护理

①孕妇应安置于单人暗室,保持室内空气流通,避免一切外来的声、光刺激,绝对安静。一

切治疗与护理操作尽量轻柔,集中执行,避免干扰患者。

②子痫时,协助医生控制抽搐;专人护理,防止受伤。保持呼吸通畅,备好开口器、压舌板、舌钳、吸引器、吸痰管、氧气等急救物品。加用床挡,以防产妇从床上跌落。若有义齿应取出,并于上下磨牙间放置一缠纱布的压舌板,以防咬伤唇、舌。在产妇昏迷或未完全清醒时,禁止给予一切饮食和口服药,防止误入呼吸道而致吸入性肺炎。

(2)病情观察

①遵医嘱定时监测血压及体重,记录 24 小时出入量。

②监测胎儿发育情况,定时胎心监护和听胎心。

③子痫的观察:a.密切观察产妇面色、生命体征变化、尿量、尿色,准确记录出入量。记录用药种类、用量、不良反应及用药效果,控制输液滴速和输液量;控制水的摄入量,避免饮水不当出现心衰等问题。b.重视孕妇有无头痛、头晕、视物模糊等自觉症状。c.子痫发作者往往在抽搐时临产,应严密观察,及时发现产兆,并做好母子抢救准备。

(3)用药护理

①妊娠期高血压常用药物、不良反应及注意事项详见表 4-4-2。

表 4-4-2　妊娠期高血压疾病治疗常用药物

分类	药物	不良反应	备注
降压药	甲基多巴	外周水肿、焦虑、嗜睡、口干、低血压、肝损害,对胎儿无严重不良影响	NHBP 推荐首选用药,但在我国实际应用较少
	拉贝洛尔	持续的胎儿心动过缓,低血压,新生儿低血糖	妊娠期高血压疾病优先考虑选用,哮喘和心衰产妇禁用
	硝苯地平	心悸、头痛、低血压、抑制分娩	与硫酸镁有协同作用
	氢氯噻嗪	胎儿畸形、电解质紊乱、血容量不足	
	硝普钠	代谢产物(氰化物)对胎儿有毒作用	见光易变质;禁止用于妊娠期
止痉药	硫酸镁	镁中毒	子痫治疗一线药物,预防子痫发作的预防用药
镇静药	苯妥英钠	可致胎儿呼吸抑制,分娩前 6 小时慎用	除非存在硫酸镁应用禁忌或硫酸镁治疗效果不佳,否则不推荐使用于子痫的预防或治疗
	地西泮	1 小时内用药超过 30mg 可能发生呼吸抑制,24 小时总量不超过 100mg	除非存在硫酸镁应用禁忌或硫酸镁治疗效果不佳,否则不推荐使用于子痫的预防或治疗

②硫酸镁的用药护理:硫酸镁是目前治疗妊娠期高血压疾病的首选解痉药物。硫酸镁的治疗浓度和中毒浓度相近,因此在进行硫酸镁治疗时应严密观察其毒性作用,并认真控制硫酸镁的入量。a.毒性反应:主要是中毒现象,首先表现为膝反射减弱或消失,随着血镁浓度的增

加,可出现全身肌张力减退及呼吸抑制,严重者心跳可突然停止。b.注意事项:在应用硫酸镁的过程中应严格控制输液滴数,定期检查膝腱反射是否减弱或消失,呼吸不得少于 16 次/分,尿量不得少于 25mL/h 或 24 小时不少于 600mL,一旦出现中毒反应,立即静脉推注 10% 葡萄糖酸钙液 10mL,宜在 3 分钟以上推完,必要时可每小时重复 1 次,直至呼吸、排尿和神经抑制恢复正常,但 24 小时内不超过 8 次。

（4）并发症的护理观察

①胎儿窘迫及胎盘早剥:密切观察血压、胎心、缺氧等自觉症状,以防胎儿窘迫发生。

②胎盘早剥:密切观察胎心、胎动、腹痛及阴道出血情况,防止胎盘早剥发生。

（5）心理护理:实施心理干预消除产妇的不良心理因素;教会孕妇保持心情舒畅的方法,如可听些轻松舒缓的音乐或进行放松肌肉训练;尽量多与孕妇交流,语气和缓,消除孕妇紧张心理;若发生子痫先兆,向孕妇及家属解释适时终止妊娠的必要性。

（6）健康教育

①饮食:a.进食高蛋白、高热量、高维生素及富含钙、铁等矿物质饮食,有水肿者应限制钠盐的摄入。b.尽量减少食用加工食品,如香肠、罐头类、腊肉,成品的鸡、鸭等。

②休息与活动:a.保证充足的睡眠,每天保证在 8～9 小时,有利于降低肌肉的兴奋性。b.保持环境安静,避免探视,以减少各种刺激。

③出院指导:做好出院手续办理流程的告知;加强孕妇及家属对妊娠期高血压疾病相关知识的认识;嘱保持个人卫生,养成正确的饮食、运动习惯,掌握自我监测的方法,预防并发症的发生;定期产前检查,保证孕期安全,如有不适随时到医院就诊。

2.分娩期

（1）病情观察

①定时测量生命体征,注意血压变化及产妇自觉症状,如有头晕、头痛、眼花、视物模糊、恶心、呕吐、耳鸣、胸闷等症状,及时通知医生。

②监测胎心、宫缩及产程进展。

（2）用药护理

①硫酸镁:应用硫酸镁静脉滴注时,应严格控制滴速,并密切观察呼吸及膝腱反射,防止硫酸镁中毒。硫酸镁肌内注射时应选择深部肌肉进行。

②扩容药:应用扩容治疗时,应在心、肺、肾功能良好的情况下应用。

（3）专科指导:尽量缩短第二产程,避免产妇用力。可行会阴侧切或产钳助产术。

（4）并发症护理观察

①产后出血:在胎儿前肩娩出后立即静脉给予宫缩剂,及时娩出胎盘并按摩宫底。注意自觉症状与血压变化。

②产后突发循环衰竭:由于长时间限制钠入量及利尿剂的应用,造成血容量不足,产后突然腹压下降,回心血量减少,易造成产后突然出现面色苍白、极度乏力、血压下降和脉搏细弱等。因此要密切观察产妇生命体征、临床表现。

（5）心理护理

①实施心理干预,消除产妇不良的心理因素,尽量避免焦虑、恐惧、紧张等不良情绪,使其

保持良好的心态,以促进产程顺利。

②若需要剖宫产终止妊娠者,应讲解术前准备及术后的注意事项,帮助其减轻焦虑、紧张情绪。

(6)健康教育

①饮食:产程中产妇消耗体力较大,鼓励产妇进食,注意补充水分,为分娩提供能量支持。

②休息与活动:保持病室安静,避免声、光刺激;取左侧卧位,减少活动。

3.产褥期

(1)病情观察

①继续监测血压,产后 48 小时内至少每 4 小时观察 1 次血压。严格记录 24 小时出入量。

②严密观察子宫复旧及阴道出血情况,准确记录阴道出血量。如有异常及时通知医生。

(2)用药护理

①硫酸镁:产后 24～48 小时内仍是子痫高发期,故产后 48 小时内仍应继续硫酸镁的治疗。

②镇静药物:在使用镇静药物时,避免下床,必要时遵医嘱保留尿管,家人不要离其身边,以防产妇受伤。

③口服降压药:根据产妇的血压情况给予降压药。

④硝普钠:使用 5%葡萄糖注射液 250～500mL 加硝普钠 25mg 静脉滴注,不可加入其他药物,现用现配;硝普钠见光易变质,故滴注瓶和管路应避光;根据血压,应用静脉输液泵调节滴数,从每小时 2～4 滴开始,调到血压维持在理想范围;用药期间每 10～15 分钟监测血压、心率,以免发生严重不良反应。

(3)专科指导:指导母乳喂养及新生儿抚触,做好乳房护理。

(4)并发症护理观察

①产后出血:使用硫酸镁的产妇,易发生子宫收缩乏力,恶露较常人多,因此应严密观察子宫复旧情况,必要时遵医嘱使用缩宫素,严防产后出血。

②急性肺水肿、心力衰竭:全身小动脉痉挛、血液黏稠度增加使左心负荷加重,最终导致左心衰,继而引起急性肺充血、渗出。因此应严密监测生命体征及血氧饱和度,重视产妇的主诉及自觉症状,注意输液速度不宜过快。

(5)心理护理

①告诉产妇精神紧张、情绪激动、焦虑不安等不良心理状态不利于产后恢复,鼓励产妇积极配合治疗。

②为产妇尽量安置单人房间,光线稍暗,避免声光刺激,鼓励家属参与到产妇的产后护理中,给予产妇家庭支持。

(6)健康教育

①饮食:给予充足的蛋白质、热量,丰富的维生素及富含铁、钙、锌的食物,如奶、蛋、水产品等;合理搭配,营养全面,避免食用单一食物;多吃水果蔬菜,特别是绿叶蔬菜,保持大便通畅;忌食生冷及辛辣刺激性食物;除全身水肿应限制外,钠盐以每天摄入 6g 左右为宜。与此同时注意控制体重。

②休息与活动：避免多人探视，为产妇创造安静舒适的环境，保证充足的睡眠。根据产妇病情及体力状况鼓励其下床活动，活动应循序渐进。

③用药指导：根据医嘱按时用药。讲解镇静、解痉、降压等药物的作用及不良反应，如有异常反应及时处理。

④出院指导：a.定时进行产后门诊复查，注意血压及尿蛋白变化。b.保证充分的休息和愉快的心情。c.保持良好的卫生习惯，勤换内衣内裤及会阴垫。d.产后42天内禁止盆浴和性生活，42天来医院复查。e.如果新生儿死亡者，帮助产妇和家属理解妊娠期高血压疾病的危害，做好心理护理。并嘱血压正常后1～2年再怀孕。而且叮嘱下次怀孕应早期来妇产科门诊检查。

（7）延续护理：建立随访登记本，定期进行电话随访。随访过程中，关注产妇血压情况及母乳喂养情况，指导产妇正确服用降压药，保证充足的睡眠和休息，如有头痛、头晕等不适及时就诊。

二、妊娠合并心脏病

妊娠合并心脏病是指妊娠合并风湿性心脏病、冠心病、心肌炎、心律失常或由妊娠加重心脏负担而诱发的心脏病。

（一）临床表现

（1）妊娠前有心悸、气短、心力衰竭史，或曾有风湿热病史，X线、心电图检查曾被诊断有器质性心脏病。

（2）有劳力性呼吸困难，经常性夜间端坐呼吸、咯血，经常性胸闷、胸痛。

（3）有发绀、杵状指、持续性颈静脉怒张。

（4）心电图异常。

（5）X线示心脏明显增大。

（6）早期心力衰竭临床表现

①轻微活动后即有胸闷、心悸、气短。

②休息时心率＞110次/分，呼吸＞20次/分。

③夜间常发生端坐呼吸或需到窗口呼吸新鲜空气。

④肺底部出现少量持续性湿啰音，咳嗽后不消失。

（7）心脏病孕妇心功能分级

Ⅰ级：一般体力活动不受限制。

Ⅱ级：一般体力活动轻度受限，活动后心悸、轻度气短，休息时无症状。

Ⅲ级：一般体力活动明显受限制，轻微日常工作即感不适、心悸、呼吸困难或既往有心力衰竭史者，休息时无不适。

Ⅳ级：一般体力活动明显受限制，休息时有心悸、呼吸困难等心力衰竭表现，不能进行任何体力活动。

（二）护理措施

1.非妊娠期

对心脏病变较重,心功能Ⅲ级或Ⅲ级以上者,不宜妊娠,严格避孕。

2.妊娠期

(1)妊娠20周前每两周1次,20周后每周1次接受心血管内科和产科高危门诊共同监护。心功能Ⅲ级以上有心力衰竭表现者,住院治疗。

(2)孕妇每日保证8～10小时睡眠,左侧卧位,避免过劳和增大精神压力。

(3)合理营养,妊娠期体重增加<10kg。妊娠4个月限盐,每日量<5g。

(4)防止并纠正贫血、心律失常、妊娠期高血压、各种感染性疾病。

(5)指导孕妇及家属了解妊娠合并心脏病有关知识,掌握自我监护方法。

3.产前住院期间护理

执行产前一般护理常规,并做好以下护理。

(1)卧床休息,必要时半卧位吸氧。

(2)低盐饮食,防止便秘,多食水果及新鲜蔬菜。

(3)做好生活护理,防止孕妇情绪激动。

(4)每日测量体温、脉搏、呼吸4次,脉搏需测量1分钟。

(5)严密观察病情变化,特别注意心力衰竭及肺水肿的发生。

(6)服用洋地黄者,应严格遵守给药时间及剂量,观察洋地黄中毒反应(恶心、呕吐、黄视、绿视、心率减慢、心律失常)。脉搏低于60次/分时,应及时报告医师。

(7)定时听取胎心音,必要时行胎儿电子监护,有产兆者送产房分娩。

(8)心力衰竭者应严格控制输液量,以1000mL/24h为宜,输液速度以20～30滴/分为宜。

(9)适度安抚,倾听诉说,提供心理支持。

4.分娩期护理

(1)评估产妇心功能状态。

(2)协助左侧卧位,上半身抬高30°,持续吸氧。

(3)给予产妇安慰、鼓励,遵医嘱使用镇静剂。

(4)第一产程护理

①每15～30分钟测血压、脉搏、呼吸、心率及心律1次。

②临产后遵医嘱使用抗生素至产后1周左右。

③使用胎儿电子监护仪评估胎心率变化。

④鼓励产妇多休息,在两次宫缩间歇尽量放松。

⑤运用呼吸及腹部按摩缓解宫缩痛。

⑥严格控制液体滴速。

⑦助产士应始终陪伴产妇身旁,随时解答问题。

(5)第二产程护理

①避免过早屏气用力。

②宫口开全后及时行会阴侧切术,经阴道助产缩短第二产程。

③做好抢救新生儿准备。

④分娩时指导孕妇于宫缩时张口哈气,间歇时完全放松。

(6)第三产程护理

①胎儿娩出后,立即在腹部放置 1kg 重沙袋持续 24 小时。

②遵医嘱肌内注射哌替啶,严密观察血压、脉搏、子宫收缩情况。

③静脉或肌内注射缩宫素 10～20U,禁用麦角新碱。

④产后出血多时,遵医嘱及时输血、输液,并严格控制速度。

⑤在产房观察 3 小时,病情稳定后送母婴同室。

5.产褥期护理

(1)产后 24 小时内必需静卧,尽量住小房间、保暖、备氧气,遵医嘱给予镇静剂。

(2)遵医嘱继续使用抗生素。

(3)产后 72 小时严格监测心率、心律、呼吸、血压、体温变化,详细记录出入液量。注意识别早期心力衰竭症状。

(4)补液量每日不超过 1500mL,滴数控制在 30 滴/分。

(5)注意观察子宫收缩及阴道出血情况。注意观察会阴及腹部切口情况。每日擦洗会阴 2 次。

(6)进食低盐、易消化食物,少食多餐,保持大便通畅。

(7)注意洋地黄中毒反应,服药前监测心率,如心率 60 次/分以下应立即报告医师。

(8)对心功能Ⅰ级者、Ⅱ级者,鼓励母乳喂养;心功能Ⅲ、Ⅳ级者宜退奶,指导人工喂养。

(9)出院指导,不适随时复诊。

6.健康教育

(1)心脏病妇女,妊娠前应征求内科医师意见,评估心脏功能、病变程度及性质,决定能否承受妊娠及分娩。

(2)心功能Ⅲ级或Ⅲ级以上者,建议不宜妊娠,严格避孕。

(3)加强妊娠期保健,妊娠 20 周前每两周 1 次、20 周后每周 1 次接受心血管内科和产科高危门诊共同监护。保证每日至少 10 小时睡眠,2 小时午休,易取左侧卧位或半卧位。减少体力劳动,保持情绪稳定、心情愉快。

(4)低盐饮食,多食水果及新鲜蔬菜,避免便秘。妊娠期体重增加<10kg。

(5)应避免到公共场所及与传染病患者接触,预防上呼吸道感染;妊娠 5 个月起服用维生素 C 及铁剂预防贫血;20 周起补钙,防止妊娠期高血压疾病发生。

(6)指导孕妇及家属了解妊娠合并心脏病的相关知识,掌握自我监护方法,告知心力衰竭的诱因及预防方法;学习识别早期心力衰竭的表现,若出现咳嗽、咳粉红色泡沫痰等,应及时住院治疗。

(7)指导产妇在第二产程避免过早屏气用力,于宫缩时张口哈气,间歇时完全放松。

(8)产后 24 小时内必须静卧。指导心功能Ⅰ级者、Ⅱ级者进行母乳喂养,心功能Ⅲ级者、Ⅳ级者退奶,并指导家属学习人工喂养的技能及注意事项。

(9)制订出院计划,告知按时复诊。

三、妊娠合并糖尿病

糖尿病是一组以慢性血糖水平升高为特征的全身性代谢性疾病,因胰岛素绝对或相对不足而引起糖、脂肪和蛋白质代谢紊乱。妊娠合并糖尿病包括两种情况,即妊娠前已有糖尿病及妊娠后才发生或首次发现的糖尿病。后者称妊娠期糖尿病(GDM),占糖尿病孕妇的80%。糖尿病孕妇的临床经过复杂,对母儿均有较大危害。

(一)妊娠与糖尿病的相互影响

1.妊娠对糖尿病的影响

妊娠可使患有糖尿病的孕妇病情加重,既往无糖尿病的孕妇发生妊娠期糖尿病,其并发症的发生率增加。这与妊娠期糖代谢的特点及胰岛素需要量的变化有关。

2.糖尿病对妊娠的影响

(1)对母体的影响:糖尿病妇女的受孕率低,流产、羊水过多、妊娠期高血压疾病、难产、产后出血发生率均明显增高。易合并感染,以泌尿系统感染最常见。

(2)对胎儿、新生儿的影响:巨大儿、胎儿生长受限、早产、胎儿畸形发生率均明显增高。新生儿易发生呼吸窘迫综合征、低血糖,严重时危及新生儿生命。

(二)护理评估

1.健康史

了解孕妇有无糖尿病史和糖尿病家族史;生育史中有无多年不孕不育、习惯性流产、不明原因死胎、胎儿畸形、巨大儿、新生儿死亡等;在本次妊娠过程中,有无自觉症状及出现的时间。

2.身体状况

绝大多数表现为"三多一少"症状,即多饮、多食、多尿、体重下降,经常感到全身乏力、外阴阴道瘙痒等。此外应注意评估糖尿病孕妇有无并发症,如低血糖、高血糖、妊娠期高血压疾病、酮症酸中毒、羊水过多、感染等。

3.心理-社会状况

由于缺乏对疾病知识的了解,担心妊娠合并糖尿病对母儿影响较大,孕妇及家属多有焦虑、自责等情绪反应。

4.辅助检查

(1)实验室检查

①血糖测定:2次或2次以上空腹血糖≥5.8mmol/L,可确诊为糖尿病。

②糖筛查试验:用于妊娠期糖尿病的筛查,于妊娠24～28周进行。50g葡萄糖溶入200mL水中,5分钟内服完,服后1小时测血糖≥7.8mmol/L(140mg/dL)为糖筛查异常。对糖筛查异常的孕妇需进一步检查空腹血糖。

③葡萄糖耐量试验(OGTT):禁食12小时后,口服葡萄糖75g,测空腹及服糖后1小时、2小时、3小时的血糖。其血糖异常的标准值分别是:空腹5.6mmol/L、1小时10.3mmol/L、2小时8.6mmol/L、3小时6.7mmol/L。若其中有2项或2项以上达到或超过标准值,即可诊断为妊娠期糖尿病。仅1项高于标准值,诊断为糖耐量异常。

（2）并发症的检查：并发症的检查包括眼底检查、24小时尿蛋白定量测定、尿酮体及肝肾功能检查等。

（3）胎儿监护：可通过产科检查、B超、羊水检查及胎儿电子监护等了解胎儿发育情况及胎儿成熟度，注意有无巨大儿、胎儿生长受限、胎儿畸形等。

5.治疗

糖尿病妇女于妊娠前即应确定病情的严重程度及妊娠的可能性。病情严重者应严格避孕，不宜妊娠，若已妊娠应及早终止。允许妊娠者，须在内科、产科医师的密切监护下将孕妇的血糖控制在正常或接近正常范围内，并选择终止妊娠的最佳时机和方式。

（三）护理诊断

1.知识缺乏

缺乏相关妊娠合并糖尿病的知识。

2.有受伤的危险（胎儿）

与巨大儿、畸形儿、胎肺成熟延迟有关。

3.潜在并发症

低血糖、酮症酸中毒、感染。

（四）护理目标

（1）孕妇及家人能掌握和疾病相关的知识。

（2）胎儿能顺利出生。

（3）患者若出现并发症能及时被发现和得到处理。

（五）护理措施

1.严格控制血糖，纠正营养失调

（1）控制饮食：糖尿病孕妇饮食控制非常重要，部分妊娠期糖尿病孕妇仅用饮食控制即可维持血糖在正常范围。孕期营养的目标是摄入足够的热量和蛋白质，保证胎儿的发育并避免发生酮症酸中毒。孕早期需要热量与孕前相同，孕中期以后每周热量增加 $3\%\sim8\%$。

（2）适度运动：适度的运动可提高胰岛素的敏感性，降低血糖，使体重增加不至过高，有利于糖尿病病情的控制和正常分娩。运动方式可选择散步，一般每日至少1次，每次20～40分钟，于餐后1小时进行。整个妊娠期体质量增加控制在10～12kg范围内较为理想。

（3）合理用药：对饮食、运动不能控制的糖尿病孕妇，遵医嘱应用药物控制血糖，以避免低血糖、酮症酸中毒的发生，胰岛素是主要的治疗药物。因磺脲类及双胍类降糖药均能通过胎盘对胎儿产生毒性反应，故孕妇不宜口服降糖药物治疗。一般妊娠20周时胰岛素的需要量开始增加，需及时进行调整。临床上常用血糖值和糖化血红蛋白作为监测指标。

2.加强监护，防止围生儿受伤

（1）妊娠期监护：定期B超检查，确定有无胎儿畸形，监测胎头双顶径、羊水量、胎盘成熟度等；指导孕妇胎动计数；胎盘功能检查；胎儿电子监护，妊娠32周起，每周进行1次无应激试验（NST），36周后每周2次，了解胎儿宫内储备能力。

（2）分娩期监护：产程中应随时监测血糖、尿糖和尿酮体，防止发生低血糖。密切监测宫缩、胎心变化，避免产程延长，应在12小时内结束分娩，产程大于16小时易发生酮症酸中毒。

（3）新生儿护理：新生儿出生时应取脐血检测血糖；新生儿无论体质量大小均按早产儿护理；提早喂糖水，早开奶，娩出后30分钟开始定时喂服25％葡萄糖液，防止低血糖发生。多数新生儿出生后6小时内血糖恢复至正常值。

3.加强相关知识教育

向孕妇及家属介绍妊娠合并糖尿病的有关知识，妊娠合并糖尿病对母儿的影响取决于糖尿病病情及血糖控制水平，只要病情稳定，血糖水平控制良好，不会对母儿造成较大危害，鼓励孕妇及家属以积极的心态面对压力，帮助澄清错误的观念和行为。嘱孕妇加强产前检查，遵医嘱控制饮食、适度运动和正确用药，尽量将血糖控制在正常或接近正常范围内，以促进母儿健康。

4.健康指导

保持会阴清洁干燥，注意观察恶露情况，预防产褥感染及泌尿系统感染。鼓励母乳喂养，接受胰岛素治疗的母亲，哺乳不会对新生儿产生不利影响。定期接受产科及内科复查，对其糖尿病病情进行重新评价。产后应长期避孕，不宜采用药物避孕及宫内避孕器具。

四、母胎血型不合

母胎血型不合溶血性疾病是一种与血型有关的同种免疫性疾病，发生在胎儿期和新生儿早期，是引起新生儿溶血性疾病的重要原因。胎儿主要表现为溶血性贫血、心衰、水肿等。人类红细胞血型有26种，但能引起母胎血型不合溶血性疾病的血型以Rh血型和ABO血型最为常见。

（一）病因及发病机制

胎儿从父亲和母亲各接受一半基因成分，胎儿红细胞可能携带来自父体的抗原，表现为胎儿的血型不同于母体。当胎儿的红细胞进入母体血液循环后，诱导母体的免疫系统产生抗体，抗体通过胎盘进入胎儿血液循环系统，结合胎儿红细胞，使胎儿红细胞被破坏，导致胎儿和新生儿溶血性疾病（HDF）。

（二）疾病分类

1.Rh血型不合溶血

Rh血型抗原是由第1对染色体上3对紧密连锁的等位基因决定的，共有6种抗原，即C和c，D和d，E和e。由于D抗原最早被发现，抗原性最强，故临床上凡是D抗原阳性者称为Rh阳性，无D抗原者称为Rh阴性。Rh阴性率在不同人群和种族中存在差别。美国白人约15％，黑人约5％；我国汉族则为0.34％，有些少数民族（如塔塔尔族、乌孜别克族等）在5％以上。Rh血型抗原的抗原性决定了溶血病的严重程度，以D抗原的抗原性最强，其次为E抗原，再次为C、c和e抗原；d抗原的抗原性最弱，目前尚无抗d抗体发现。另外，尚有两种抗原同时作用，产生两种抗体，共同导致围生儿溶血。由于机体初次被抗原致敏的时间较长，产生的抗体以IgM为主；且自然界中极少存在Rh抗原，因此Rh血型不合溶血病很少在第一胎产生。但约有1％的Rh溶血发生在第一胎，可能的原因有：①孕妇在妊娠前曾输注Rh血型不合的血液或血制品。②当孕妇在胎儿期，接触过Rh血型不合之母亲的血液，在胎儿或新生儿时期就已经致敏。

2.ABO 血型不合

ABO 血型不合是我国新生儿溶血病的主要原因,占 96％左右。理论上,只要胎儿存在母体没有的抗原,就可能产生胎儿或新生儿溶血。但实际上,母体为 O 型者占 ABO 新生儿溶血病的 95％以上。ABO 血型不合导致溶血往往在第一胎即可发生,因为 O 型血孕妇在妊娠前就有机会接触 ABO 血型的抗原。ABO 血型抗原接触的来源主要有:①肠道寄生菌中有血型抗原。②某些免疫疫苗含有 ABO 血型的抗原,如伤寒疫苗、破伤风疫苗或白喉疫苗等。③自然界中的植物或动物有 ABO 血型抗原存在。因此,在第一胎出现 ABO 血型不合时,就有可能产生 IgG 抗体,发生胎儿或新生儿溶血。

(三)临床表现

1.Rh 血型不合溶血

往往起病早、病情重、病程长,可表现为贫血、水肿、心衰、新生儿晚期贫血、溶血性黄疸和核黄疸等,严重者甚至发生死胎或新生儿死亡。

(1)贫血:由于母体产生大量抗胎儿红细胞的 IgG 抗体,IgG 抗体进入胎儿体内,破坏大量胎儿红细胞,使胎儿贫血,严重者胎儿血红蛋白少于 80g/L。

(2)心衰:严重贫血使心脏负荷增加,易发生心衰。

(3)水肿:严重贫血使肝脏因缺氧而损伤,出现低蛋白血症,结合贫血、心衰等因素,导致胎儿水肿,表现为胎儿全身水肿、胸腔积液、腹腔积液等。

(4)黄疸:在新生儿时期,由于溶血产生的大量胆红素不能及时从肝脏排出,新生儿黄疸加重。与 ABO 血型不合比较,Rh 血型不合性溶血出现黄疸时间早,程度深,最早在出生后 12 小时内出现,多数在 24 小时内出现。由于胆红素以未结合胆红素为主,易发生核黄疸。

(5)"晚期贫血":新生儿期贫血可能继续加重,称为"晚期贫血"。

2.ABO 血型不合

虽然 ABO 血型不合的发生率很高,但真正发生溶血的病例不多,即使发生溶血,症状较轻,表现为轻、中度的贫血和黄疸,极少发生核黄疸和水肿。

(四)辅助检查

1.妊娠期

(1)夫妇血型检查:有不良分娩史的妇女在再次妊娠前需要进行血型检查。无高危因素的孕妇在初次产科检查时也要进行血型检查;若孕妇血型为 O 型或 Rh 阴性,需要进行配偶的血型检查。一些患者虽然 ABO 或 Rh 血型系统夫妇相配,但临床症状高度怀疑胎儿或新生儿溶血可能或者孕妇血液中发现不规则抗体,需要进行 Rh 全套和特殊血型检查。

(2)血型抗体测定:在 ABO 血型不合中,如果免疫抗 A 抗体或免疫抗 B 抗体滴度达到 1∶64,可疑胎儿溶血;如果抗体滴度达到 1∶512 则高度怀疑胎儿溶血。孕妇抗 A 或抗 B 滴度的高低并非都与胎儿溶血程度成正比,需要结合其他检测方法综合判断。Rh 血型不合中,抗 D 抗体滴度自 1∶2 开始即有意义,抗 D 滴度达到 1∶16,胎儿溶血情况加重。Rh 母儿血型不合与 ABO 血型不合不同,抗体滴度与胎儿溶血程度成正比。血型抗体检测一般在孕前和初诊时各检查 1 次,以后每隔 2～4 周复查。但临床上可根据血型不合类型、孕周以及母亲孕产史等具体情况调节检测的时间间隔。

（3）羊水 AOD450（光密度）的测定：正常羊水呈无色透明或混有少许乳白色胎脂；当胎儿溶血后羊水变黄，且溶血程度愈重，羊水胆红素愈高，羊水愈黄。

（4）B 型超声检查：在 B 超下监测胎儿、胎盘情况，检查胎儿胸腔、腹腔有无积液，有无肝大、脾大，有无水肿。

（5）胎心监护：妊娠 32 周起进行 NST 检查。当胎心监护中显示正弦波形，提示胎儿出现严重贫血及缺氧情况，需及时处理。

（6）胎儿脐带血管穿刺：在 B 超监护下，取胎儿脐部血液，检查胎儿血型、血红蛋白、胆红素，监测溶血程度。

2.新生儿期

新生儿娩出后，通过脐带血检查血型、Rh 因子、胆红素、直接 Coomb 试验。此外，进行脐血的血清游离抗体测定和红细胞释放抗体试验。出生后通过检测新生儿外周血的血红蛋白、血细胞比容、网织及有核红细胞计数等了解溶血和贫血的程度。同时随访胆红素，如果 48 小时内间接胆红素达到 $340\mu mol/L(20mg/dL)$ 有换血指征。

（五）诊断

母胎血型不合溶血病在妊娠期往往无明显的临床表现，少数患者可表现为羊水过多。临床需要根据以往的病史、血型检测、血清血检查以及 B 型超声等形态学检查得到临床诊断，最终确诊需要新生儿期的检查。

1.妊娠期病史

母亲过去有分娩过黄疸或水肿新生儿史，母亲有流产、早产、胎死宫内史，母亲曾接受过输血。这些妇女在准备妊娠前均应进行有关夫妇血型和血型抗体的检查，以便确定有无母儿血型不合。

2.新生儿期临床表现

溶血症的胎儿生后表现皮肤苍白，迅速变黄，容易发生窒息，心率快，呼吸急促，继之发绀、心力衰竭，全身皮肤水肿，肝大、脾大，腹腔积液。如果胎儿未发生水肿，生后表现皮肤苍白，迅速出现黄疸，多数在 24~48 小时内达高峰。

（六）治疗

1.妊娠期和分娩期处理

（1）一般治疗：为提高胎儿的抵抗力，于妊娠早、中、晚期各进行 10 日的综合治疗。包括 25％葡萄糖液 40mL、维生素 C 500mg 每日静脉注射各 1 次；维生素 E 100mg 每日 1 次；同时还可补充铁剂、叶酸、其他维生素等；口服苯巴比妥 10~30mg，每日 3 次，以加强肝细胞葡萄糖醛酸转换酶的活性，提高胆红素的结合能力，减少新生儿核黄疸的发生率；必要时，可以应用肾上腺糖皮质激素抑制孕妇的免疫反应，减少抗体的产生。

（2）中医、中药治疗：茵陈蒿汤有抑制抗体的作用。

（3）孕妇血浆置换：Rh 血型不合的孕妇，在妊娠中期（24~26 周），抗体滴度高，但胎儿水肿尚未出现时，可进行血浆置换术。300mL 血浆可降低一个级别的抗体滴定度，每周需要 10~15L 血浆。此法比直接胎儿宫内输血或新生儿换血安全，但需要的血量较多，花费大。

（4）宫内输血：具有一定风险。Rh 母儿血型不合时，输入 Rh 阴性 O 型血，胎儿腹腔内输血输入浓缩红细胞，输血量＝（胎龄－20）×10^{m}L。胎儿宫内输血有两条途径，即胎儿腹腔内输血和脐静脉输血。目前多采用 B 型超声引导下行脐静脉穿刺，不仅可以取血进行胎儿血型、血红蛋白等方面的检查。同时，静脉内输注 Rh 阴性 O 型浓缩红细胞。该方法操作需要一定的技术，但疗效明确，可延长胎儿宫内存活的时间。

（5）终止妊娠时间和方式：妊娠越接近预产期，抗体产生得越多，对胎儿的危害也越大。根据过去分娩史、血型不合类型、抗体滴度、胎儿溶血症的严重程度、胎儿的成熟度以及胎儿胎盘功能状态综合分析。轻度患者原则上不超过预产期，无其他剖宫产指征者可以行阴道分娩，产程中注意严密监测胎心；重度患者一般经保守治疗维持妊娠达 32～33 周，可行剖宫产终止妊娠，在分娩前测定羊水中 L/S 比值，了解胎肺成熟度，胎肺不成熟者可给予地塞米松促胎肺成熟。

2.新生儿观察和治疗

观察新生儿贫血、黄疸进展，是否有心力衰竭。如果脐带血胆红素＜68μmol/L(4mg/dL)，胆红素增长速度＜855μmol(L·h)(每小时 0.5mg/dL)，间接胆红素＜342μmol/L(20mg/dL)，可以行保守治疗。新生儿保守治疗方法有：光疗及选择性给予清蛋白、激素、保肝药、苯巴比妥、γ球蛋白治疗。

（七）护理评估

1.病史评估

（1）既往史：了解是否曾有过输血史或不明原因的流产史、早产史，死胎、死产史或分娩过黄疸或水肿的新生儿史或新生儿出生后很快死亡或于出生后 24～36 小时内出现胆红素脑病者。若有上述病史，应怀疑有母胎血型不合，并应做进一步检查。

（2）现病史：评估夫妇二人的血型，了解相关检查、诊断情况。

2.身体评估

（1）症状与体征：胎儿有无贫血、水肿、心衰等，有无新生儿晚期贫血、溶血性黄疸和核黄疸等异常。

（2）专科评估：测量宫高、腹围，评估胎心、胎动等情况。

（3）其他：评估产妇自理能力或日常活动能力，评估有无压疮、跌倒/坠床高危因素。

3.心理社会状况

评估产妇对母儿血型不合及对疾病拟采取的治疗方法的认知情况，了解产妇家庭经济承受能力，以提供相应的心理支持。

（八）护理措施

1.妊娠期及分娩期

（1）一般护理

①妊娠期：凡有流产、死胎、新生儿黄疸史的产妇均要做 ABO 血型检查及 Rh 系统检查，以早期诊断母儿血型不合。确诊后及早配血，备血。

②分娩期：做好新生儿抢救准备。新生儿娩出后，立即在距脐轮约 10cm 处夹住脐带，自胎盘端收集脐血，查血型、血红蛋白、网织红细胞计数、有核红细胞计数、胆红素及 Coomb 试

验。脐带应保留,以备必要时换血之用。

(2)病情观察

①严密观察胎心、胎动变化。进入产程后还需密切观察产程进展。

②密切观察病情,定期进行血清抗体效价检查、羊水情况检查、B 型超声检查、胎心监护等。

(3)用药护理

①口服药:口服维生素 E 和苯巴比妥钠时应注意观察恶心、呕吐等药物不良反应。

②血液制品:a.严格执行输血查对制度:配血合格后,由医护人员到血库取血;取血与发血的双方必须共同查对孕产妇姓名、性别、病历号、科室、床号、血型、血袋号、血的种类、血量、条形编码、血液有效期及配血试验结果以及保存血的外观等,并观察血液有无凝血块或溶血、血袋有无破损、是否有细菌污染迹象等,查对无误时,双方共同签字后方可发出;输血前由两名医护人员再次核对交叉配血报告单及血袋标签各项内容,检查血袋有无破损渗漏,血液颜色是否正常,准确无误后方可输血;输血时由两名医护人员带输血申请单、输血治疗单共同到孕产妇床旁又一次核对患者姓名、性别、年龄、病历号、科室、床号、血型等,确认与配血报告相符后,用符合标准的输血器进行输血;输血完毕后应密闭保留血袋 24 小时,以备必要时核查。b.输血不良反应:一般输血不良反应包括发热反应和一般过敏反应;严重输血不良反应包括血型不符导致的急性溶血性输血反应以及过敏性休克或喉头水肿而导致窒息。输血过程中要严密观察受血者有无输血不良反应,如出现异常立即停止输血,保留余血,启动输血反应应急预案,按预案流程处理,确保受血者安全。

(4)专科指导:导乐陪产。

(5)并发症的护理观察:通过血型检查和抗体效价测定,怀疑母儿血型不合者,应教育孕妇坚持系统治疗,阻止母体循环中的大量抗体进入胎儿体内,增加胎儿抵抗力,避免严重黄疸的发生。

(6)心理护理:讲解母婴血型不合的原因及后果,让孕妇及家属清楚医护人员治疗和护理的流程和目的,并予以患者心理疏导,消除患者紧张心理,使患者积极配合治疗。

(7)健康教育

①饮食:以高蛋白、高维生素、易消化食物为宜;注意补充维生素 C,多吃水果蔬菜;多吃含维生素 E 高的食物,如全谷类、干豆类、坚果种子类、植物油、绿色蔬菜以及肉、蛋、奶等,以增加胎盘对氧和葡萄糖的利用;忌食甲鱼、人参、桂圆、薏米等易引起宫缩和流产的食物。

②休息与活动:保证环境安静舒适,避免影响患者情绪及休息。保胎期间在无宫缩的前提下可适当活动,但勿疲劳,勿从事重体力劳动,勿进行增加腹压的动作和锻炼;若可疑宫缩或近预产期时,应绝对卧床休息。

③出院指导:做好出院手续办理流程的告知;加强产妇及家属对母胎血型不合的特点、严重性、危险性的认识;养成正确的饮食、运动、卫生习惯,掌握自我监测的方法,预防并发症的发生;加强产前检查,保证孕期安全,如有不适随时到医院进行就诊。

2.产褥期

(1)病情观察:Rh 母儿血型不合的新生儿因有宫内溶血,多在出生后 1～2 天内出现黄疸,重者生后数小时即可出现,并伴有水肿、贫血、肝大、脾大。因此,应严密观察黄疸出现的时间和患儿的一般情况,如有异常及时通知医生。

(2)用药护理:新生儿血胆红素在68μmol/L以下者可以进行药物治疗。

①血液制品:可输注清蛋白(1g/kg)或血浆(25毫升/次,1~2次/天)。输注时严格执行查对制度,严密观察不良反应。

②酶诱导剂:可应用苯巴比妥5~8mg/(kg·d)或尼可刹米100mg/(kg·d)。使用时,严密观察患儿皮肤情况及精神状态,严格遵医嘱用药。

③肾上腺皮质激素:可应用泼尼松1~2mg/(kg·d)或氢化可的松6~8mg/(kg·d)。使用时,观察患儿的精神症状及过敏反应。

(3)专科指导:指导母乳喂养及新生儿抚触,做好乳房护理。

(4)并发症护理观察:加强新生儿喂养,适当补充水分,观察黄疸出现的时间、变化及贫血程度,预防核黄疸。

(5)心理护理:协助产妇消除不良因素影响;如母婴分离产妇,帮助其了解新生儿在儿科的一般状况,缓解产妇紧张、焦虑情绪。

(6)健康教育

①饮食:产妇应注意饮食营养,新生儿有水肿时,乳母应减少盐的摄入;新生儿应以母乳喂养为宜。

②休息与活动:病室要保持安静,温、湿度适宜,保证新生儿充足的睡眠和良好的休息;产妇尽量保证休息时间与新生儿同步,适当下床活动,以促进身体的恢复。

③出院指导:a.产妇应合理休息,加强营养,以促进身体康复;新生儿以母乳喂养为宜。b.保持会阴部清洁卫生,勤更换内衣、内裤,防止感染。c.保持环境清洁卫生,温、湿度适宜,避免各种不良刺激,防止呼吸道、消化道感染。d.注意观察新生儿有无异常,如眼球运动障碍、听力障碍、智力低下等异常情况。若出现异常,及早到医院诊治。e.告知产妇,孩子在以后生活中,如接受别人的供血,应提前向医护人员说明情况,以免引起严重的不良后果。

(7)延续护理:建立随访登记本,定期进行电话随访。随访过程中,关注婴儿喂养情况及黄疸情况,指导黄疸预防及消退方法。若出生2周后黄疸未消退者及时去儿科门诊就医。

第五章 儿科护理

第一节 新生儿窒息

新生儿窒息是指由于产前、产时或产后的各种病因,使胎儿缺氧而发生宫内窘迫或娩出过程中引起的呼吸、循环及中枢神经等系统的抑制,导致出生后1分钟内无自主呼吸或未能建立规律呼吸,以低氧血症、高碳酸血症和酸中毒为主要病理生理改变的疾病。它是新生儿最常见的疾病,也是引起伤残和死亡的主要原因之一。需争分夺秒抢救、护理。

一、病因

造成胎儿或新生儿血氧浓度降低的任何因素都可引起窒息。病因包括妊娠期、分娩期和胎儿本身的因素。尤以产程开始后为多见。

1.孕母因素

(1)母亲全身疾病:产妇糖尿病,感染心、肺、肾疾病等。

(2)产科疾病:妊高症、前置胎盘等。

(3)孕母吸毒、吸烟等。

(4)母亲年龄>35岁或<16岁,多胎妊娠等。

2.分娩因素

(1)脐带受压、打结、绕颈。

(2)手术产如高位产钳、臀牵引术等。

(3)产程中药物使用不当(如麻醉、镇痛剂、催产药)等。

3.胎儿因素

(1)早产儿、小于胎龄儿、巨大儿等。

(2)畸形:呼吸道畸形、先天性心脏病等。

(3)羊水或胎粪吸入致使呼吸道阻塞。

(4)宫内感染所致神经系统受损等。

二、临床表现

Apgar评分是一种简易的、临床上评价新生儿状况和复苏是否有效的可靠指标。通过对出生后1分钟内婴儿的呼吸、心率、皮肤颜色、肌张力及对刺激的反应等五项指标评分,以区别新生儿窒息程度,五项指标每项 2 分,共 10 分,评分越高,表明窒息程度越轻。8～10 分无窒息,4～7 分为轻度窒息,0～3 分为重度窒息,新生儿 Apgar 评分标准,见表 5-1-1。5 分钟评分仍低于 6 分者,神经系统受损可能性较大。应当指出,近年来,国内外学者认为,单独的 Apgar 评分不应作为评估低氧或产时窒息以及神经系统预后的唯一指标,尤其是早产儿或有其他严重疾病时(表 5-1-1)。

表 5-1-1　新生儿窒息 Apgar 评分标准

体征	0 分	1 分	2 分
心率	0	＜100 次/分	＞100 次/分
呼吸	无	微弱,不规则	良好,哭
肌张力	松软	有些弯曲	活动灵活
对刺激反应	无反应	反应及哭声弱	哭声响,反应灵活
肤色	青紫或苍白	四肢青紫	全身红润

1.心血管系统

轻症时有心脏传导系统及心肌损害;严重者出现心源性休克、心力衰竭等。

2.呼吸系统

易发生羊水或胎粪吸入综合征,肺出血和持续肺动脉高压。低体重儿常见肺透明膜病及呼吸暂停等。

3.泌尿系统

较多见,急性肾衰竭时有少尿、蛋白尿、血尿素氮增高;肾静脉栓塞时可见血尿。

4.中枢神经系统

缺氧缺血性脑病、颅内出血。

5.代谢方面

酸中毒、低血糖或高血糖、低钠血症、低钙血症。

6.消化系统

应激性溃疡、坏死性小肠结肠炎、高胆红素血症等。

三、辅助检查

实验室检查:动脉血气分析,根据病情需要可选择性监测血糖,电解质,血尿素氮及肌酐。血气分析可显示呼吸性酸中毒或代谢性酸中毒。当血气 pH＜7.2 时提示胎儿有严重缺氧,需要立即实施抢救措施。

四、诊断

(1)有导致窒息的高危因素。

(2)出生时有严重的呼吸抑制,出生后 1 分钟仍不能建立有效自主呼吸且 Apgar 评分≤7 分;包括持续至出生后 5 分钟仍未建立有效自主呼吸且 Apgar 评分≤7 分或出生时 Apgar 评分不低,但出生后 5 分钟降至≤7 分者。

(3)脐动脉血气分析 pH<7.15。

(4)除外其他引起 Apgar 评分降低的原因,如呼吸、循环、中枢神经系统先天性畸形,神经肌肉病,胎儿水肿、失血性休克,产妇产程中使用大剂量麻醉镇痛剂等引起胎儿被动药物中毒。

以上第(2)~(4)条为必备指标,第(1)条为参考指标。

五、分度标准

1.轻度窒息

无缺氧缺血性脏器损伤。

2.重度窒息

有缺氧缺血性脏器损伤。

六、治疗

ABCDE 复苏原则下,分 4 步:①快速评估和初步复苏;②正压通气和血氧饱和度检测;③气管插管正压通气和胸外按压;④药物和(或)扩容。

1.最初复苏步骤

(1)保暖:婴儿娩出后即置于远红外或其他方法预热的保暖台上。

(2)减少散热:温热干毛巾揩干头部及全身,减少散热。

(3)摆好体位:肩部以布卷垫高 2~2.5cm,使头部轻微伸仰(鼻吸气位)。

(4)吸引:在娩出后立即吸净口、咽、鼻黏液,先吸口腔,再吸鼻腔黏液,吸引时间不超过 10 秒,吸引器压力控制在 13.3kPa 以内,过度用力可导致喉痉挛和迷走神经性心动过缓并使自主呼吸出现延迟。

(5)触觉刺激:婴儿经上述处理后仍无呼吸,可采用拍打足底 2 次和摩擦婴儿背部来促使呼吸出现。以上五个步骤要求在出生后 20 秒内完成。

2.通气复苏步骤

婴儿经触觉刺激后,如出现正常呼吸,心率>100 次/分,肤色红润或仅手足青紫者可予观察。如无自主呼吸、喘息和(或)心率<100 次/分,应立即用复苏器加压给氧;15~30 秒后心率如>100 次/分,出现自主呼吸者可予以观察;心率在<100 次/分,有增快趋势者宜继续复苏器加压给氧;如心率不增快或<60 次/分者,气管插管正压通气同时加胸外按压心脏,并给予 1:10000肾上腺素静脉或气管内给药;如心率仍<100 次/分,可根据病情酌情纠酸、扩容,有休克症状者可给多巴胺或多巴酚丁胺。

3.复苏后观察监护

监护主要内容为体温、呼吸、心率、血压、尿量、肤色和窒息所导致的神经系统症状;注意酸碱失衡、电解质紊乱、大小便异常、感染和喂养困难等早期并发症问题。

七、护理诊断

(1)不能维持自主呼吸:与缺氧至低氧血症和高碳酸血症有关。

（2）体温过低：与缺氧、环境温度低下有关。

（3）有感染的危险：与患儿机体免疫功能低下、污染的羊水及胎粪吸入有关。

（4）恐惧（家长）：与患儿病情危重及预后不良有关。

八、护理措施

（一）维持自主呼吸，配合医生按 ABCDE 方案进行抢救治疗

1.A 畅通气道

（1）保暖：婴儿娩出后即置于远红外线或其他方法预热的保暖台上。用温热毛巾揩干头部及全身。

（2）体位：抢救时患儿取仰卧位，肩部垫高 2～3cm，使颈部稍后伸至中枕位。

（3）清除分泌物：立即清除口、鼻、咽及气道内分泌物。多采用负压吸痰，负压≤13.3kPa（100mmHg）时，吸痰时间不超过 10～15 秒/次。

2.B 建立呼吸

（1）触觉刺激：拍打或弹足底和摩擦患儿背部促使患儿呼吸出现。

（2）复苏囊加压给氧：如无自主呼吸或（和）心率＜100 次/分，立即用呼吸囊加压给氧。氧流量应不小于 5L/min，面罩应密闭口、鼻，通气频率为 30～40 次/分，压力大小随患儿体重和肺部情况而定，手指压与放的时间比为 1∶1.5。看到胸廓起伏证明通气有效。

（3）气管插管：面罩正压给氧无效或窒息严重估计需长时间复苏的患儿需进行气管插管术，必要时生后立即进行气管插管，不必先用面罩复苏。

3.C 建立有效循环

如心率低于 80 次/分，需进行胸外心脏按压。一般采用拇指法，操作者双拇指并排或重叠于患儿胸骨体下 1/3 处，其他手指围绕胸廓托在后背；按压频率为 100～120 次/分；按压深度为胸廓下压 1～2cm；按压有效可摸到大动脉搏动，如颈动脉和股动脉。

4.D 药物治疗

建立有效的静脉通道，保证药物应用。胸外心脏按压不能恢复正常循环，可遵医嘱给予静脉和（或）气管内注入 1∶10000 肾上腺素，并纠正酸中毒、低血糖、低血压。

5.E 评价

复苏过程中，每复苏一步，均要评价患儿的情况，然后再决定下一步的操作。

（二）加强监护

患儿取仰卧位，床边备吸引器等物品，遵医嘱应用止惊药物，避免外渗。监护的主要内容为神志、肌张力、体温、床温、呼吸、心率、血氧饱和度、血压、尿量和窒息所致的各系统症状，观察用药反应，认真填写护理记录单。

（三）保暖

贯穿于窒息复苏的整个过程中，可将患儿置于远红外保暖床上，病情稳定后置于温箱中保暖，维持患儿体温在 36.5℃左右，以减少氧气的消耗。

（四）预防感染

严格执行无菌操作技术，勤洗手及加强环境管理。疑有感染可能者，遵医嘱应用抗生素预

防感染。

九、保健指导

(1)耐心细致的解答病情及抢救情况,介绍有关的医学基础知识,减轻家长的恐惧心理,取得家长配合。

(2)培训家长早期康复干预的方法,促进患儿早日康复。

(3)对于恢复出院的患儿,应指导定期复查。

第二节　新生儿呼吸窘迫综合征

新生儿呼吸窘迫综合征(NRDS),又称新生儿肺透明膜病(HMD),是由于肺表面活性物质(PS)缺乏,出生后不久出现进行性呼吸困难和呼吸衰竭的临床综合征。早产儿多见。

一、病因

PS 缺乏是本病发生的根本原因。PS 由肺泡 Ⅱ 型细胞产生,具有降低肺泡表面张力、避免肺泡在呼气末萎陷的作用。PS 在孕 18～20 周开始产生,35 周后迅速增加,因此,小于 35 周的早产儿更易发病。胎龄越小,发病率越高。PS 的合成还受到体液 pH、温度及肺血流量等因素的影响。因此,宫内窘迫、出生窒息、低体温、酸中毒、肺部炎症、严重感染等均可诱发 NRDS。另外,肾上腺皮质激素可促进 PS 的合成,高胰岛素水平可拮抗肾上腺皮质激素这一功能,因此糖尿病孕母的新生儿发病率较正常新生儿高 5～6 倍。

二、发病机制

PS 缺乏时,肺泡表面张力增高,顺应性降低,肺泡萎陷,气体交换面积减少,引起缺氧、酸中毒,导致肺血管痉挛,阻力增加,右心压力增高,使动脉导管和卵圆孔内血液右向左分流,引起肺血流量灌注不足,毛细血管通透性增高,纤维蛋白渗出沉着于肺泡表面形成透明膜,使气体弥散障碍,加重缺氧和酸中毒,形成恶性循环。

三、护理

1.护理评估

(1)评估患儿意识及精神状况,为患儿进行生命体征、体重的测量,了解患儿家属对疾病的认知情况。

(2)询问患儿的既往史:了解其母孕期健康状况,分娩方式、患儿出生后有无窒息史、胎龄及出生体重、是否肌内注射过维生素 K_1 等。

(3)评估患儿大小便情况及皮肤完整性等。

（4）评估患儿的病情：评估患儿肌张力、有无呼吸困难、口周发绀、面色发青、吐沫、呻吟及精神状态等。

（5）了解患儿的相关检查及结果，主要用于诊断的实验室检查，包括：血常规、血生化、血气分析、X线等。

（6）心理-社会状况：了解患儿家属对患儿疾病拟采取的治疗方法、对治疗及可能导致并发症的认知程度、家庭经济承受能力，以提供相应的心理支持。

2.护理措施

（1）一般护理

①休息：保持病房安静、减少噪声，一切必要的治疗、护理操作集中进行，动作要轻、稳、准，尽量减少对患儿移动和刺激，静脉穿刺最好采用留置针，减少反复穿刺。室内温度维持在23～25℃，温度维持在50%～60%，病室阳光充足，定时通风。

②喂养：根据患儿的每日所需热量计算奶量，保证机体营养所需。不能吸乳吞咽者可使用鼻饲法或静脉营养液，并注意定时为患儿进行口腔护理。

③气管插管内滴入表面活性物质头稍后仰，使气道伸直，吸净气道分泌物，抽取药液，从气管插管中进行弹丸式给药（患儿分别取左侧、右侧、平卧位），然后用复苏囊加压给氧，使药液迅速弥散。用药后4～6小时内禁止气道内吸引。

④保持呼吸道通畅：密切观察患儿血氧饱和度，适时吸痰，每次吸痰不超过15秒，吸痰会造成患儿的暂时缺氧，使其血氧饱和度降低，因此每次吸痰前后均应用呼吸机或复苏气囊辅助通气提高血氧饱和度。痰液黏稠时，应先予以雾化吸入，并配合翻身、拍背来降低痰液黏稠性，促进痰液稀释，使痰液易于吸出。

⑤预防感染：严格执行消毒隔离制度，接触患儿前后用流动水洗手，物品做到专人专用，防止交叉感染，保持病房内温度湿度适宜，定时开窗通风。暖箱内的患儿，注意暖箱的定期清洁和消毒。

（2）病情观察：严密观察患儿生命体征的情况并随时掌握患儿病情变化，定时监测血压，避免低灌注。双肺通气音、胸廓运动是否对称，并做好各项护理记录。由于使用表面活性物质，肺血管阻力迅速降低及肺血流增加氧分压和血氧饱和度迅速提高，需根据病情进展不断调整呼吸机参数，防止发生肺出血、氧中毒等并发症。

（3）用药护理

①纠正酸中毒：5%碳酸氢钠，每次2～3mL/kg，以纠正酸中毒。

②预防感染：熟悉药物性质、剂量、用法，按医嘱准确配制药液，及时、足量应用。用药后观察患儿有无发热、寒战等不良反应。

③使用表面活性物质：a.要保持呼吸道通畅，用药前吸痰，用药后6小时后才能再吸痰；b.病情缓解后注意调节呼吸及参数；c.预防慢性肺损伤的并发症。

（4）心理护理：患儿家属均有恐惧、无助、失望等不良情绪，因此一定要做好和家属的解释和知情同意工作，取得患儿家属的理解与信任。耐心解答患儿家属关于患儿病情的疑问，减轻家属的恐惧和焦虑。

（5）健康教育

①维持患儿正常的体温在 36～37.2℃;室温在 23～25℃;夏季可将空调温度设定在 28℃。冬季可使用加湿器,保证室内湿度达到 50%～60%。每日测量体温 1～2 次,测量时间为 5 分钟,测量部位为患儿腋下或肩胛后,请勿在患儿吃奶后、哭闹后或将患儿抱在怀里测量体温,以减少误差。冬季注意保暖。

②注意吃奶、大小便和睡眠情况,减少人员探望,接触患儿前后均用流动水洗手,避免交叉感染。

③指导患儿家属给予患儿喂养时,患儿出现呛咳或发绀时,要暂停进食,排除气管内异物。观察患儿面色及呼吸,待症状缓解后,可继续进食,喂奶结束后给予患儿轻拍背部,减少呕吐的情况。

④每日可给患儿沐浴,室温 26～28℃,水温 39～41℃,沐浴前将患儿的双耳反折以防洗澡水进入双耳引起中耳炎,沐浴结束后将患儿全身涂抹润肤油并给予抚触按摩。

⑤新生儿由于身体机能尚未发育完善,因此出院后随时观察患儿的精神反应、面色、呼吸,如有异常及时就诊。

⑥做好对家属的健康指导工作,介绍有关的医学知识,减轻家属的恐惧心理,取得家属理解和配合,定期随访。

第三节　新生儿缺血缺氧性脑病

由于各种围生期因素引起的缺氧和脑血流减少或暂停而导致胎儿和新生儿的脑损伤,称为缺氧缺血性脑病。足月儿多见,是导致儿童神经系统后遗症的常见病之一。

一、病因及发病机制

所有引起新生儿窒息的原因都可导致本病。缺氧缺血性脑病的发病机制与下列因素有关:不完全性窒息缺氧时,体内出现器官间血流分流以保证脑组织血流量;如缺氧继续存在,就会失去这种代偿机制,脑血流灌注减少,且脑内血流又重新分布,供应大脑半球的血流减少,以保证丘脑、脑干和小脑的血液灌注量,此时大脑皮层矢状旁区和其下面的白质最易受损。如窒息缺氧为急性完全性,上述代偿机制均无效,脑损伤发生在代谢最旺盛部位即丘脑及脑干核,而大脑皮层不受影响。缺氧及酸中毒可导致脑血管自主调节功能障碍,形成压力被动性脑血流,当血压升高过大时,可造成脑室周围毛细血管破裂出血,低血压时脑血流量减少,又可引起缺血性损伤。

脑所需的能量来源于葡萄糖的氧化过程,缺氧时导致低血糖和代谢性酸中毒,ATP 产生减少,细胞膜钠泵、钙泵功能不足,并在其他因素参与下,造成细胞内水肿,组织缺氧,最终导致脑组织死亡;脑缺氧缺血后再灌注,引起脑代谢发生变化,导致再灌注损伤。如产生氧自由基;一些兴奋性氨基酸(EAA),如谷氨酸、天冬氨酸在脑脊液中浓度增高;造成钠、钙离子内流;阻断线粒体的磷酸化氧化作用,引起细胞自我破坏(凋亡)等。因此,缺氧缺血性脑病可见到皮质梗死,丘脑、基底节和间脑等部位深部灰质核坏死,脑干坏死,脑室周围或脑室内出血和白质病变等病理变化。

二、临床表现

1.轻度

出生24小时内症状最明显,常无明显意识障碍,仅表现为过度兴奋,有自发或刺激引起的肌阵挛,颅神经检查正常,肌张力正常或增加,Moro反射增强,其他反射正常,瞳孔扩大,心率增快,无惊厥,脑电图正常,3～5天后症状减轻或消失,很少留有神经系统后遗症。

2.中度

24～72小时症状最明显,意识淡漠,嗜睡,出现惊厥、肌阵挛、下颏抖动、肌张力减退、瞳孔缩小、周期性呼吸伴心动过缓等,脑电图呈低电压或癫痫样放电等,1～2周后可逐渐恢复,但意识模糊、昏迷持续5天以上者预后差。

3.重度

初生至72小时症状最明显,昏迷,深浅反射及新生儿反射均消失,肌张力低下,瞳孔固定无反应,有心动过缓、低血压、呼吸不规则或暂停,常呈现去大脑状态,脑电图呈现爆发抑制波形,病死率高,存活者常留有神经系统后遗症。

三、实验室检查

本症围产期窒息病史和临床表现常无特异性。近年运用影像学技术,提高了临床诊断的准确率。彩色多普勒超声还可检测脑血流速率及阻力指数,对诊断和判断预后有一定帮助。头颅CT检查对脑水肿、梗死、颅内出血类型及病灶部位等有确诊价值。可分为四级:①脑实质所有区域密度正常;②斑点状、区域性局部密度减低;③弥散性,两个以上区域性密度减低;④全部大脑半球普遍密度减低,灰白质差别消失,侧脑室变窄。磁共振成像有助于对某些超声和CT不能检测出的部位如大脑皮层矢状旁区、丘脑、基底节等处病变的诊断。脑电图有助于临床确定脑病变的严重程度、判断预后和对惊厥的鉴别。血生化检测血清磷酸肌酸激酶脑型同工酶(CPK-BB)升高,可帮助确定脑组织损伤的严重度和判断预后。

四、治疗

1.一般治疗

密切监测血气、血压、血糖、电解质、颅内压以及心电图的变化,维持血气、血压、血糖及电解质等在正常范围内。

2.控制液量

每日液量控制在60～80mL/kg。

3.控制惊厥

首选苯巴比妥钠,负荷量为20mg/kg,于15～30分钟静脉滴入,若不能控制惊厥,1小时后可加用10mg/kg,以后每日维持量为5mg/kg。安定的作用时间短,疗效快,在上药疗效不显时可加用,剂量为0.1～0.3mg/kg,静脉推注,两药合用时应注意抑制呼吸的可能性。高胆红素血症患儿尤须慎用安定。

4.治疗脑水肿

出现颅内高压症状可用甘露醇,首剂 $0.50\sim0.75g/kg$ 静脉推注,以后可用 $0.25\sim0.5g/kg$,每 $4\sim6$ 小时 1 次。是否使用地塞米松意见不一,剂量为每次 $0.5\sim1.0mg/kg$,每日 2 次静脉滴注,48 小时后减量,一般仅用 $3\sim5$ 天。

5.脑代谢激活剂

细胞色素 C、三磷酸腺苷和辅酶 A 静脉点滴,每日一次,亦可用胞二磷胆碱 $100\sim125mg/d$ 静脉点滴。也可用脑多肽或脑活素等。

五、护理

(一)护理评估

(1)评估患儿意识及精神状况,为患儿进行生命体征、体重的测量,了解患儿家属对疾病的认知情况。

(2)询问患儿的既往史:了解其母孕期健康状况,家族史、过敏史、分娩方式、患儿生后有无窒息史、胎龄及出生体重等。

(3)评估患儿的营养状况、大小便情况、睡眠情况及皮肤完整性等。

(4)评估患儿的病情:观察患儿有无意识障碍、肌张力异常、是否抽搐、原始反射以及自发活动等。

(5)了解患儿的相关检查及结果,主要用于诊断的实验室检查,包括血常规、血生化、头颅CT、B超、脑电图等。

(6)心理-社会状况:了解患儿家属对患儿疾病拟采取的治疗方法、对治疗及可能导致并发症的认知程度、家庭经济承受能力,以提供相应的心理支持。若患儿致残,家属可能会出现悲观、失望、焦虑的情绪。

(二)护理措施

1.一般护理

(1)休息:保持病房安静、减少噪声,一切必要的治疗、护理操作集中进行,动作要轻、稳、准,尽量减少对患儿移动和刺激,静脉穿刺最好采用留置针,减少反复穿刺。

(2)给氧:及时清除呼吸道分泌物,选择适当的给氧方法。

(3)合理喂养:根据病情选择合理的喂养方式,必要时鼻饲喂养或静脉营养,保证热量供给。静脉营养者,匀速输液,预防低血糖。

(4)保持静脉通路通畅,保证药物及时、正确的应用。加强巡视,备齐抢救物品,及时抢救。

(5)预防感染:患儿免疫力低下,易受其他细菌感染。工作人员在接触患儿前后要洗手,有上呼吸道感染者尽量不要接触患儿,必须接触者需戴好口罩。做好患儿臀部、脐部护理,防止皮肤破损后细菌侵入引起感染。

2.密切观察病情变化

监测患儿的意识状态、肌张力、呼吸、心率等情况以及惊厥有无发生,发生的时间、表现等,做好记录并及时与医师取得联系。

3.用药护理

（1）首选苯巴比妥负荷量,12小时后给维持量。用药后注意患儿有无反常的兴奋、镇静、昏睡、错位兴奋,胃肠道不适,共济失调和皮疹。

（2）减轻脑水肿:首选呋塞米和白蛋白,严重者可用20%甘露醇静脉推注。使用后注意观察患儿尿量,记录24小时出入量,监测体重。甘露醇会导致患儿水、电解质紊乱,尤其是大剂量或长期应用时,导致如体位性低血压、休克、低钾血症、低氯血症、低氯性碱中毒、低钠血症、低钙血症致心律失常等。定时监测血生化值,与医师做好沟通。

（3）纠正酸中毒:酌情使用5%碳酸氢钠。每次2~3mL/kg,以纠正酸中毒。

4.心理护理

注重对患儿父母的人文关怀,缓解家属焦虑及紧张情绪,指导其配合治疗,促进患儿康复。

5.头部亚低温治疗的护理

①亚低温治疗时采用循环水冷却法进行选择性头部降温,起始水温为10~15℃,直至体温降至35.5℃时开启体温保暖。②维持:亚低温治疗是使头颅温度维持在34~35.5℃,由于头部的降温体温亦会相应下降,可引起新生儿硬肿症等并发症。因此,在亚低温治疗的同时必须注意保暖。可给患儿置于远红外辐射台保暖。皮肤温度控制在35~35.5℃,皮肤温度探头放置于腹部。给予患儿监测肛温,以了解患儿体温波动情况。一般维持肛温为36~37℃。③复温:亚低温治疗结束后,必须予以复温。复温宜缓慢,一般选择自然复温的方法,每4小时复温1℃,至体温升至35℃,可维持2~3小时再继续复温。需在12小时以上使患儿体温恢复至37℃左右。④病情观察:监测生命体征,尤其是心率变化,监测肛温、血压每小时测一次。同时观察患儿的面色、反应、末梢循环。并总结24小时出入液量,做好护理记录。护理过程中如出现心率过缓或心律失常及时与医师联系是否停止亚低温治疗。观察患儿是否有诸如新生儿硬肿症、呼吸暂停、少尿、新生儿坏死性小肠结肠炎、肺部感染等并发症的症状。⑤根据患儿情况,给予患儿吸氧,若缺氧严重,可考虑气管插管及机械辅助通气。及时清理呼吸道分泌物,保持呼吸道通畅。⑥保持静脉通畅。亚低温治疗的同时,会使用多巴胺加多巴酚丁胺,少数患儿使用静脉营养治疗。因此需观察血管情况,如有外渗及时处理。⑦喂养:亚低温治疗中一般不提倡喂奶,需保持患儿安静及热量供给。⑧亚低温治疗后护理:治疗后仍需观察患儿生命体征及神经系统的症状。

六、健康教育

（1）新生儿由于身体功能尚未发育完善,因此出院后随时观察患儿的精神反应、面色、呼吸,如有异常及时就诊。

（2）注意大小便和睡眠情况,减少人员探望,避免交叉感染。

（3）告知家属早期给予患儿动作训练和感知刺激,母亲多怀抱患儿,多看五颜六色的玩具,多听轻音乐。向家属耐心细致的解答病情以取得理解,恢复期指导家属掌握康复干预措施。

（4）早期干预及评估。

（5）新生儿期的干预内容:①视觉刺激看红球、人脸。②听觉刺激听音乐、说话声。③触觉刺激抚触、按摩、前庭运动。

（6）婴儿期再加上的干预内容：①运动训练趴、抬头、爬、转头。②语言训练。③感知能力和社交能力训练。

第四节 新生儿颅内出血

新生儿颅内出血是由缺氧或产伤引起的新生儿严重脑损伤，临床以神经系统兴奋与抑制症状相继出现为特征。早产儿多见，病死率高，幸存者常留有神经系统后遗症。

一、病因与发病机制

1.缺氧

任何引起缺氧的因素均可导致颅内出血发生，如宫内窘迫、产时、产后缺氧、缺血，导致脑血管壁通透性增加，血液外渗，出现脑室管膜下、蛛网膜下隙、脑实质出血，以早产儿多见。

2.产伤

以足月儿多见。可因胎头过大、头盆不称、急产、产程过长、臀位产、高位产钳或吸引器助产等，使胎儿头部过度挤压、牵拉而引起颅内血管撕裂。出血部位以硬脑膜下多见。

3.其他

快速输入高渗液体、机械通气不当、血压波动过大、操作时对头部按压过重、颅内先天性血管畸形或全身出血性疾病等也可引起颅内出血。

二、临床表现

主要与出血部位和出血量有关。多于生后1～2天内出现，其特征性表现为窒息、惊厥和抑制相继出现。常见的症状、体征如下。

1.神经系统兴奋症状

易激惹、烦躁不安、过度兴奋、肢体过多抖动或反应低下、表情淡漠、嗜睡、昏迷等。

2.颅内压增高表现

脑性尖叫、惊厥、前囟隆起、颅缝增宽等。

3.眼部症状

凝视、斜视、眼球固定、眼震颤，并发脑疝时可出现两侧瞳孔大小不等、对光反射迟钝或消失。

4.呼吸改变

增快或减慢、不规则或暂停等。

5.肌张力及原始反射改变

肌张力早期增高以后降低，原始反射减弱或消失。

6.其他

体温不稳、黄疸和贫血。

7. 预后

较差,尤其早产儿易发生脑积水、智力低下、癫痫、脑瘫等后遗症。

三、实验室及其他检查

头颅B超和CT检查有助于出血部位、范围的诊断及判断预后;腰穿可见均匀血性的脑脊液和皱缩红细胞,蛋白质含量明显增高,但病情重者腰穿不宜采用。

四、治疗

1. 支持疗法

保暖、保持安静,减少搬动和刺激性操作;维持水、电解质和酸碱平衡,维持体温和代谢正常。

2. 控制惊厥

首选苯巴比妥或地西泮、水合氯醛等。

3. 降低颅内压

选用呋塞米静脉推注,中枢性呼吸衰竭者可选用小剂量20%甘露醇。

4. 恢复脑功能

使用恢复脑细胞功能药物。

5. 止血及对症处理

补充凝血因子、纠正贫血;呼吸困难、发绀者给氧。

五、护理

(一)护理评估

(1)评估患儿意识及精神状况,为患儿进行生命体征、体重的测量,了解患儿家属对疾病的认知情况。

(2)询问患儿的既往史:了解其母孕期健康状况,家族史、过敏史、分娩方式、患儿出生后有无窒息史、胎龄及出生体重等。

(3)评估患儿的营养状况、大小便情况、睡眠情况及皮肤完整性等。

(4)评估患儿的病情:观察患儿有无烦躁不安,易激惹,脑性尖叫、惊厥,拥抱反射亢进,双眼凝视前囟紧张、饱满,眼球震颤或斜视、凝视、瞳孔大小不等,呼吸不规则,拒奶或喷射性呕吐等表现。

(5)心理-社会状况:了解患儿家属对患儿疾病拟采取的治疗方法、对治疗及可能导致并发症的认知程度、家庭经济承受能力,以提供相应的心理支持。

(二)护理措施

1. 一般护理

(1)休息:保持病房安静、减少噪声,一切必要的治疗、护理操作集中进行,动作要轻、稳、准,尽量减少对患儿移动和刺激,静脉穿刺最好采用留置针,减少反复穿刺,避免头皮穿刺,以防止加重颅内出血。

（2）合理用氧：根据缺氧程度给予用氧，注意用氧的方式和浓度。病情好转及时停用。

（3）保持呼吸道通畅，改善呼吸功能：及时清除呼吸道分泌物，避免物品压迫胸部，影响呼吸。

（4）合理喂养：惊厥发作时应给予禁食，避免呕吐引起误吸。惊厥控制后：如母乳喂养不足或有医学指征禁忌者，进行非母乳喂养需遵医嘱进行喂养。保证患儿液量摄入为 150～180mL/(kg·d)。保证患儿体重增长量为 15～20g/(kg·d)。

（5）预防感染：患儿免疫力低下，易受其他细菌感染。①工作人员在接触患儿前后要洗手，有上呼吸道感染者尽量不要接触患儿，必须接触者需戴好口罩。②做好患儿臀部、脐部护理，防止皮肤破损后细菌侵入引起感染。

2.严密观察病情

（1）生命体征的变化体温过高时应予物理降温，体温过低时用远红外辐射床、暖箱保暖。避免操作后包被松开。

（2）严密观察神经系统的症状

①密切观察双侧瞳孔的大小及对光反应：如双侧瞳孔大小不等，边缘不规则常提示颅内压增高；双侧瞳孔扩大，对光反应消失提示病情危重。

②中枢神经系统症状的观察：中枢神经系统症状常以兴奋和抑制状态相继出现为特征。常见的兴奋症状有：患儿烦躁不安，易激惹，脑性尖叫、惊厥，拥抱反射亢进，双眼凝视等。抑制症状常表现为患儿嗜睡、昏迷、肌张力下降、全身肌肉呈松弛性瘫痪、各种反射减弱或消失等。

③颅内压增高的观察：患儿颅内压增高时，前囟紧张、饱满，眼球震颤或斜视、凝视、瞳孔大小不等，呼吸不规则，拒奶或喷射性呕吐等表现。

（3）用药护理

①苯巴比妥：某些患儿使用后可出现反常的兴奋，镇静、昏睡、错位兴奋，胃肠道不适，共济失调和皮疹。

②呋塞米：会导致患儿水、电解质紊乱尤其是大剂量或长期应用时，如体位性低血压、休克、低钾血症、低氯血症、低氯性碱中毒、低钠血症、低钙血症及心律失常等。定时监测血生化值，与医师做好沟通。

（4）心理护理：对于患儿家属恐惧、无助、失望等不良情绪，一定要做好和家属的解释和知情同意工作，取得患儿家属的理解与信任。耐心解答患儿家属关于患儿病情的疑问，减轻家属的恐惧和焦虑心理。

（5）健康教育

①耐心细致地解答病情，介绍有关的医学知识，减轻家属的恐惧心理，取得家属理解和配合。

②鼓励坚持治疗和随访，有后遗症时，教会家属对患儿进行功能训练，增强战胜疾病的自信心。

③加强围生期保健工作，减少异常分娩所致的产伤和窒息。

第五节 急性呼吸衰竭

急性呼吸衰竭(ARF)简称急性呼衰,是指各种累及呼吸中枢或呼吸器官的疾病导致呼吸功能障碍,出现低氧血症或低氧血症伴高碳酸血症,引起一系列生理功能和代谢紊乱的临床综合征。

一、分型

Ⅰ型:单纯的低氧血症,见于呼吸衰竭的早期和轻症。
Ⅱ型:低氧血症伴高碳酸血症,见于呼吸衰竭的晚期和重症。

二、病因和发病机制

急性呼吸衰竭分为中枢性呼吸衰竭和周围性呼吸衰竭。颅内感染、颅内出血、脑损伤、脑肿瘤、颅内压增高等引起的是中枢性呼吸衰竭,易导致呼吸节律改变,通气减少。喉头水肿、肺不张、肺炎、气管异物、呼吸肌麻痹、气胸等引起的是周围性呼吸衰竭,易导致通气和换气障碍。

三、临床表现

1.呼吸系统表现
(1)周围性呼吸衰竭表现为呼吸频率改变及呼吸肌活动增强,出现鼻翼翕动及三凹征等。上呼吸道梗阻表现为吸气性呼吸困难;下呼吸道梗阻表现为呼气性呼吸困难;大面积肺内病变则表现为混合性呼吸困难。
(2)中枢性呼吸衰竭表现为呼吸节律紊乱,如潮式呼吸、叹息样呼吸、抽泣样及下颌呼吸等,甚至出现呼吸暂停。
2.低氧血症表现
(1)发绀:以口唇、口周及甲床等处较为明显。
(2)消化系统:腹胀甚至肠麻痹,部分患儿可出现应激性溃疡。
(3)循环系统:早期心率增快、血压升高,严重时可出现心律失常,并发生心力衰竭或心源性休克等。
(4)泌尿系统:尿中可出现蛋白质、红细胞、白细胞及管型,有少尿或无尿,甚至肾衰竭。
(5)神经系统:早期烦躁、易激惹、视力模糊,继而出现神经抑制症状,严重者可有颅内压增高及脑疝表现。
(6)其他:酸中毒及高钾血症等。
3.高碳酸血症表现
开始出现烦躁不安、出汗、意识障碍、皮肤潮红,严重时出现惊厥、昏迷、视盘水肿、呼吸性酸中毒等。

四、实验室检查

血气分析:①早期或 I 型呼吸衰竭:氧分压(PaO_2)≤50mmHg(6.65kPa),二氧化碳分压正常。②晚期或 II 型呼吸衰竭:氧分压(PaO_2)≤50mmHg(6.65kPa),二氧化碳分压≥50mmHg(6.65kPa)。

五、治疗

(1)合理用氧:对轻症或早期患儿常采用保守疗法;晚期或危重患儿需在气管插管或气管切开的基础上进行机械通气。

(2)积极开展病因治疗。

六、护理评估

(一)健康史

(1)评估患儿的年龄、营养状态及生长发育史。

(2)了解患儿有无创伤、感染、大手术;有无突然引起呼吸困难的意外;有无服用抑制呼吸药物史;是否接受何种治疗;既往有何病史;围产期病史等。

(二)身体状况

除原发病的临床表现外,主要是呼吸系统症状及低氧血症、高碳酸血症的临床表现。

1.呼吸系统的表现

(1)周围性呼吸衰竭:主要表现为不同程度呼吸困难,患儿呼吸做功增加,可见三凹征、鼻翼翕动等。早期呼吸频率多增快,到晚期呼吸减慢无力;呼吸频率减至8~10次/分,提示呼吸衰竭严重,如慢至5~6次/分,提示呼吸随时可能停止。上气道梗阻时以吸气性呼吸困难为主,而下气道阻塞时以呼气困难为主。

(2)中枢性呼吸衰竭:主要呼吸频率和节律改变,可呈呼吸浅慢,严重时可出现抽泣样呼吸、叹息样呼吸、呼吸暂停和下颌呼吸等。

2.低氧血症的表现

(1)发绀:是缺氧的典型表现,但出现较晚,一般当 PaO_2<50mmHg 或血氧饱和度<80%时,出现发绀,以口唇、口周、甲床等处为明显。但严重贫血者虽缺氧严重,发绀也不明显,而休克患儿由于末梢循环不良,血氧饱和度>80%时,也可出现发绀。

(2)循环系统表现:缺氧早期心率加快、血压上升、心排出量增加,严重时心率减慢、血压下降、心排出量减少,甚至心律失常、休克。

(3)神经精神症状:早期可有睡眠不安、烦躁、易激惹,继而出现意识障碍,甚至昏迷、惊厥。

(4)消化系统症状:肠麻痹、消化道出血、肝功能损害。

(5)肾功能损害:少尿、无尿、尿中出现蛋白、白细胞、红细胞及管型,严重者导致肾衰竭。

3.高碳酸血症的表现

$PaCO_2$ 轻度增高时,患儿多出现多汗、摇头、不安,并可出现四肢温暖、皮肤潮红、瞳孔缩小、脉速、血压升高、口唇暗红；当 $PaCO_2$ 进一步增高时，则表现为昏睡、肢体颤动、心率增快、球结膜充血；如 $PaCO_2$ 继续增高则出现惊厥、昏迷、视神经乳头水肿等。

4.水与电解质紊乱

水与电解质紊乱可出现高钾血症、低钠血症、水潴留等。

（三）心理-社会状况

评估患儿及家长对呼吸衰竭知识的了解程度，居住环境、家庭经济状况及有无住院经历；评估患儿有无缺氧等不适及陌生环境而产生焦虑和恐惧，如有哭闹、易激惹等表现；评估家长的心理反应，有无因患儿住院而产生焦虑不安、抱怨的情绪。

七、护理诊断

1.气体交换受损

与肺通气功能障碍、换气功能障碍有关。

2.清理呼吸道无效

与呼吸道分泌物黏稠、咳嗽无力、呼吸功能受损有关。

3.营养失调：低于机体需要量

与患儿呼吸困难明显，不能经口进食有关。

4.有感染的危险

与长期使用呼吸机有关。

5.潜在并发症

心功能衰竭等。

6.恐惧/焦虑

与病情危重有关。

八、预期目标

(1)患儿缺氧得到纠正，呼吸平稳。
(2)患儿能充分排出呼吸道分泌物，保持呼吸道通畅。
(3)患儿无营养失调发生。
(4)患儿无院内感染发生。
(5)无严重并发症发生。
(6)患儿和(或)家长能较好地表达自己的感受，恐惧/焦虑有所缓解。

九、护理措施

（一）维持有效呼吸

1.合理给氧

给氧的原则为能缓解缺氧但不抑制颈动脉窦和主动脉体对低氧分压的敏感性为准，故应低流量持续吸氧，以维持 PaO_2 在 $8.65 \sim 11.31 kPa$(65～85mmHg)为宜。以温湿化给氧为宜，用氧方式一般采用鼻导管、面罩、头罩、持续气道正压给氧等。急性缺氧吸氧浓度40％～

50%,慢性缺氧吸氧浓度 30%～40%,紧急抢救需要时可 100%纯氧吸入,但持续时间不超过 4～6 小时,以免引起氧中毒。

2.气管插管及气管切开

新生儿及小婴儿气管切开并发症较多,应尽量少用。气管插管及气管切开的指征:存在难以解除的上呼吸道梗阻;心肺功能衰竭;吞咽麻痹、呼吸肌麻痹及昏迷;需要行机械通气;循环衰竭者可降低其呼吸功能;需经气管插管清理下呼吸道分泌物、肺部灌洗;抢救生命时无法建立静脉通路,需要气管插管给药。注意提前对患儿及家长做好解释工作。

3.机械通气

(1)使用呼吸机指征:血气分析结果是把握使用呼吸机时机的重要依据。急性呼吸衰竭 PCO_2 在 8.0～9.3kPa(60～70mmHg)以上,慢性呼吸衰竭 $PaCO_2$ 在 9.3～10.6kPa(70～80mmHg)以上,吸氧浓度 60%动脉血 PaO_2 仍低于 6.7kPa(50mmHg)时,可考虑应用呼吸机支持呼吸。但血气变化受许多因素影响,呼吸机应用主要须根据患儿临床表现决定。

(2)专人监护:经常检查呼吸机各项参数是否符合要求,不可关闭报警功能,保持管路连接紧密、通畅;注意观察患儿生命体征的变化,观察胸廓起伏、面色及周围循环状况,观察患儿有无自主呼吸、与呼吸机是否同步呼吸;准确执行医嘱,及时完成各项标本采集,了解化验检查的结果;做好消毒隔离,防止院内感染;做好基础护理,如气道湿化、口鼻腔护理、皮肤护理、适当功能锻炼。

(3)撤离呼吸机的指征及方法:①指征:患儿病情好转,呼吸循环系统功能稳定,吸入 50%的氧时,$PaO_2>6.7kPa(50mmHg)$,$PaCO_2<6.7kPa(50mmHg)$;维持自主呼吸 2～3 小时以上;②方法:在间歇指令通气等辅助通气方法下,逐渐降低通气条件,延长自主呼吸时间,直至撤机。期间注意鼓励患儿自主呼吸,并指导患儿进行呼吸肌功能锻炼。

(二)保持呼吸道通畅

1.协助排痰,保持呼吸道通畅

鼓励清醒患儿用力咳痰,对咳嗽乏力的患儿每 2 小时翻身一次,并经常轻叩胸背部,促进排痰。咳嗽无力、昏迷、气管插管及气管切开的患儿,及时吸痰,吸痰前充分给氧。吸痰动作轻柔,负压不宜过大,吸引时间不宜过长,以防损伤气道黏膜。

2.气道湿化和雾化吸入

可用加温湿化器或超声雾化器湿化气道,每日数次,每次 15 分钟。湿化液中可加入解痉、化痰、抗感染药物。

(三)合理营养

保障热量及营养的供给,选择高热量、高蛋白、易消化和富含维生素的饮食,危重患儿可用鼻饲饮食,以免产生负氮平衡。

(四)预防感染

病室的空气、地面、物品表面等每日应定时消毒,有条件者可设置空气净化装置。定期清洁、更换气管内套管、呼吸机管道、湿化器等物品。限制探视人数。严格执行手卫生、遵守无菌操作规程。做好口腔和鼻腔护理。疑有呼吸道感染时,立即行血培养、痰培养及药敏试验,选用适当抗生素。

（五）密切观察病情变化

监测患儿的呼吸频率、节律、心率、心律、意识、体温变化以及末梢循环、尿量等情况,昏迷患儿还要注意观察瞳孔、肌张力、神经反射等变化。

（六）用药护理

呼吸兴奋剂如尼可刹米、洛贝林应慎用。在呼吸道通畅的前提下,呼吸兴奋剂对中枢性呼吸衰竭有一定作用;对周围性呼吸衰竭不宜使用,比如呼吸道梗阻、严重的肺部疾病、哮喘发作、神经肌肉疾病等导致的呼吸衰竭以及低氧血症性呼吸衰竭(如急性呼吸窘迫综合征ARDS)和心搏骤停导致的呼吸抑制。遵医嘱应用强心药、血管活性药、利尿药、脱水药、电解质等,注意观察用药效果及不良反应。

（七）心理护理

常与患儿及家长交流沟通,使其了解病情及相关治疗护理情况,帮助其树立战胜疾病的信心。

（八）健康教育

向患儿家长解释急性呼吸衰竭的病因、治疗和护理要点,使其能积极配合治疗和护理,促进患儿早日恢复健康。指导患儿进行呼吸功能锻炼;指导患儿家长积极预防呼吸道感染,出现症状及时就诊,以免延误治疗。

参考文献

1.丛玉隆,尹一兵,陈瑜.检验医学高级教程(第 2 版).北京:科学出版社,2019.

2.周庭银,王华梁,陈曲波,周琳.临床免疫检验标准化操作程序.上海:上海科学技术出版社,2019.

3.夏金华,舒文.免疫检验技术.北京:科学出版社,2019.

4.仲其军,江兴林,范颖.生物化学检验.武汉:华中科技大学出版社,2017.

5.孙育红.手术室护理操作指南(第 2 版).北京:科学出版社,2019.

6.赵伟波,苏勇.实用急诊科护理手册.北京:化学工业出版社,2019.

7.刘素霞,马悦霞.实用神经内科护理手册.北京:化学工业出版社,2019.

8.杨蓉,冯灵.神经内科护理手册(第 2 版).北京:科学出版社,2019.

9.李伟,穆贤.护理管理学.北京:科学出版社,2019.

10.邓曼丽,常丹丹.实用麻醉护理技术操作规范 30 项.北京:科学出版社,2019.

11.胡艺.内科护理学.北京:科学出版社,2019.

12.缪景霞,蔡娇芝,张甫婷.肿瘤内科护理健康教育.北京:科学出版社,2019.

13.孙建萍,张先庚.老年护理学(第 4 版).北京:人民卫生出版社,2018.

14.王芳.老年护理学基础.北京:化学工业出版社,2018.

15.金静芬,刘颖青.急诊专科护理.北京:人民卫生出版社,2018.

16.冯丽华,史铁英.内科护理学(第 4 版).北京:人民卫生出版社,2018.

17.黄人健,李秀华.内科护理学高级教程.北京:科学出版社,2018.

18.刘书哲,卢红梅.肿瘤内科护理.郑州:河南科学技术出版社,2017.

19.郭庆忠.图解实用中医科临床护理.北京:化学工业出版社,2017.

20.马涛洪,韩文军.麻醉护理工作手册.北京:人民卫生出版社,2017.

21.田姣,李哲.实用普外科护理手册.北京:化学工业出版社,2017.

22.皮红英,何丽,孙建荷.手术室护理指南.北京:科学出版社,2017.

23.徐其林.外科护理学.合肥:中国科学技术大学出版社,2017.

24.吴欣娟.外科护理学(第 6 版).北京:人民卫生出版社,2017.

25.胡慧.中医临床护理学.北京:人民卫生出版社,2016.

26.丁淑贞,姜秋红.泌尿外科临床护理学.北京:中国协和医科大学出版社,2016.